소아청소년 비만
가족 혁명

소아청소년 비만
가족 혁명

쉽고 확실하고 과학적인 비만 치료의 모든 것

송경철 지음

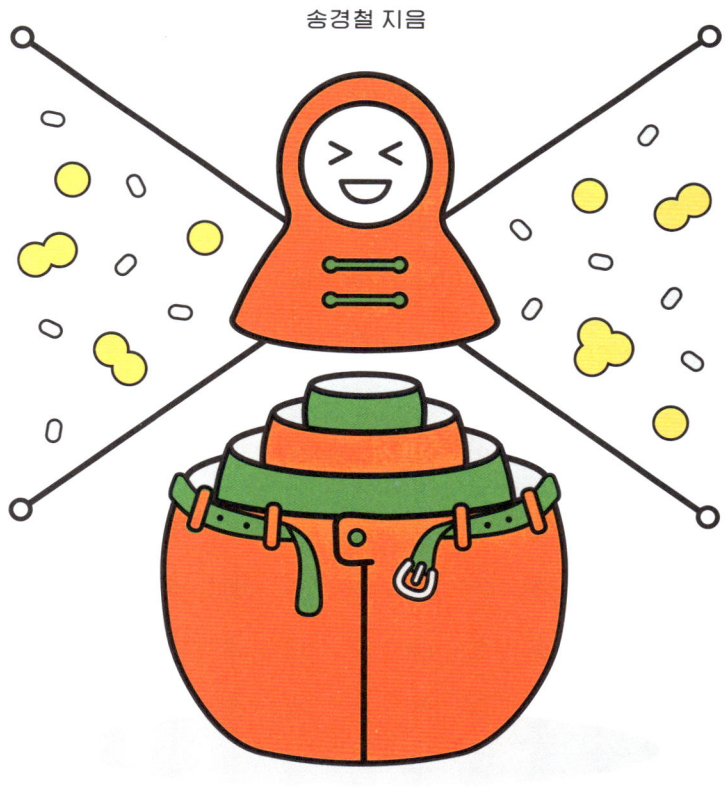

북하우스

차 례

프롤로그 7

1장 조용히 타 들어가는 폭탄, 소아 비만

01 심장병, 뇌졸중, 암… 비만이 만드는 미래 19
02 두 살 비만, 여든까지 간다 37
03 체지방이 증가하면 성적이 떨어진다 47
04 살은 키로 가지 않습니다 52

2장 체중 증가에는 이유가 있다

01 이차비만: 비만 뒤에 숨어 있는 질병 63
02 일차비만: 유전과 호르몬의 교차로 84
03 일차비만: 생활 속 함정들 93

3장 진료실, 변화의 출발선

01 비만의 기준, 체질량지수와 허리둘레 119
02 진찰의 시간, 조용한 신호들 143
03 비만 검사, 몸속 풍경을 함께 보다 153
04 '빠르게'가 아닌 '꾸준하게' 163

4장 식탁 위의 비밀, 식단 위의 진실

01 내 몸에 맞는 열량 찾기 175
02 영양소 도시 이야기 193
03 신호등 식사법 231
04 식탁 위의 작은 습관들 255

5장 남산 트레킹 클럽: 닥터송과 세 남자

01 비만을 밀어내는 첫걸음, NEAT 273
02 숨이 차오를 때 시작되는 변화 289
03 유산소와 근력의 하모니, 건강을 만드는 리듬 306

6장 식욕과 싸우는 시간: 마지막 카드와 새로운 시작

01 무너진 의지, 돌아온 배고픔 329
02 마지막 카드, 삼촌의 처방 345
03 비만 수술, 그 무거운 선택 370

에필로그 385

감사의 말 391
참고 문헌 395
추천의 말 402

소아내분비과 전문의로서 진료실에서 많은 소아청소년 비만 환자를 만나게 됩니다. 이들 중 비만을 극복하기 위해 내원하는 환자들도 있지만, 비만이 심한데도 불구하고 그 심각성을 인지하지 못한 채 키 성장이나 성조숙증을 이유로 내원하는 환자들도 있습니다.

진료실에서는 늘 같은 고민이 반복됩니다. 환자들에게 소아 비만의 심각성과 관리 방법에 대해 더 자세히, 더 충분히 설명해주고 싶지만, 짧은 진료 시간이 번번이 그 앞을 가로막습니다. 그래서 이 책을 쓰게 되었습니다. 진료실에서 다 전하지 못한 이야기, 소아 비만에 대한 저의 모든 지식과 경험을 이 책에 담아보고자 합니다.

전 세계에서 가장 많은 생명을 앗아가는 질환은 뇌졸중과 심근경색을 비롯한 심혈관 질환입니다. 그리고 이 질환들의 가장 중요한 뿌리 중 하나가 바로 비만입니다. 문제는 이러한 비만의 상당수는 소아청소년 시기부터 시작된다는 점입니다. 성인기 비만의 30%

는 이미 소아청소년 시기부터 비만이며, 청소년 비만의 90%는 성인 비만으로 이어집니다. 결국 소아청소년 비만의 상당수가 성인 비만, 당뇨병, 고혈압, 지방간 질환, 심근경색 같은 대사 질환과 심혈관 질환으로 발전하게 되는 것입니다.

소아청소년 비만은 비단 미래만의 문제가 아닙니다. 비만은 이미 어린 시절부터 건강에 악영향을 줍니다. 소아청소년 시기부터 이상지질혈증이나 지방간 질환과 같은 대사 질환이 나타나며, 비만이 조발 사춘기와 성장 저해로 이어지기도 합니다. 또래 관계에서도 위축되고, 자신감이 낮아지며, 학업에도 부정적인 영향을 미칩니다.

최근 소아청소년 진료에 대한 사회적 관심과 지원이 늘어나고 있기는 하지만, 여전히 국내 소아청소년 진료 현실은 열악한 실정입니다. 성인 비만 클리닉은 점점 늘어나는 데 비해, 소아청소년 비만을 전문적으로 다룰 수 있는 인력과 제도적 지원은 턱없이 모자랍니다. 저의 경우도 외래 진료 1시간 동안 약 20명의 환자를 진료합니다. 하루에 150~200명의 환자를 진료하는 소아청소년과 선생님도 있습니다. 질환의 경중을 떠나 환자 한 명 한 명에게 충분한 설명과 가이드를 제공할 수 있다면 큰 변화를 꾀할 수 있을 텐데, 현 의료 상황에서 현실적으로 짧은 외래 진료 시간 안에 비만의 의미와 관리 방법을 아이와 보호자에게 충분히 설명하기는 정말 어렵습니다.

이 책은 비만을 가진 소아청소년과 그 부모를 위한 책입니다. 비만을 다룬 대중서는 이미 많지만, 소아청소년과 전문의가 집필한 소아 비만 대중서는 찾아보기 어려운 실정입니다. 더군다나 많은 의학도서들이 대중의 눈높이에 맞추어서 집필했다고는 하나 여전히 소아청소년들과 보호자들에게는 어렵게 느껴질 수 있습니다. 심지어 전문의인 저조차도 난해하게 읽히는 책도 있었습니다. 그래서 이 책은 소아청소년이 조금 더 쉽게 이해할 수 있도록 이야기 형식으로 구성했습니다.

이야기의 주인공은 비만을 가지고 있는 중학생 민석입니다. 이야기는 민석이와 그의 아버지 대우, 어머니 미현, 동생 지호가 소아청소년과 의사인 삼촌 한결과 함께 소아 비만을 극복해가는 과정을 따라갑니다. 각 장에서 먼저 민석 가족의 이야기를 보여주고, 이어서 의학적 설명을 덧붙였습니다. 이는 의대생이나 전공의가 교과서 공부뿐만 아니라 환자 사례를 통해 배움을 얻는 과정과 닮아 있습니다.

솔직히 고백하자면, 저 역시 의대생 시절에는 의학의 매력을 크게 느끼지 못했습니다. 그러나 병원 실습에서 환자를 직접 만나고, 전공의 시절 실제로 환자를 진료하면서 의학의 진정한 의미를 깨닫게 되었습니다. 교과서 속 이론보다 환자의 목소리와 사례가 훨씬 더 깊은 울림을 주었기 때문입니다.

이 책을 통해 그러한 경험을 소아 비만 환자와 보호자에게 전달하고자 합니다. 이야기는 총 6장으로 구성되어 있습니다.

1장 '조용히 타 들어가는 폭탄, 소아 비만'은 민석이의 가족이 한

결을 통해 소아 비만의 중요성과 소아에게 미치는 영향을 배우는 과정을 담았습니다.

2장 '체중 증가에는 이유가 있다'에서는 민석이의 가족과 한결의 대화를 통해 소아 비만의 원인을 설명하였습니다.

3장 '진료실, 변화의 출발선'에서는 실제 소아 비만 진료 과정을 보여주면서 소아 비만의 기준과 평가, 그리고 기본적인 관리 방법을 다루었습니다.

4장 '식탁 위의 비밀, 식단 위의 진실'에서는 소아 비만의 식단 관리에 대해 설명하였습니다.

5장 '남산 트레킹 클럽: 닥터송과 세 남자'에서는 소아 비만의 운동 관리 방법을 집중적으로 다루었습니다.

6장 '식욕과 싸우는 시간: 마지막 카드와 새로운 시작'에서는 요요 현상과 소아 비만의 약물 치료, 그리고 수술적 치료에 대해 설명하였습니다.

민석이의 이야기를 따라가며 소아 비만의 진단과 치료 과정을 간접 경험하고, 소아 비만을 극복하는 민석이의 모습을 보며 공감과 용기를 얻기 바랍니다. 소아 비만을 치료하는 것은 쉽지 않습니다. 그러나 불가능한 것은 아닙니다. 그리고 가족과 함께 한다면 더 효과적으로, 더 즐겁게 성취할 수 있습니다. 비만을 치료하는 작은 혁명이 여러분 가족의 이야기가 되길 바랍니다.

참고로 의학적으로 소아 비만은 청소년 비만도 포함하는 개념이며, 이 책의 이후 기술에서는 '소아 비만'이라는 용어로 통칭하여 사용하겠습니다. 자, 이제 민석이의 이야기를 바로 시작하겠습니다.

"자, 제군들. 오늘 어떤 야식을 정복하시겠습니까? 마라탕? 치킨?"

의욕에 찬 표정으로 아들들에게 말하는 대우에게, 아내 미현은 고무장갑 낀 손을 멈추고 말한다.

"당신 지금 설마 진짜로 야식 시킬 생각은 아니지? 지금 몇 시인데, 아까 팥빙수 먹은 지 얼마나 됐다고 또?"

대우가 움찔하며 아들 민석과 지호를 번갈아 본다.

"아니, 지금은 아니고 조금 있다가. 예약 주문으로… 하하하."

그때 민석이 TV 리모컨을 눌러 화면을 켠다.

"뭐 볼까….''

맛있는 음식만을 골라 먹는 미식가처럼 민석은 만족스러운 주말 저녁을 함께할 프로그램이 있는지 신중하게 채널을 탐색한다.

"어? 삼촌이다!"

TV 화면에는 '소아 비만의 심각성'이라는 자막과 함께, 정장 차림의 한결이 인터뷰를 하고 있다. 차분한 눈빛, 단정한 말투. 화면 너머에서도 단호함이 느껴진다.

기자의 질문으로 인터뷰가 시작된다.

"송한결 교수님, 요즘 소아 비만이 그렇게 심각한가요?"

"그렇습니다. 최근 전 세계적으로 소아 비만 유병률이 빠르게 증가하고 있습니다. 미국에서는 소아청소년의 30% 이상이 과체중 또는 비만이고, 우리나라 역시 코로나 유행 기간 동안 신체 활동량이 줄어들면서 소아 비만의 유병률이 급격하게 증가했습니다. 참고로 유병률은 전체 인구 중에서 해당 질환을 가진 사람이 차지하는 비율을 의미합니다."

"형 같은 사람들이 엄청 많네."

지호가 형을 힐끔 보며 킥킥댄다.

"그리고 소아 비만 아동의 3분의 2 이상은 성인 비만으로 이어집니다."

미현이 부엌에서 나와 화면을 바라본다.

"3분의 2 이상?"

"비만은 고혈압, 당뇨병, 지방간 질환 같은 대사 질환은 물론 심혈관 질환의 주요 원인이 되며, 암의 위험도 증가와도 관련이 있습니다. 더불어 비만 아동은 또래보다 우울감, 자존감 저하, 사회적 위축 등 정신건강 문제도 겪을 가능성이 높습니다."

대우가 갸우뚱하며 말한다.

"비만이 암이랑도 관련이 있다고? 근데 민석이 너 요즘 몸무게 몇이야?"

"⋯ 70킬로그램."

"그건 1년 전이고! 말 나온 김에 체중 한번 재보자. 너 이리 와봐."

미현이 물기를 닦은 손으로 민석의 손목을 덥석 잡는다. 민석은 마치 잡혀온 현행범처럼 얌전히 따라간다. 거실 구석에 놓인 체중계 위에 올라선 순간, 체중계 화면이 잠시 깜빡이다가 숫자를 또렷이 띄운다.

79.5kg

미현은 말없이 그 숫자를 들여다보다가 고개를 절레절레 젓는다.

"아니, 너 중학교 1학년이 80킬로그램이 무슨 일이야! 아직 키도 160이 안 되는데!"

"엄마, 80킬로그램 아닌데. 79.5…."

"79.5나 80이나 똑같지!"

대우가 벌컥 일어난다.

"뭐? 언제 그렇게 늘었어?"

"코로나 때 계속 집에 있었잖아… 먹고, 또 먹고, 당신이랑 매일 야식도 먹고! 운동도 안 하고…."

미현이 고개를 젓는다.

TV 화면 속 한결의 목소리는 여전히 차분하다.

"아이 혼자 힘으로는 어렵습니다. 가장 중요한 건 가족의 변화입니다. 아이를 혼내기보다는, 함께 식습관을 바꾸고, 생활 습관을 조율해주는 것, 그것이 아이의 미래를 바꾸는 가장 확실한 방법입니다."

대우는 여전히 반쯤 웃는 얼굴로 화면을 보다가, 손에 든 핸드폰을 슬며시 내려놓는다.

"그래도 뭐, 애들은 좀 통통한 게 귀엽지 않아? 너무 심각하게 생각하지 마."

미현은 그의 말을 듣고 한숨을 내쉰다.

"당신 눈엔 지금 민석이가 통통해 보여? 암 위험도도 높아진다잖아. 도련님에게 한번 제대로 상담 받아보는 게 좋겠어."

"한결이? 에이, 그 녀석 얼마나 바쁜데. 병원 일도 바쁘고, 방송도 종종 나오고… 괜히 귀찮게 하면 싫어할 수도 있어."

미현이 눈을 가늘게 뜨고 대우를 쏘아본다. 말없이. 그 짧은 눈빛은 마치 한여름 밤에 불 꺼진 안방에서 혼자 콜라를 꺼내 마시다 딱 걸린 기분을 안겨준다. 대우는 머리를 긁적이며 결국 휴대폰을 집어 든다.

'닥터송'을 누르자 곧 익숙한 목소리가 들려온다.

"어, 형. 무슨 일이야?"

"야, 바쁜 건 아니지?"

"아니. 주말 학회 끝나고 이제 집 가려던 참인데."

"그럼 됐고… 아, 민석 엄마가 자꾸 뭐라 해서. 민석이 비만 좀 봐달라고 하네. 키가 160도 안 되는데 80킬로그램이 웬말이냐고."

한결이 살짝 웃는다.

"80킬로그램? 민석이가 지금 중학교 1학년이니까 만 13세 정도지? 체중이 많긴 하네. 언제 그렇게 된 거야?"

"코로나 때부터 집에만 있더니 요즘은 맨날 유튜브만 봐. 야식도 너무 좋아하고. 너 시간 될 때 우리 집에서 밥이나 같이 먹자. 사실 나도 뭘 어떻게 해야 할지는 잘 모르겠고, 그냥 한번 와서 상담 좀 해줘."

"좋아. 다음 주 수요일 어때? 퇴근하고 바로 갈게. 근데 형, 식사 전에 영상 하나 미리 볼래? 내가 강의한 건데, 소아 비만 관련 내용이야. 민석이랑 같이 보면 좋을 거야. 미리 좀 알고 의논하는 게 나을 것 같아."

"오케이. 링크 보내줘."

"응, 지금 보낼게. 영상 보면서 궁금한 거 생기면 메모해놔. 밥 먹으면서 얘기하자."

전화를 끊고 잠시 뒤, 메시지 하나가 도착한다.

[닥터송이 동영상을 공유했습니다] "[강연] 소아 비만, 그냥 두면 안 되는 이유-송한결 교수"

1장

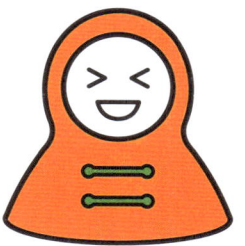

조용히 타 들어가는 폭탄,
소아 비만

심장병, 뇌졸중, 암…
비만이 만드는 미래

"안녕하세요. 송한결입니다. 오늘은 소아 비만을 왜 그냥 두면 안 되는지, 그리고 가족 모두가 왜 함께 고민해야 하는지 말씀드리겠습니다."

미현은 젓가락을 들다 말고 화면을 뚫어지게 바라본다.

한결이 또렷한 목소리로 말한다.

"소아 비만에 대해 이야기하기에 앞서 먼저 성인 비만에 대해 간단히 말씀드리겠습니다. 2023년 기준으로 한국 성인 10명 중 4명 정도가 비만에 해당하며, 이는 최근 10년 사이 약 1.2배 증가한 수치입니다."

대우는 무심히 배를 두드리다 손을 멈추며 말한다.

"내가 그 10명 중 4명에 드는 건가? 절반도 안 되네. 이거 은 근히 경쟁률 높은걸?"

미현이 곧바로 쏘아붙인다.

"자랑할 일 아니야, 송대우 씨. 자꾸 배 나와서 얼마 전에 정장 또 새로 하나 맞췄잖아."

한결은 이어서 말한다.

"비만은 단순히 몸무게의 문제가 아닙니다. 비만 환자는 2형 당뇨병, 고혈압, 이상지질혈증, 지방간 질환 등 대사 질환의 위험이 높습니다. 그리고 이러한 질병은 결국 심근경색이나 뇌졸중 등 심혈관 질환의 위험도를 높입니다."

"아빠, 심근경색이 뭐야?"

"심근경색은 관상동맥이라고 하는 심장으로 가는 혈관이 막혀서 심장이 손상되는 질병이야."

대우가 예전에 한결이 비만을 조심해야 한다며 말했던 내용을 떠올리며 이야기한다.

"심장 손상? 심근경색 생기면 심장 멈춰서 죽는 거야? 그럼 아빠도 배 더 나오면 그렇게 되는 거야?"

"그, 그렇게 되지 않도록 뱃살을 빼야겠지?"

걱정스러운 아들의 말이 투명한 화살처럼 날아와 정확히 관상동맥을 관통한 것처럼 느껴진다.

"비만은 인슐린 저항성과 만성 염증 상태를 유발하여 암의 위험도를 높입니다."

"얼마 전에 대장암으로 돌아가신 선배도 비만이 심했던 것 같은데….”

“남 이야기가 아니에요, 송대우 씨. 당신 친척 중에 대장암 환자 두 명이나 있잖아.”

민석은 도라지나물을 젓가락으로 괜히 한번 휘젓는다. 평소에는 쓴맛만 나던 도라지나물인데, 오늘은 왠지 단맛이 살짝 느껴지는 것 같다. 그와 반대로 평소에 생크림만큼이나 부드럽던 삼촌의 목소리는 오늘 따라 유난히 쓰게 느껴진다.

성인 비만에서 나타나는 건강 문제

요즘 비만 소아청소년이 계속 늘고 있습니다. 병원을 찾는 비만 소아청소년의 수도 코로나 유행 기간 동안 급격하게 늘어서, 굳이 통계 자료를 확인하지 않더라도 현장에서 피부로 느낄 수 있을 정도입니다. 그전에 소아 비만으로 병원에 내원하는 아이들이 하루에 10명이었다면, 그 이후엔 하루에 20명도 넘습니다.

소아 비만은 왜 문제일까요? 소아 비만을 방치하면 어떤 결과로 이어질까요? 우선 소아 비만의 문제를 제대로 이해하기 위해서는 먼저 성인 비만을 살펴볼 필요가 있습니다. 성인 비만의 유병률과 다양한 합병증은, 시간이 흐른 뒤 소아 비만 아동이 맞닥뜨릴 미래이기 때문입니다. 더군다나 성인 비만에서 일어나는 많은 문제들은 이미 소아 비만 단계에서부터 비슷하게 시작이 됩니다.

2023년 기준으로 한국의 성인 10명 중 약 4명이 비만입니다. 이는 최근 10년간 약 1.2배 증가한 수치입니다. (그림 1-1)

이렇게 비만의 유병률이 늘어난 것은 초가공식품, 패스트푸드 등의 잦은 섭취로 체내에 열량이 과잉 공급된 데다, 이동 수단이 다양해지고 좌식 활동이 늘어나면서 신체 활동량이 감소했기 때문인 것으로 보입니다. 섭취되는 열량은 과도하게 높아지고, 그에 비해 활동량은 더 줄어들어서 생긴 현상인 것이죠. 비만의 원인에 대해서는 뒤의 2장에서 조금 더 자세히 다루고자 합니다.

비만은 단순히 체중의 문제가 아니며, 전신에 다양한 합병증을

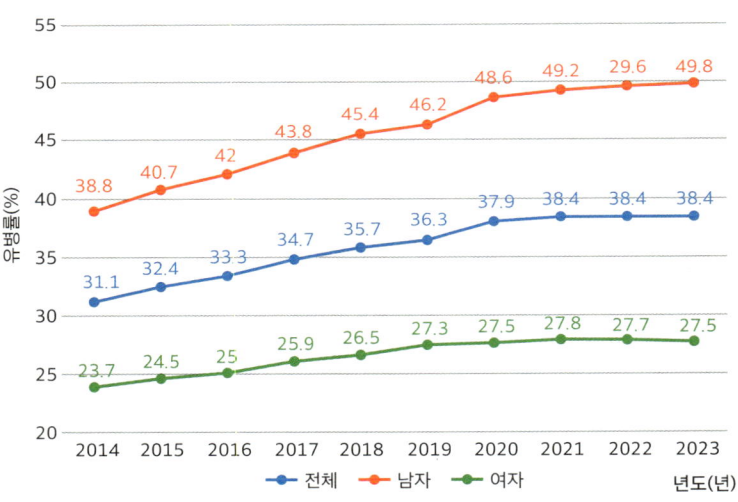

그림 1-1 한국 성인의 비만 유병률 변화 추세
대한비만학회. 2025 obesity fact sheet

동반합니다. 다음 그림은 비만과 관련된 질병들을 신체 부위별로 보여줍니다. (그림 1-2)

치매, 뇌졸중, 우울증, 천식, 수면무호흡증, 신장 질환, 지방간 질환, 불임, 다낭성 난소증후군, 유산, 심근경색, 2형 당뇨병, 고혈압, 암, 관절염, 통풍 등 모두 말하기조차 두려운 질병들이죠. 비만은 이런 무시무시한 질환들을 일으키는 주된 요인 중 하나입니다. 더욱이 하나의 질환이 아니라 동시에 여러 개의 질환이 함께 나타날

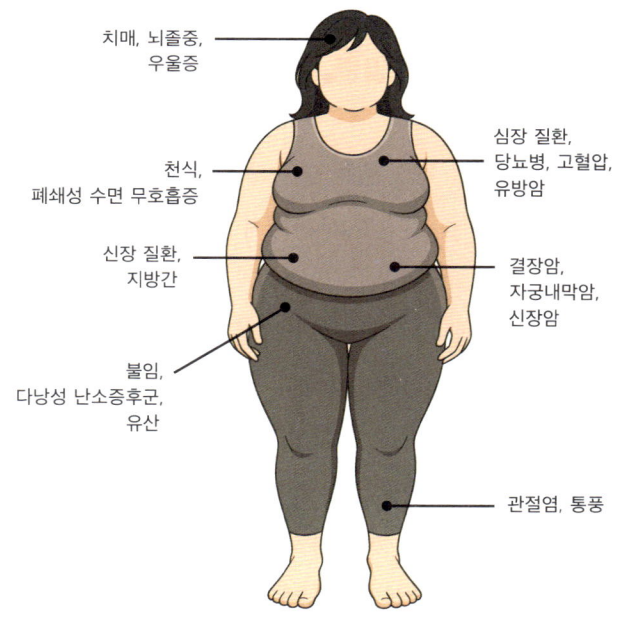

그림 1-2 비만의 합병증

Kinlen D, Cody D, O'Shea D. Complications of obesity.

QJM : Monthly Journal of the Association of Physicians. 2018;111(7):437-443

확률도 높습니다. 하나가 아니라 여러 질환이 있다면 고려해야 할 게 한두 개가 아닙니다. 만약 2형 당뇨병과 고혈압을 함께 앓고 있다면, 평소에 혈당과 혈압을 관리해야 하고 약도 꾸준히 먹어야 하고 식사에도 제한이 따릅니다. 수면무호흡증이 심하면 잘 때 코에 바람이 계속 들어오는 양압기를 착용하고 자야 하기도 하죠. 치료 과정이 복잡할 뿐 아니라 건강한 몸을 되찾는 데에도 오랜 시간이 걸립니다.

비만의 합병증과 만성 염증

그렇다면 이러한 비만 관련 합병증은 왜 생기는 것일까요? 이는 만성 염증과 인슐린 저항성과 깊은 관계가 있습니다. 먼저 비만이 일으키는 만성 염증의 개념부터 설명해드리겠습니다.

비만 환자의 경우, 체내에 과도하게 축적된 지방조직은 염증 물질을 분비하여 만성 염증을 일으킵니다. 비만에 대해 얘기하는 중인데, 왜 염증 얘기가 나오는지 의아할 수 있을 겁니다. 많이들 이 둘의 관계를 잘 인지하지 못합니다. 비만 환자에게서 여러 가지 나쁜 일을 일으키는 주요 범인 중 하나가 바로 이 '만성 염증'입니다. 그림을 함께 보면서 자세히 설명해드리겠습니다. (그림 1-3)

염증이란 우리 몸이 상처를 입거나 세균에 감염되었을 때, 스스로를 보호하기 위해 일으키는 방어 반응입니다. 염증이 생기면 그

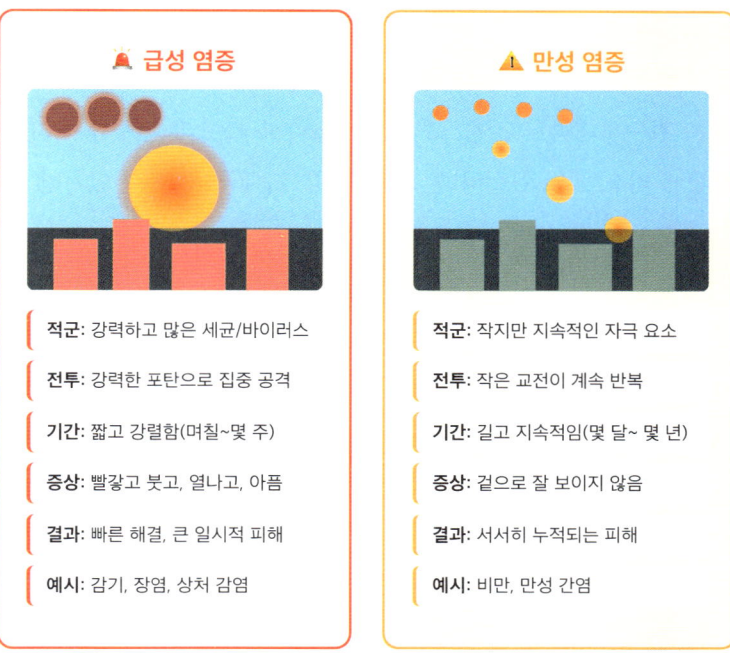

그림 1-3 급성 염증과 만성 염증

부위가 빨갛게 붓고 열이 나며 통증을 일으키는데, 이는 우리 몸의 면역세포들이 문제가 생긴 곳으로 모여들면서 나타나는 현상입니다. 마치 우리나라에 적군(세균)이 쳐들어왔을 때, 우리 국군(면역세포)이 나라를 지키기 위해 맞서 싸우는 것과 비슷한 것이지요.

감기나 장염은 잠깐 생겼다가 사라지는 급성 염증입니다. 급성 염증은 기간은 짧지만 증상이 비교적 심하게 나타납니다. 반면 만성 염증은 감기나 장염처럼 증상이 급격하게 진행하는 대신, 서서

히 그리고 오랜 시간에 걸쳐 우리 몸에 영향을 미칩니다. 급성 염증
은 강력한 적군에 맞서기 위해서 우리가 살고 있는 도시의 희생을
일부 감수하더라도 강한 포탄을 터뜨려서 빠르게 전투를 끝내는
상황에 비유할 수 있습니다. 적군을 신속하게 해치울 수 있지만, 그
만큼 도시도 많이 망가지게 되겠죠.

만성 염증은 적군의 수는 많지 않으나 지속적으로 쳐들어오는
상태입니다. 우리 군대가 맞서 싸우면서 소규모 전투만 일어나므로
도시의 피해가 당장은 크지 않아 보이지만, 전쟁이 길어질수록 도
시는 지속적으로 손상을 입게 됩니다. 비만에서 생기는 염증은 바
로 이러한 만성 염증입니다.

비만 합병증과 인슐린 저항성

이번에는 인슐린 저항성에 대해 설명드리겠습니다. 인슐린 저항
성은 비만과 모든 성인병을 관통하는 핵심 키워드로, 비만의 '허브'
라고 할 수 있습니다. 인슐린은 혈당을 낮추는 호르몬으로 잘 알려
져 있지만, 그 작용 원리를 정확하게 이해하는 것이 중요합니다. 많
은 사람들이 인슐린이 당을 없애버린다고 생각하지만, 실제로는 당
을 운반하는 역할을 합니다. 우리가 탄수화물을 먹으면 우리 몸은
이 탄수화물을 흡수하고 소화시켜 혈액 속의 포도당, 즉 혈당이 올
라가게 됩니다. 이 혈액 속의 포도당은 에너지로 사용되기 위해 각

세포나 조직으로 이동해야 합니다. 인슐린은 마치 택배 기사처럼 포도당을 혈액에서 각 조직으로 배달함으로써, 결과적으로 혈당을 낮추는 역할을 합니다.

문제는 흡수가 빠른 탄수화물을 많이 섭취할 때 발생합니다. 흡수가 빠른 탄수화물에는 탄산음료, 당 함량이 높은 가공식품, 정제된 곡물이 있습니다. 정제된 곡물은 곡식의 겉껍질이나 섬유질, 비타민과 미네랄 같은 유익한 영양분을 모두 제거하고, 주로 부드럽고 하얀 속살만 남긴 곡물을 말합니다. 흰쌀이나 흰 밀가루로 만든 빵, 라면이 대표적입니다. 이런 곡물은 먹기에는 좋지만 몸에 흡수가 빨라서 혈당이 급격하게 상승하는 이른바 '혈당 스파이크'를 유발합니다.

혈당 스파이크가 생기면 이를 조절하기 위해 인슐린이 급격하게 분비됩니다. 이러한 음식을 자주 섭취하게 되면 인슐린 과잉 상태가 지속되고, 우리 몸은 이에 대한 반응으로 인슐린을 받아들이는 수용체의 수를 점차 줄이게 됩니다. 마치 시끄러운 소음에 계속 노출되면 귀가 둔감해지는 것과 비슷합니다. 이렇게 인슐린 수용체가 감소하면 인슐린이 제대로 작용하지 못하는 상태, 즉 인슐린 저항성(인슐린 내성)이 생깁니다. 앞서 설명한 비만에 의한 만성 염증도 인슐린 저항성을 더욱 악화시킵니다. 인슐린 저항성이 생기면 이를 극복하기 위해 인슐린이 더 많이 분비되는데, 이렇게 혈액 속 인슐린 농도가 지나치게 높아진 상태를 고인슐린혈증이라고 합니다.

이를 그림으로 비유하자면 다음과 같습니다. (그림 1-4)

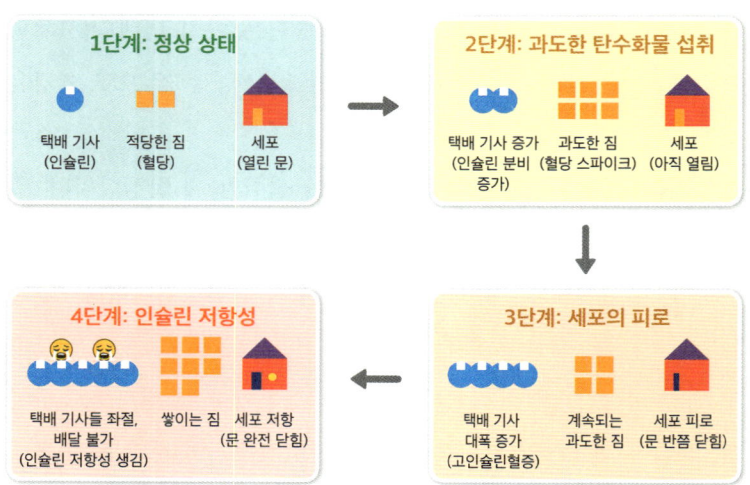

1단계: 정상 상태
- 택배 기사 (인슐린)
- 적당한 짐 (혈당)
- 세포 (열린 문)

2단계: 과도한 탄수화물 섭취
- 택배 기사 증가 (인슐린 분비 증가)
- 과도한 짐 (혈당 스파이크)
- 세포 (아직 열림)

3단계: 세포의 피로
- 택배 기사 대폭 증가 (고인슐린혈증)
- 계속되는 과도한 짐
- 세포 피로 (문 반쯤 닫힘)

4단계: 인슐린 저항성
- 택배 기사들 좌절, 배달 불가 (인슐린 저항성 생김)
- 쌓이는 짐
- 세포 저항 (문 완전 닫힘)

그림 1-4 인슐린 저항성 발생

1단계: 정상적인 배달 시스템

평소에는 택배 기사(인슐린) 한 명이 적당한 양의 짐(혈당)을 집(세포)에 배달합니다. 집의 문은 활짝 열려 있어서 택배 기사가 짐을 쉽게 전달할 수 있습니다. 이 단계에서는 모든 과정이 순조롭게 이루어집니다. 혈당은 안정적으로 유지되고, 세포들은 필요한 에너지를 충분히 공급받습니다.

2단계: 짐이 갑자기 폭증하는 상황

그런데 어느 날부터 배달해야 할 짐이 갑자기 엄청나게 많아집니다. 이는 정제된 탄수화물(떡, 사탕, 탄산음료 등)을 많이 섭취했을 때 벌어지는 상황입니다. 혈당이 급격히 올라가면서 배달해야 할 짐이 산더미처럼 쌓입니다. 택배 기사 한 명으로는 감당할 수 없게 되자, 택배 회사(췌장)에서 택배 기사(인슐린)를 더 많이 투입합니다. 이때 췌장은 인슐린을 평소보다 훨씬 많이 분비하게 됩니다.

3단계: 집들이 지쳐가는 상황

매일매일 이렇게 많은 택배가 오니까 집들(세포들)이 점점 지쳐갑니다. "아, 또 이렇게 많은 택배가 와? 이제 보관할 공간도 부족한데…" 하면서 문을 반쯤 닫기 시작합니다. 하지만 여전히 배달해야 할 짐은 많고, 회사(췌장)는 더 많은 택배 기사(인슐린)들을 계속 투입합니다. 이 단계에서 인슐린이 과도하게 분비되는 고인슐린혈증이 시작됩니다.

4단계: 완전한 배달 거부 상황

결국 집들(세포들)이 완전히 지쳐서 문을 꽁꽁 닫아버립니다. 아무리 많은 택배 기사(인슐린)들이 와서 벨을 눌러도 문을 열어주지 않습니다. 택배 기사들은 배달을 하지 못하게 되고, 전달하지 못한 짐(혈당)들은 길거리에 계속 쌓여갑니다. 이것이 바로 인슐린 저항성입니다. 인슐린이 아무리 많이 분비되어도 세포들이 이를 받아들이지 않아서, 혈액 속에 포도당이 계속 쌓이게 되는 상태인 거죠.

만성 염증과 인슐린 저항성의 상호작용

이제 비만에서 이러한 만성 염증과 인슐린 저항성이 우리 몸에 어떠한 영향을 주는지 알아보겠습니다. (그림 1-5)

① **지방 축적**: 타고난 유전적 경향성, 과도한 열량 섭취, 신체 활동 부족 등에 의해 우리 몸에 지방이 과도하게 쌓이게 됩니다.

② **만성 염증**: 지방세포는 원래 에너지를 저장해뒀다가 필요할 때 공급하는 역할을 합니다. 하지만 지방이 과도하게 축적되면 지방세포들이 스트레스를 받게 됩니다. 스트레스를 받은 지방세포는 염증 물질들을 분비합니다. 특히 내장지방에서 염증 물질을 많이 분비하죠. 이렇게 분비된 염증 물질들은 혈액을 통해 온몸을 돌아다니며 지속적인 염증 상태를 만듭니다. 이것이 바로 만성 염증의 시작입니다.

③ **인슐린 저항성(인슐린 내성)**: 이러한 염증 물질들은 인슐린의 일을 방해합니다. 즉, 앞서 설명했던 인슐린 저항성이 생기게 되는 것이죠. 인슐린이 제대로 작동하지 않으면 포도당이 세포 안으로 들어가지 못하고 혈액 속 포도당이 늘어나게 됩니다. 또한, 비만 상태에서 몸에 지방이 과도하게 쌓이면서 지방산이 증가하는데, 이 지방산 역시 인슐린 저항성을 유발합니다. 그리고 이러한 인슐린 저항성은 다시 염증을 악화시키는 악순환을 만들어냅니다.

④ **심혈관 질환**: 이 악순환이 지속되면 심각한 합병증들이 나타납

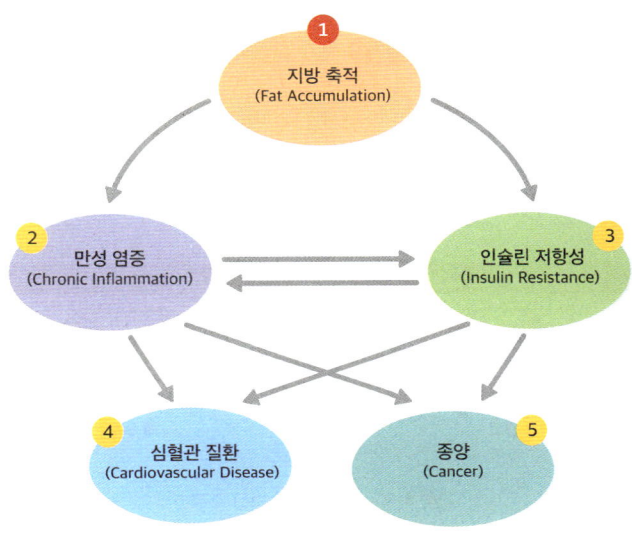

그림 1-5　비만의 합병증이 생기는 과정

니다. 만성 염증과 인슐린 저항성은 동맥경화증을 유발하는 주요 요인입니다. 만성 염증은 혈관의 내벽을 지속적으로 손상시켜 상처를 만들고, 이 상처난 부위에 나쁜 콜레스테롤과 염증세포들이 달라붙어 찌꺼기 덩어리인 플라크(Plaque)를 형성합니다. 혈관 벽이 딱딱해지고 안쪽에 찌꺼기가 쌓이면서 길이 점점 좁아지는 상태를 동맥경화증이라고 합니다. 마치 오래된 수도관 안에 녹과 때가 끼면서 물길이 좁아지는 것에 비유할 수 있습니다. (그림 1-6)

　인슐린 저항성은 혈액 속의 나쁜 콜레스테롤을 늘리고 좋은 콜레스테롤을 줄여서 동맥경화증을 유발합니다. 또한 고혈압을 일으키고 지방간을 만드는 원인이 되기도 합니다. 이처럼 인슐린 저항

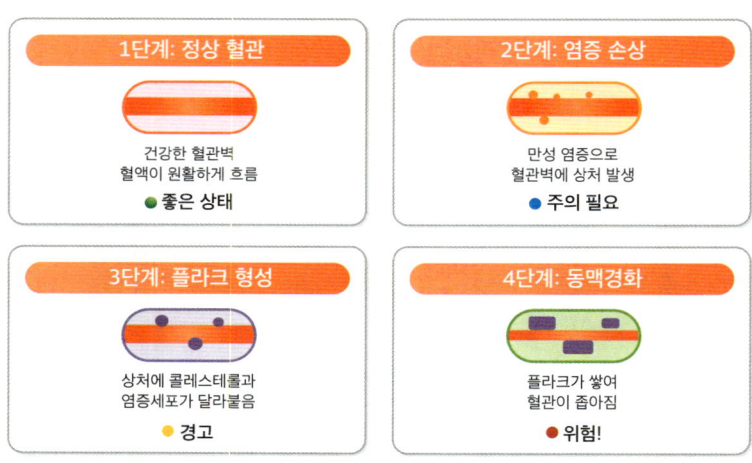

그림 1-6   동맥경화증 형성 과정

성은 혈관 건강에 여러 방향으로 악영향을 미치는 '만병의 근원' 역할을 합니다.

동맥경화증으로 인해 심장으로 가는 혈관이 좁아지면 심장 근육이 손상되기 시작합니다. 가슴이 답답하고 아픈 협심증이 생기고, 혈관이 완전히 막히면 심장 근육이 죽게 되는 심근경색으로 이어집니다. 심장은 온몸에 피를 보내주는 펌프 역할을 하는 기관이므로, 심장이 제대로 기능하지 못하면 우리 몸 곳곳이 산소와 영양분을 제대로 공급받지 못해 심각한 문제가 생깁니다. 특히, 뇌로 가는 혈관이 막히거나 터지면 뇌졸중이 생깁니다. 뇌졸중은 뇌 일부가 손상되어 말을 하지 못하거나 몸을 움직이기 어려워지는 무서운 병으로, 심한 경우 생명이 위험할 수도 있습니다. 비만인 사람들은 비만이 아닌 사람들에 비해 협심증과 심근경색의 위험이 2~3배로 증가하며, 뇌졸중의 위험도 1.5배로 증가합니다.

⑤ **종양:** 만성 염증 반응은 유전자를 손상시키고, 세포 돌연변이를 유발해 암 발생의 토양을 제공합니다. 또 인슐린 저항성에 의해 생기는 고인슐린혈증은 그 자체로 세포의 비정상적인 증식을 촉진합니다. 즉, 비만은 만성 염증과 인슐린 저항성을 통해 심근경색, 뇌졸중, 그리고 암과 같은 다양한 합병증을 유발하게 되는 것입니다.

성인 비만 합병증의 위험도

이제 각 비만 합병증이 성인에게서 얼마나 많이 발생하는지에 대해 조금 더 자세하게 알아보겠습니다. 먼저 당뇨병 중에서는 2형 당뇨병이 비만과 밀접한 관련이 있습니다. 2형 당뇨병은 인슐린 저항성에 의해 인슐린이 제대로 작용하지 못하면서 혈당이 상승하는 질환입니다. 최근에 발표된 대규모 연구 논문에 따르면 비만 환자는 정상 체중 그룹보다 2형 당뇨병 위험이 여성은 12배, 남성은 7배 높은 것으로 나타났습니다.

국내에서는 성인의 약 16%가 당뇨병을 앓고 있으며, 당뇨병 환자의 약 85%가 만성 합병증을 가지고 있는 것으로 보고되었습니다. 다음 그림은 국내 당뇨병 환자의 합병증 유병률을 보여줍니다. (그림 1-7)

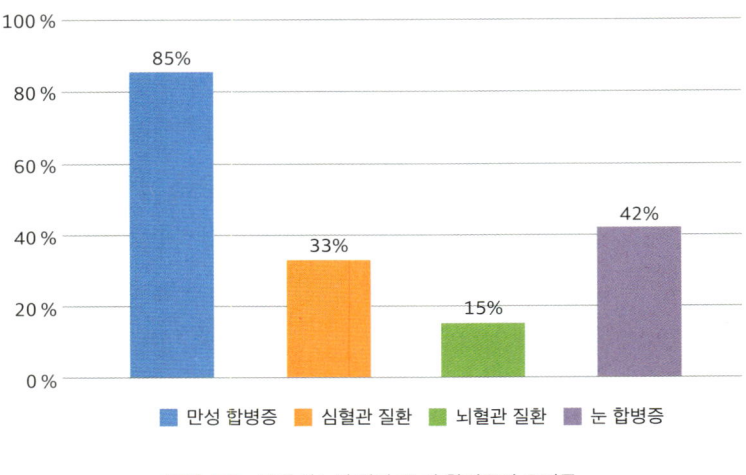

그림 1-7 국내 당뇨병 환자 중 각 합병증의 유병률
Korean Journal of Adult Nursing, 2022;34(1):39-50

전체의 33%는 협심증과 심근경색과 같은 심혈관 질환, 15%는 뇌졸중 등의 뇌혈관 질환을 가지고 있습니다. 당뇨병이 잘 조절되지 않을 경우에는 실명까지 이어질 수 있는데, 국내 연구 결과에 따르면 당뇨병 환자 중에서 눈 관련 합병증을 가진 환자는 42%에 달했습니다. 또한 당뇨병 환자 중 시력을 위협할 정도로 심한 눈 관련 합병증의 유병률은 약 3%로 알려져 있습니다.

당뇨병이 되기 전의 단계, 즉 '당뇨병 전단계'라는 개념이 있습니다. 영국에서 당뇨병 전단계 환자 33만 명을 10년간 추적 관찰한 연구에 따르면, 5명 중 1명은 당뇨병으로 진행하는 것으로 보고됐습니다. 그리고 당뇨병 전단계 그 자체로도 이미 심혈관 질환 발생 위험과 사망률 증가와 연관이 있는 것으로 알려져 있습니다.

최근에는 비만 때문에 생기는 지방간도 크게 늘고 있습니다. 지방간이란 말 그대로 간에 지방이 쌓인 상태를 말합니다. 과거에는 술을 많이 마시지 않는 사람에게 생기는 지방간을 '비알코올성 지방간 질환'이라고 불렀습니다. 그런데 지방간이 비만이나 당뇨병 같은 대사 문제와 깊은 연관이 있다는 것이 밝혀지면서, 2023년부터는 '대사 이상 지방간 질환'이라는 새로운 이름으로 불리게 되었습니다.

우리나라 성인 10명 중 3명 이상이 대사 이상 지방간 질환을 가지고 있으며, 비만인 사람들의 경우 거의 절반이 지방간을 함께 가지고 있습니다. 지방간이 있으면 당뇨병 같은 다른 질환에 걸릴 위험이 높아지고, 심한 경우에는 간이 딱딱하게 굳는 간경변이나 간암으로 발전할 수도 있습니다. 간경변이 매우 심해지면 결국 다른 사람의 간을 이식받아야 하는 상황에 이르기도 합니다.

심장병, 암 외에도 비만은 관절염, 수면무호흡증, 천식과 같은 다른 병들과도 깊은 관련이 있습니다. 비만이 심한 사람은 아무것도 들지 않아도 무거운 짐을 계속 지고 다니는 것과 같습니다. 마치 무거운 배낭을 메고 하루 종일 걸어다니면 허리와 무릎이 아픈 것처럼, 관절 역시 무거운 몸무게를 견디느라 아프고 망가지게 됩니다. 관절이 아프면 운동을 꺼리게 되고, 운동을 안 하면 살은 더 찌게 되는 악순환이 반복됩니다.

또한 배와 가슴 주변에 지방이 많이 쌓이면 폐가 제대로 펴지지 못해서 숨쉬기가 어려워집니다. 비만으로 인한 염증은 기도도 부어

오르게 해서 천식을 더 악화시키기도 합니다.

수면무호흡증은 잠을 잘 때 호흡이 멈추거나 약해지는 병입니다. 이 때문에 제대로 잠을 못 자게 되어 낮에 피곤하고 집중력도 떨어집니다. 더 큰 문제는 수면무호흡증이 식욕을 조절하는 호르몬을 망가뜨려서 비만을 더욱 악화시킨다는 점입니다.

비만이 있으면 우울증에 걸릴 위험도 높아집니다. 물론 주변의 시선이나 놀림 때문에 마음이 상하는 것도 있지만, 그것만이 전부는 아닙니다. 비만 자체가 우리 체내 호르몬의 균형을 깨뜨리고 염증을 일으켜, 실제로 뇌가 우울함을 더 많이 느끼게 만듭니다. 마치 감기에 걸리면 몸이 아픈 것처럼, 비만도 우리 몸의 화학적 균형을 깨뜨려서 마음까지 우울하게 만드는 것입니다. 우울해지면 밖에 나가 활동하기 싫어지고, 친구들과 어울리는 것도 귀찮아집니다. 그러면 운동은 더욱 하지 않게 되고 비만이 더 심해지게 되어, 다시 더 우울해지는 악순환이 계속 반복됩니다.

닥터송의 메시지

○ 한국 성인 비만 유병률은 38.4%, 남성은 49.8%, 여성은 27.5%로, 최근 10년간 1.2배 증가했습니다.

○ 비만은 만성 염증과 인슐린 저항성을 통해 여러 가지 합병증을 유발합니다.

○ 비만 환자는 2형 당뇨병, 고혈압, 지방간 질환, 심혈관 질환, 뇌졸중뿐만 아니라, 암, 관절염, 수면무호흡증, 천식, 우울증의 위험도 함께 증가합니다.

두 살 비만,
여든까지 간다

"형, 얼른 살 안 빼면 큰일 나겠다!"

"지호야, 다 어른들 이야기잖아. 나도 나중에 어른 돼서 살 빼면 돼."

"민석아, 너 아까 삼촌이 뉴스 인터뷰할 때 못 들었니? 소아 비만이 성인 비만으로 이어진다잖아."

마치 뾰족한 바늘이 풍선의 가장 약한 지점을 톡 하고 건드리듯, 민석의 이야기에 미현이 반박한다.

"이러한 성인 비만은 사실 소아 시기부터 시작되는 경우가 많습니다. 문제는 소아 비만은 성인 비만보다 조절이 더 어렵다는 사실입니다. 지방을 풍선에 비교해보겠습니다. 바람을 불면 불수록 커지지만, 풍선마다 그릇이 다르듯 우리 몸의 지방세포도 크기와 수가 다릅니다."

한결은 손에 든 모형 풍선을 흔들며 말을 이어간다.

"성인 비만은 주로 풍선 하나를 크게 불리는 것과 비슷합니다. 풍선, 즉 지방세포의 크기가 점점 커지는 거죠. 그런데 소아 비만은 어떨까요? 아이들은 풍선의 개수 자체가 늘어납니다. 즉, 지방세포의 수가 많아진다는 뜻이지요. 풍선이 많아지면 나중에 바람을 빼도 다시 불기 쉬운 것처럼, 지방세포가 많아지면 살이 빠졌다가도 다시 찌기 쉬워집니다. 그래서 소아 비만은 한 번 생기면 평생 따라다니는 '풍선 친구'가 되는 셈입니다." (그림 1-8)

"형도 풍선 친구가 엄청 많나 본데? 내가 좀 터뜨려줄까?"

민석은 배에 애써 힘을 줘보지만, 지호의 손가락에 바람 빠진 풍선처럼 움푹 들어가버리고 만다.

"식습관의 서구화, 에너지 과잉, 운동 부족 등의 요인으로 인해 우리나라 전체 소아청소년 중 비만 비율은 2009년 7%에서

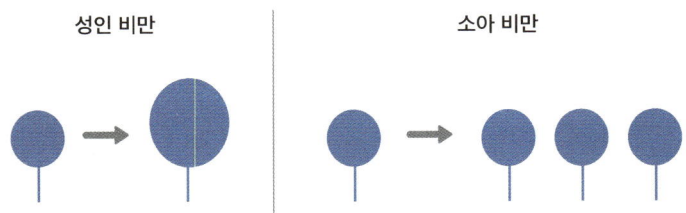

그림 1-8 성인 비만은 지방세포의 크기가 증가하나
소아 비만은 지방세포의 개수 자체가 증가한다.

2배가량 증가하여 최근에는 약 14%입니다. 비만과 과체중을 합하면 22% 정도예요. 성인보다 증가 추세가 가파른 셈이지요. 더군다나 코로나 19 유행 시기에는 아이들의 활동량이 더 감소하여 그 추세가 더 빠르게 증가했습니다."

아는 영어 단어가 나왔다는 듯 지호가 거든다.

"형도 코로나 때 운동 안 하면서부터 확찐자 됐잖아."

"그리고 앞서 말씀드린 여러 가지 비만 합병증들은 이미 소아청소년 시기에서도 나타나며, 심지어 그 유병률이 꾸준히 늘어나고 있습니다."

소아 비만에서 나타나는 건강 문제

성인 비만의 상당수는 소아 비만으로부터 시작되며, 소아 비만이었던 사람들 가운데 많은 이들이 성인이 되어서도 비만인 채로 남아 있게 됩니다.

한 대규모 연구에서는 비만인 성인 10명 중 3명은 이미 어렸을 때부터 비만이었다고 보고했습니다. 또한 어린 시절에 비만이었던 사람은 정상 체중이었던 사람에 비해 성인이 되어서도 비만일 확률이 약 5배 높았습니다. 더 놀라운 사실은 청소년기에 비만이었던 사람의 90%가 성인이 되어서도 비만이라는 점입니다. 심지어 이러한 영향은 아주 어린 시기에도 유의미합니다. 겨우 두 살짜리 아이가 비만이었다면, 그 아이 4명 중 3명은 어른이 되어서도 비만인 채로 남아 있게 됩니다.

소아 비만 환자인 11세 지후와 함께 내원한 45세 서연 씨는 자신도 어릴 적부터 또래보다 체중이 많이 나갔다고 했습니다. 가족들은 "크면 빠질 살"이라며 크게 걱정하지 않았고, 서연 씨 역시 특별한 관리를 받지 않았다고 했습니다. 하지만 초등학교와 중학교를 거치며 체중은 꾸준히 늘었고, 중년이 된 지금도 다이어트를 계속 시도하지만 오래 지속하기가 어렵고 체지방이 쉽게 증가하는 몸 상태가 되었습니다. 서연 씨의 경우처럼, 어린 시절의 비만은 시간이 지나 자연스럽게 사라지기보다 성인의 삶까지 이어지는 경우가 많으며, 자녀의 비만 상태에도 영향을 주게 됩니다.

어린 시절의 비만이 성인까지 계속 이어지는 데에는 여러 이유가 있습니다.

첫째, 비만과 관련된 유전자는 태어날 때부터 정해져 있습니다. 마치 키나 얼굴 모양이 부모를 닮는 것처럼, 살이 찌기 쉬운 체질도 어느 정도 유전됩니다.

둘째, 비만이 심해지면 몸 안의 호르몬이 변해서 배고픔을 더 강하게 느끼게 되고, 더 많이 먹게 되어, 그 결과 비만이 더욱 심화되는 악순환이 형성됩니다.

셋째, 어렸을 때 만들어진 생활습관은 어른이 되어서도 그대로 이어집니다. 운동을 싫어하고 단 음식을 좋아하는 습관이 한번 굳어지면 바꾸기가 매우 어렵습니다.

넷째, 어렸을 때 비만이 되면 지방을 저장하는 '지방세포'의 개수 자체가 늘어납니다. 성인이 되어서는 지방세포의 크기만 커지거나 작아지고 개수는 줄어들지 않아서 평생 살이 찌기 쉬운 몸이 됩니다.

그래서 이런 악순환에 빠지기 전에, 즉 어렸을 때부터 적극적으로 관리하는 것이 매우 중요합니다. 실제로 성인뿐만 아니라 어린이와 청소년에서도 비만이 10년 전에 비해 크게 늘어났습니다. (그림 1-9)

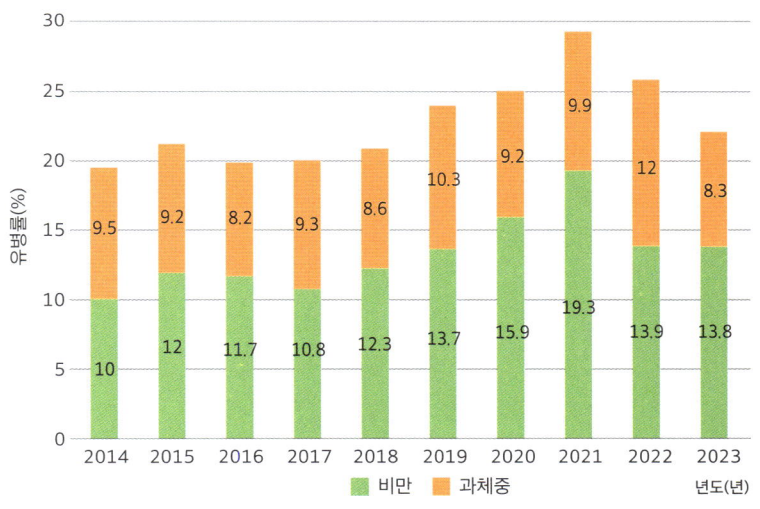

그림 1-9 한국 소아청소년의 과체중 및 비만 유병률 변화 추세
대한비만학회. 2025 obesity fact sheet

2009년에는 어린이와 청소년 100명 중 7명이 비만이었습니다. 그런데 2014년에는 10명으로 늘어났고, 코로나가 유행했던 2021년에는 무려 19명까지 늘어났습니다. 거의 3배가 늘어난 것입니다. 다행히 2023년에는 14명 정도로 다시 줄어들었지만, 여전히 10년 전보다는 2배나 많은 상황입니다.

비만 전단계인 '과체중'까지 합치면 더욱 심각합니다. 2014년에는 100명 중 20명 정도였는데, 코로나 시기인 2021년에는 29명까지 늘어났습니다. 즉, 어린이와 청소년 10명 중 거의 3명이 과체중 혹은 비만 상태였다는 뜻입니다. 2023년에는 22명으로 줄어들었지만, 여전히 5명 중 1명은 과체중이거나 비만인 상황입니다.

비만이 생기는 비율은 성별과 나이에 따라 다릅니다. 2023년 기준으로 남학생 100명 중 15명 정도가 비만이고, 여학생은 100명 중 13명 정도가 비만입니다. 즉, 남학생이 여학생보다 조금 더 많은 편입니다.

학년별로 보면 초등학생과 중학생은 100명 중 12~13명 정도가 비만인 반면, 고등학생은 100명 중 19명에 달합니다. 고등학생 5명 중 거의 1명은 비만인 셈입니다.

고등학생의 비만이 많은 이유는 대학 입시 준비로 학업에 많은 시간을 쓰느라 운동할 시간이 부족하고, 밤늦게까지 공부하느라 잠도 부족하며, 끼니를 제때 못 먹는 등 생활이 전반적으로 불규칙해지기 때문입니다.

준석이(18세, 남)는 초등학생 때까지는 건강하다가 고등학생이 되면서 학업 때문에 활동량이 줄고, 야식을 먹으면서 체중이 급증한 친구였습니다. 체중이 점점 더 빠르게 증가하는 것은 알았지만 당장은 건강보다는 공부가 더 중요하다는 생각에 비만을 방치하다가 점점 더 체력이 떨어지고, 두통과 잦은 복부 불편감으로 인해 학업 효율이 계속 떨어져서 진료실에 찾아왔습니다.

검사 소견상 고혈압과 지방간이 발견되었으며, 이러한 비만 합병증 때문에 두통과 체력 저하가 나타난다는 것을 준석이에게 설명해주었습니다. 이후 준석이는 야식을 끊고 규칙적인 식사와 매일 30분 걷기 운동을 시작했습니다. 다이어트를 하면서 체력도 좋아지고, 두통과 복부 불편감이 거의 사라졌습니다. 혈압과 지방간 소견도 정상으로 돌아왔습니다. 무엇보다 체력이 좋아지면서 집중력이 높아져 공부 시간은 줄었지만 학업 효율은 오히려 향상되었습니다. 건강해야 공부도 잘할 수 있다는 것을 몸소 체험한 것입니다.

소아청소년 시기에 생긴 비만은 여러 가지 건강 문제를 일으킵니다. 놀랍게도 성인에게 나타나는 비만 관련 질환들이 소아청소년에게도 거의 똑같이 나타납니다. 다음 그림은 어린이와 청소년 비만에서 생길 수 있는 여러 가지 건강 문제들을 보여줍니다. (그림 1-10)

최근 연구는 우리나라 소아청소년 10명 중 3명이 이상지질혈증을 가진다고 보고하고 있습니다. 이상지질혈증은 혈액 속 콜레스테롤 수치가 높은 상태를 말하며, 콜레스테롤이 높아질수록 혈관이 막힐 위험도 커집니다. 당뇨병 전단계에 해당하는 아이들도 10년 사이 2배나 늘어서, 지금은 10명 중 1명에 이르고 있습니다. 실제로 당뇨병으로 진단받은 소아청소년도 15년 동안 4배나 늘어났습니다.

지방간 질환을 가진 소아청소년도 10년간 2배 늘어서, 지금은 100명 중 15명을 넘어서고 있습니다. 특히 비만인 소아청소년들은 상황이 더 심각합니다. 비만 소아청소년 100명 중 17명이 당뇨병

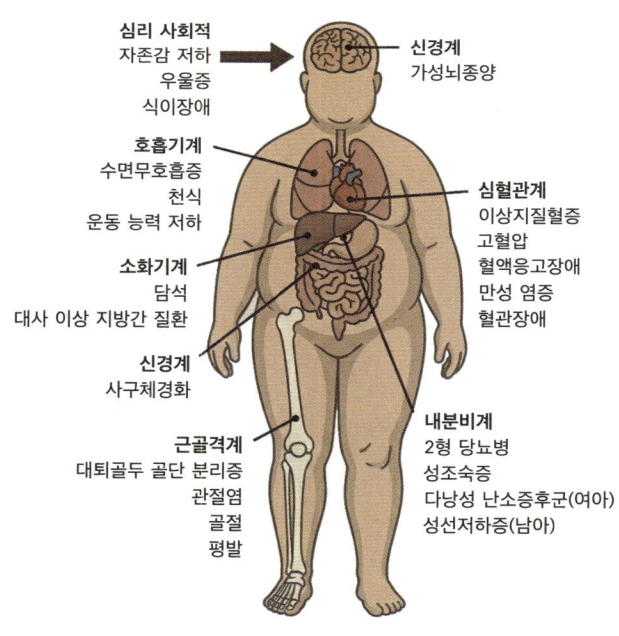

그림 1-10   소아 비만에서 동반되는 건강 문제
Lancet. 2002 Aug 10;360(9331):473-482

전단계에 해당하고, 무려 63명이 지방간을 함께 가지고 있습니다.

고혈압을 가진 소아청소년도 코로나 유행 시기에 7%에서 13%로 크게 늘었습니다. 특히 비만인 아이들의 경우, 100명 중 28명이 고혈압을 가지고 있는 것으로 나타났습니다.

이런 문제들은 어른이 되어서도 계속 이어집니다. 어렸을 때 비만이었던 사람은 어른이 되어서 심근경색에 걸릴 위험이 3배나 높습니다. 또 청소년 시기에 당뇨병 진단을 받으면 수명이 15년이나 짧아진다는 연구 결과도 있습니다.

앞서 성인 비만과 암의 연관성을 설명했듯이, 이는 소아청소년에게도 예외가 아닙니다. 스웨덴에서 진행한 한 대규모 연구를 보면, 비만인 소아청소년이 암에 걸릴 확률이 정상 체중 어린이보다 3배나 높았습니다. 더욱 충격적인 것은 비만인 소아청소년이 젊은 나이에 사망할 위험도 3배나 높다는 것입니다. 또한 키 대비 체중이 높을수록 암에 걸릴 위험이 더욱 커집니다. 무서운 사실은 소아 비만이 어른이 되어서도 지속적으로 영향을 미쳐서, 나중에 어른이 되었을 때 암에 걸릴 위험도 높인다는 것입니다. 즉, 어린 시절의 비만은 당장의 건강 문제를 넘어 평생에 걸쳐 건강을 위협하는 요인이 되는 것입니다.

관절염, 수면무호흡증, 천식, 우울증도 비만인 소아청소년에게 자주 나타납니다. 호주에서 진행된 연구 결과를 보면, 비만인 어린이가 수면무호흡증에 걸릴 확률이 정상 체중 어린이보다 3.5배나 높았습니다. 천식은 비만 소아청소년 100명 중 10~20명에게서 나타나며, 정상 체중 소아청소년에 비해 천식에 걸릴 위험이 약 1.3~1.9배 높은 것으로 보고되었습니다. 우울증도 마찬가지입니다. 비만인 소아청소년이 우울증에 걸릴 위험이 정상 체중 소아청소년보다 1.3배 높은 것으로 나타났습니다.

닥터송의 메시지

- 소아 비만은 성인 비만으로 이어질 확률이 높으며, 2세에 비만이었던 아이의 약 75%, 청소년 비만의 약 90%가 성인 비만으로 이어집니다.
- 소아 비만은 지방세포의 수가 증가하므로, 지방세포의 크기가 증가하는 성인 비만에 비해 조절이 어려워질 수 있습니다.
- 한국 소아청소년 비만 유병률은 2009년 7%에서 최근 14% 이상으로 2배가량 증가했습니다.
- 소아 비만 환자 28%는 고혈압, 17%는 당뇨병 전단계, 63%는 지방간 질환을 동반하는 것으로 나타났습니다.
- 관절염, 수면무호흡증, 천식, 우울증 등은 소아 비만에서도 발생합니다.

체지방이 증가하면
성적이 떨어진다

"비만에 의한 수면무호흡증은 피로감으로 인한 집중력 저하 외에도 인지 기능이나 주의력 저하로 인해 학업 수행에 악영향을 줍니다. 지방간 질환도 피로도 증가에 기여하며, 두통이나 집중력 저하와도 관련이 있습니다."

"그러고 보니 민석이 너 요즘 가끔 머리도 아프다고 하잖아. 학교 검진에서 간 수치도 높다고 했던 것 같은데."

"그럼 나도 아빠처럼 지방간이 있는 건가?"

"또한, 비만에서 분비되는 만성 염증 물질들은 뇌 신경세포의 기능을 저하시켜 인지 능력을 저해합니다."

지호가 벌떡 일어나 민석의 머리를 내려다본다.

"형, 지방간만 있는 게 아니라 지방뇌도 있나 봐. 풍선 친구들이 머리까지 올라갔나 본데?"

민석이 머리를 더듬거리며 말한다.

"그러고 보니 뒷덜미 지방이 머리 위까지 올라온 것 같기도 하네…."

"또한, 비만에 대한 낙인으로 자존감 저하나 친구 관계 악화 등 학업 성취에도 부정적인 영향을 미칠 수 있습니다. 이러한 요인들이 종합적으로 작용하여 비만은 학업 성적에 악영향을 주게 됩니다."

비만과 학업 성적의 관계

소아 비만은 학교생활과 학업에도 부정적인 영향을 미칩니다. 우선 비만이 심해지면 체력이 떨어집니다. 체육 시간에 달리기를 하거나 운동을 할 때 쉽게 지치고 숨이 차게 됩니다. 여기에 비만과 함께 나타나는 수면무호흡증, 지방간, 천식과 같은 질환들로 인해 하루 종일 피로감을 느끼게 됩니다.

특히 수면무호흡증은 밤에 제대로 잠을 못 자게 만듭니다. 잠자는 동안 호흡이 반복적으로 멈추면서 깊이 잠들지 못하고, 아침에 일어나도 개운하지 않은 상태가 이어집니다. 두통이 잦아져 수업에 집중하기 어려워지기도 합니다. 실제로 한 대규모 연구에서 수면호흡장애가 있는 학생들을 조사해보니, 정상적으로 잠을 자는 학생들에 비해 수학, 과학, 국어 성적이 모두 낮은 것으로 나타났습니다. 마치 핸드폰 배터리가 제대로 충전되지 않으면 성능이 떨어지는 것처럼, 잠을 제대로 못 자면 뇌도 제 기능을 발휘하기 어려운 것입니다.

비만은 뇌의 기능과 구조까지 변화시킵니다. 232명의 어린이 뇌를 MRI로 촬영해서 분석한 연구에 따르면, 비만인 아이들은 정상 체중 아이들에 비해 뇌의 크기가 작아지고 뇌 기능도 떨어진 것으로 나타났습니다. 이러한 변화는 비만으로 인한 만성 염증, 인슐린 저항성, 그리고 호르몬 변화와 관련이 있습니다. 마치 컴퓨터에 바이러스가 침투하면 속도가 느려지고 제대로 작동하지 않는 것처럼, 비만으로 인한 여러 문제들이 뇌의 정상적인 발달을 방해하는 것입니다. 실제로 비만인 아이들은 '작업 기억' 능력이 떨어지는 경향을 보였습니다. 작업 기억이란 정보를 잠시 기억한 상태에서 동시에 다른 일을 처리하는 능력입니다. 예를 들어 수학 문제를 풀 때 앞의 계산 결과를 기억하면서 다음 단계를 계산하는 것과 같은 능력입니다. 연구 결과, 비만 정도가 심할수록 이런 기억 능력이 더욱 떨어지는 것으로 확인되었습니다.

비만은 학교생활과 친구 관계 등 사회적인 측면에서도 부정적인 영향을 미칩니다. 비만에 대한 편견은 없어져야 마땅하지만, 현실에서는 여전히 존재하며 비만인 아이들에게 큰 스트레스를 주고 있습니다. 어린이집 아이들을 대상으로 한 연구를 보면, 비만인 아이들은 선생님들로부터도 부정적인 평가를 받는 것으로 나타났습니다.

예를 들어 "친구들과 어울리지 못한다", "자기 감정을 조절하지 못한다"라는 식의 평가를 받은 것입니다. 문제는 이런 부정적인 평가가 실제 공부에도 영향을 미친다는 것입니다. 선생님이 아이를 부정적으로 보게 되면, 아이는 자신감을 잃고 위축되어 공부에 집중하기 어려워집니다. 실제로 이 연구에서는 비만인 아이들의 국어와 수학 점수가 떨어지는 것으로 나타났습니다.

15세 수빈이는 담임 선생님의 권유로 병원에 내원한 학생이었습니다. 담임 선생님은 수빈이가 최근 비만이 심해지고 수업 중 자주 졸거나 반응이 느려진다는 점을 먼저 알아챘습니다. 검사 결과, 수빈이는 수면무호흡증을 가지고 있었고, 밤사이 반복되는 수면 방해로 낮 동안의 인지 기능이 떨어진 상태였습니다. 초등학생 때만 해도 상위권 학생이었는데, 성적이 계속 떨어졌습니다. 학업 성적 저하로도 이어졌던 것이었습니다.

이후 수빈이는 식단 조절과 꾸준한 운동으로 비만을 조절했습니다. 비만 상태가 개선되면서 수면무호흡 증상이 크게 호전되었고, 밤에 깊은 잠을 잘 수 있게 되었습니다. 충분한 수면을 취하게 되자 수업 시간에 졸음이 사라지고 집중력이 눈에 띄게 좋아졌습니다.

비만은 실제로 학업 성적에도 악영향을 줍니다. 미국에서 연구한 결과를 보면, 비만인 학생들의 수학 성적이 정상 체중 학생들보다 더 낮았습니다. 또 다른 연구에서는 비만인 고등학생들의 전체 학업 성취도가 정상 체중 학생들보다 무려 30%나 낮다고 보고했습니다.

우리나라 연구에서도 비슷한 결과가 나왔습니다. 비만인 청소년들은 수업 시간에 집중하기 어려워하고, 친구들과의 관계에서도 어려움을 겪으며, 전반적인 학업 성취도가 낮은 경향을 보였습니다. 심지어 내신 성적과 수능 등급에도 비만이 악영향을 미친다는 연구 결과도 있습니다.

이는 앞서 설명한 것처럼 비만으로 인해 뇌 기능이 떨어지고, 수면의 질이 나빠지며, 집중력이 저하되고, 자신감까지 떨어지기 때문입니다. 결국 비만은 단순히 몸이 무거워지는 문제가 아니라, 학교생활 전반과 아이의 미래에까지 영향을 미치는 심각한 문제인 것입니다.

닥터송의 메시지

- 소아 비만에서 흔한 수면무호흡증은 피로, 인지 기능 저하, 주의력 저하를 유발해 학업 능력 저하를 초래합니다.
- 비만 아동에서 흔한 지방간 질환은 피로도와 두통, 집중력 저하와 관련됩니다.
- 비만이 유발하는 만성 염증 물질은 뇌 신경세포 기능을 떨어트려 인지 능력을 저해합니다.
- 비만으로 인한 편견, 낮은 자존감, 교우 관계 악화가 학업에 부정적 영향을 미칠 수 있습니다.

살은
키로 가지 않습니다

"'살이 키로 간다'는 말을 한 번쯤 들어보셨을 겁니다. 살이 찌면 키도 더 클 거라는 오해죠. 하지만 과학적으로 보면 정반대입니다. 비만 아동은 성장 초기에 키가 빨리 크는 것처럼 보입니다. 이는 사춘기의 빠른 진행으로 인해 성장판 진행이 빨라지기 때문입니다. 말 그대로 '급행 성장 열차'죠. 문제는 그렇게 빨리 달리는 열차가 더 빨리 종착역에 도달한다는 겁니다. 성장판이 일찍 닫히면, 결국 최종 성인 키는 낮아질 수밖에 없습니다."

"민석이 키가 요즘 많이 큰다 했더니 급행 열차 탄 건가?"

대우가 막차를 놓쳐버린 직장인처럼 중얼거린다.

"더군다나 비만에서는 성장호르몬 분비가 저해될 수 있으니다. 최근 성장호르몬 치료를 받는 아이들도 늘고 있지만, 안타깝게도 비만 아동은 성장호르몬 치료 과정에서 부작용 위험도 더 높습니다. 즉, 살이 찐 만큼 키가 클 것이라는 기대는 오히려 유전적 잠재 키를 잃는 결과를 낳을 수 있습니다. 비만은 단순히 성인병의 위험도만 높이는 상태가 아니라 사춘기 호르몬의 리듬 전체를 흐트러뜨리는 복합적 질환인 것입니다. 지금까지 강의를 경청해주셔서 감사합니다."

마치 한바탕 폭풍우가 거실을 휩쓸고 지나간 듯, 공기가 무겁고 고요하다. 에어컨 바람 소리와 벽시계 초침만이 조심스럽게 공간을 스쳐간다. 민석은 옆자리에 앉은 미현을 힐끗 쳐다본다.

"여보, 도련님 우리 집에 언제 온다고 했지?"

미현의 한마디가 정적을 깬다.

"한결이? 다음 주 수요일에 퇴근하고 온다던데?"

"그때 물어볼 게 많네."

"오! 오랜만에 삼촌 보겠다!"

미현이 고개를 홱 돌리며 꾸짖는다.

"민석이 너는 그날 학원 가야지! 너 체중은 자꾸 올라가고 성적은 떨어지고, 대체 어떻게 하려고 그래!"

민석은 아무 말도 하지 않는다. 입술을 앙다물고 소파 쿠션을 손끝으로 문지른다. 눈은 TV 화면을 향하지만, 초점은 한결의 얼굴 너머에 머물러 있다.

비만과 성장의 관계

최근 키 성장이 걱정되어서 소아청소년과 진료실을 찾는 아이들이 늘어나고 있습니다. 진료를 해보면, 키가 잘 안 크거나 사춘기가 너무 빨리 시작되는 것 같아 걱정이라며 방문한 아이들 중에 비만으로 진단받는 경우가 많습니다. 키 성장에 영향을 미치는 요인은 여러 가지가 있지만, 그중 하나가 바로 소아 비만입니다.

소아 비만은 사춘기를 앞당겨 '성조숙증'을 일으킵니다. 먼저 성조숙증이 무엇인지 알아보겠습니다. 우리나라에서 보통 사춘기가 시작되는 나이는 여자아이의 경우 만 11~11.5세, 남자아이의 경우 만 12~12.5세 정도입니다. 이 시기에 여자아이들은 가슴 발달이 시작되고, 남자 아이들은 고환 크기가 커집니다. 변성기가 시작되고 음모 발달이 이뤄지면서 급성장기가 오기도 합니다.

그런데 이러한 2차 성징이 너무 이른 나이에 시작되는 경우가 있습니다. 특히 여자아이는 만 8세, 남자아이는 만 9세 이전에 사춘기가 시작되면 '성조숙증'이라고 합니다. 사춘기가 일찍 시작되면 처음에는 키가 빨리 자랍니다. 그래서 또래 친구들보다 키가 크고 어른스러워 보입니다. 하지만 문제는 뼈 나이도 함께 빨라진다는 것입니다. 뼈 나이가 빨라지면 키가 자라는 곳인 '성장판'이 일찍 닫혀버립니다. 어렸을 때는 또래보다 키가 컸지만, 고등학생이나 성인이 되었을 때 오히려 또래보다 키가 작아진 친구들을 본 적이 있을 것입니다. 대부분 성조숙증 때문입니다. 성조숙증이 생기면 원래 자랄 수 있었던 키보다 약 10cm 정도 작아지는 것으로 알려져 있습니다. 즉, 정상적으로라면 170cm까지 클 수 있었던 아이가 160cm에서 성장이 멈추게 되는 셈입니다.

또한 성조숙증을 겪는 아이들은 또래 친구들과의 관계에서도 어려움을 느낄 수 있습니다. 같은 나이인데 혼자만 몸이 어른스럽게 변하면, 친구들과 어울리는 데 어색함이나 부끄러움을 느낄 수 있고, 다른 친구들은 아직 어린아이 같은데 혼자만 사춘기를 겪으면서 외로움을 느낄 수도 있습니다.

초등학교 1학년 민경이는 어릴 때부터 군것질을 즐겨 또래보다 **통통한** 체형이었습니다. 그러던 중 가슴 발달이 일찍 시작되고 **빠르게** 진행하여 병원에 내원했고, 검사 결과 중추성 성조숙증 진단을 받았습니다. 키 대비 체중도 많이 높고, 체지방도 많은 체형으로 비만이 사춘기 진행을 앞당겼을 가능성이 높아 보였습니다. 민경이는 또래와 다른 신체 변화로 혼란을 크게 느꼈고, 부모 역시 예상보다 이른 사춘기에 당황하여 부랴부랴 병원에 내원했던 것이었습니다.

민경이는 성조숙증 치료와 함께 식습관 개선을 통한 비만 관리를 병행하기로 했습니다. 군것질을 줄이고 과일과 채소 위주의 간식으로 바꾸었으며, 가족 모두가 함께 식습관을 개선했습니다. 6개월 후 체중이 정상 범위로 돌아왔고, 성조숙증 치료 효과도 좋아서 가슴 발달이 더 이상 진행되지 않고 안정화되었습니다. 이 과정을 통해 민경이 가족 전체가 건강한 식습관이 얼마나 중요한지를 깨닫게 되었습니다.

우리나라에서도 성조숙증으로 병원에서 주사 치료를 받아야 하는 아이들이 점점 늘어나고 있습니다. 최근 통계를 보면 여자아이 100명 중 2~3명, 남자아이 1,000명 중 2명 정도가 성조숙증으로 치료를 받고 있습니다. 특히 비만인 아이들은 성조숙증이 생길 위험이 훨씬 높습니다. 대규모 연구에 따르면 비만 여자아이가 성조숙증에 걸릴 확률이 정상 체중 여자아이보다 2.4배 높았습니다. 즉, 정상 체중 여자아이 100명 중 1명이 성조숙증에 걸린다면, 비만인 여자아이는 100명 중 2~3명이 성조숙증에 걸리는 것입니다.

특히 여자아이들은 초경이 빨리 시작될 수 있습니다. 만 10.5세(초등학교 4학년 정도) 이전에 생리가 시작되는 경우를 '이른 초경'이라고 합니다. 우리나라에서도 이른 초경을 하는 여자아이들이 점점 늘고 있으며, 최근 연구에 따르면 여자아이 100명 중 3명 정도가 이른 초경을 겪는 것으로 나타났습니다. 이른 초경은 비만이거나 체중이 많이 나가는 여자아이들에게서 더 자주 나타납니다. 비만인 여자아이들은 100명 중 6명 정도가 이른 초경을 겪는데, 이는 정상 체중 아이들보다 2배나 높은 수치입니다.

비만 어린이에게 성조숙증이 생기는 이유로는 여러 가지가 있습니다. 다음 그림을 보면서 어떤 과정을 거쳐서 성조숙증으로 이어지는지 알아보겠습니다. (그림 1-11)

비만이 성조숙증을 일으키는 과정은 다소 복잡하지만, 단계별로 살펴볼 수 있습니다. 비만으로 인해 인슐린 저항성이 생기면 혈액 속에 인슐린 수치가 지나치게 높아지게 됩니다. 이렇게 혈액 속 인

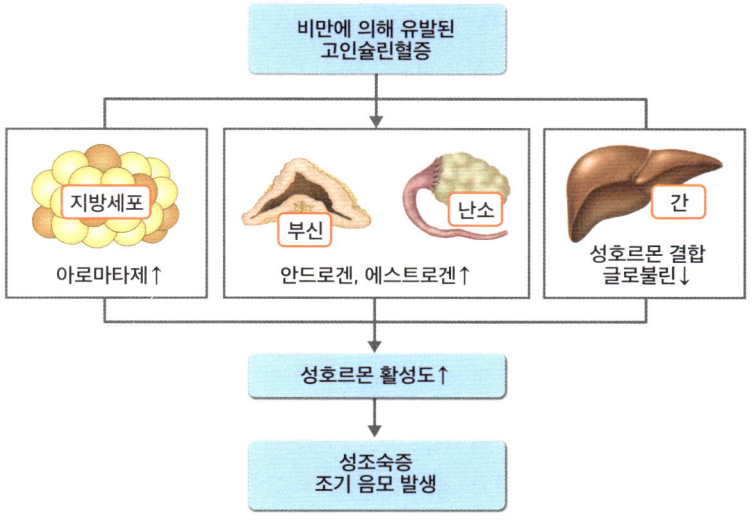

그림 1-11 비만이 성조숙증을 유발하는 과정
Pediatric Gastroenterology, Hepatology & Nutrition. 2012 Sep;15(3):151-159

슐린이 많아진 상황을 고인슐린혈증이라고 합니다. 고인슐린혈증은 우리 몸에서 성호르몬과 관련된 여러 가지 과정을 촉발합니다.

첫 번째, 고인슐린혈증은 지방세포에서 '아로마타제'라는 효소를 활성화시킵니다. 이 효소는 마치 공장의 기계처럼 여성호르몬인 에스트로겐을 만들어냅니다.

두 번째, 인슐린이 부신과 난소를 자극해서 남성호르몬과 여성호르몬의 분비를 증가시킵니다. 마치 호르몬 공장에 "더 빨리 생산하라!"라고 지시하는 것과 비슷합니다.

세 번째, 간에서 만드는 '성호르몬 결합 단백질'을 줄입니다. 이 단백질은 평소에 성호르몬과 손을 잡고 있어서 성호르몬이 일하지 못하게 만드는 역할을 하지만, 인슐린이 많아지면 이 단백질이 줄어들어서 성호르몬들이 자유롭게 활동할 수 있게 됩니다.

마지막으로, 지방세포에서 나오는 '렙틴'이라는 호르몬이 뇌에 "성호르몬을 더 만들어라!"라는 신호를 보냅니다.

결국 이 모든 과정들이 함께 작용하면서 몸 안의 성호르몬이 과도하게 증가하고, 그 결과 사춘기가 일찍 시작되는 성조숙증이 나타나게 됩니다.

또한 비만은 키 성장에 필요한 성장호르몬에도 부정적인 영향을 미칩니다. 인슐린 수치가 지나치게 높아지면 뇌에서 성장호르몬을 만드는 기능이 떨어집니다. 마치 공장에서 기계가 고장 나면 제품을 제대로 만들지 못하는 것과 비슷하게, 뇌의 성장호르몬 제조 시스템에 문제가 생기는 상황이라고 할 수 있습니다.

여기에 수면 문제까지 겹치면 상황은 더 악화됩니다. 성장호르몬은 주로 깊이 잠들었을 때 많이 나옵니다. 그래서 "잠을 잘 자야 키가 큰다"라는 말이 있는 것입니다. 하지만 비만으로 인한 수면무호흡증이 있으면 깊이 잠들기 어려워집니다. 잠자는 도중 호흡이 반복적으로 멈추면서 자주 깨게 되고, 그 결과 성장호르몬이 충분히 나올 수 없습니다. 마치 성장호르몬이 나와야 하는 '골든타임'에 계속 성장호르몬 분비에 방해를 받는 것과 같습니다. 실제로 비만인 아이들은 부모의 키에 비해 더 작게 자라는 경우가 많다는 연구 결과도 있습니다.

최근에는 키가 작은 아이들에게 성장호르몬 주사 치료를 많이 하고 있습니다. 하지만 비만인 아이들은 이런 성장호르몬 치료를 받을 때 부작용이 생길 위험이 더 높습니다. 성장호르몬은 키 성장을 돕는 긍정적인 역할을 하지만, 동시에 혈당을 올리는 작용도 합니다. 건강한 아이들은 혈당을 조절하는 능력이 좋아서 성장호르몬 치료를 받아도 혈당이 크게 올라가지 않습니다. 하지만 비만인 아이들은 이미 인슐린 저항성으로 인해 혈당 조절 능력이 떨어진 상태입니다. 이런 상태에서 성장호르몬 치료를 받으면 고혈당이 악화될 수 있습니다.

결국 비만은 성조숙증을 유발해 성장 기간을 줄이는 동시에, 성장호르몬 분비까지 방해하고 성장호르몬 치료의 부작용 위험도 올려, 키 성장 전반에 여러 가지 부정적인 영향을 미치게 되는 것입니다.

닥터송의 메시지

- 소아 비만 아동은 급성장기가 빨리 와서 키가 잘 크는 것처럼 느껴지지만, 실제로는 성조숙증의 위험도가 높아져서 성장판이 조기에 닫힐 수 있습니다.
- 인슐린 저항성은 성장호르몬 분비 저하의 요인이 됩니다.
- 비만 아동에서 흔히 동반되는 수면무호흡증은 수면의 질 저하로 인해 성장호르몬 분비를 저해할 수 있습니다.
- 비만 소아청소년은 정상 체중 소아청소년에 비해 유전적 기대 키보다 더 작을 가능성이 있습니다.
- 비만 아동은 성장호르몬 치료 시 고혈당 등의 부작용 위험도 증가합니다.

2장

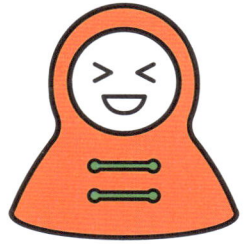

체중 증가에는 이유가 있다

이차비만:
비만 뒤에 숨어 있는 질병

"닥터송! 먼 길 오느라 고생했어."

대우가 악수를 청하며 한결을 반긴다. 한결이 웃으며 들어선다.

"고민 많이 했는데 일단 닭고기는 다 좋아하실 것 같아서 찜닭으로 준비했어요. 입맛에 맞으실지 모르겠네요."

"형수님 요리라면 다 좋죠!"

저당식이 교과서에서 봤을 법한 요리들이 식탁을 잔뜩 채우고 있다. 찜닭, 두부조림, 파프리카와 버섯 볶음, 단호박 찜, 그리고 시래기국.

"민석이는?"

한결이 물으며 자리에 앉는다.

"민석이는 5시부터 9시까지 학원 수업이야."

"응? 그럼 저녁은 언제 먹어?"

"학원 가기 전에 간식 좀 먹고, 그 다음엔⋯."

"형이랑 같이 야식 먹는 거지?"

범인에 대한 실마리를 찾아낸 탐정처럼 한결이 묻는다.

"지난번에 너랑 통화한 이후로 야식은 거의 안 먹어. 그러니까 민석이가 입이 심심하다면서 과자를 먹더라고."

"에휴, 습관이 돼버렸구나. 요즘 진료실에서 보면 공부 때문에 저녁 식사를 제때 못 하고 야식 먹으면서 비만이 되는 애들이 너무 많아. 공부도 물론 중요하긴 하지만 끼니도 제대로 못 챙겨 먹으며 공부하는 것은 소아청소년과 의사로서는 안타까운 현실이지."

"너도 나중에 애 키워봐라. 이게 쉽지가 않아요."

"자, 이제 준비 다 됐어요. 식사하면서 얘기해요."

냄비 뚜껑을 열자 찜닭에서 김이 모락모락 올라온다. 지호는 닭다리를 먼저 공략한다. 한결은 파프리카와 버섯 볶음부터 젓가락으로 가득 들어올려 입 안에 넣는다.

"와⋯ 삼촌, 파프리카가 그렇게 좋아요?"

"지호야, 야채를 천천히 씹으면서 음미해봐. 식감이 얼마나 좋은데. 그리고 야채는 아무리 먹어도 살이 안 찌니까 마음껏 먹을 수 있고, 여러 가지 좋은 영양소가 들어 있으니까 많이 먹어야지!"

대우와 지호가 서로를 마주보며 이해할 수 없다는 듯이 갸우
뚱한다.

"민석이가 코로나 유행 때 밖에 안 나가면서 살이 찌긴 했는
데, 그 이후로도 계속 비만이 심해져요. 뭔가 나쁜 병이 생긴 건
아닌지 걱정되네요."

걱정스러운 표정으로 말하는 미현에게 한결이 이야기한다.

"비만이 왜 생겼는지 궁금하신 거죠? 비만에는 크게 두 종류
가 있어요. 일차비만, 그리고 이차비만."

"비만에도 급이 있네?"

대우가 웃으며 받아친다.

"급이라기보단 종류지. 일차비만은 우리가 흔히 볼 수 있는
일반적인 비만이야. 살이 찌기 쉬운 타고난 소인에다, 식습관이
나 운동 부족 같은 환경적 요인이 겹쳐서 생기는 비만이지. 이
차비만은 형수님 말씀대로 몸속에 어떤 질병이 있어서 생기는
비만이야."

"그럼 이차비만을 일으킬 만한 질병이 있는지 먼저 생각해봐
야겠네. 이차비만은 어떤 것들이 있어?"

"응, 이차비만을 일으키는 원인은 유전 질환, 약물, 뇌 질환,
그리고 갑상선기능저하증, 쿠싱증후군과 같은 내분비 질환이
있어."

소아 비만의 원인

소아 비만의 원인은 크게 두 가지로 나뉠 수 있습니다.

첫 번째는 '일차비만'입니다. 이는 '단순비만'이라고도 하며, 특별한 병이 있어서 생긴 것이 아니라 타고난 체질과 생활습관의 영향으로 발생하는 비만을 말합니다. 마치 키가 크거나 작은 것이 유전인 것처럼, 살이 찌기 쉬운 체질 역시 일정 부분 타고나는 것입니다. 여기에 많이 먹고 운동을 적게 하는 생활습관이 더해져서 비만이 되는 것이죠.

두 번째는 '이차비만'입니다. 이는 몸에 다른 병이 있어서 그 병 때문에 살이 찌는 경우입니다. 마치 감기라는 병 때문에 열이 나는 것처럼, 다른 병이 원인이 되어 비만이 생기는 것입니다.

비만인 아이들 10명 중 9명 이상은 일차비만에 해당하며, 이차비만은 10명 중 1명 정도로 상대적으로 드뭅니다. 하지만 비만인 아이를 진료할 때는, 혹시 다른 질환이 원인인지 먼저 확인하는 과정이 필요합니다.

이 두 종류의 비만은 몇 가지 차이점이 있습니다. 일차비만인 아이들은 대부분 사춘기가 비교적 빨리 와서 또래보다 키가 큰 편입니다. 하지만 이차비만인 아이들은 반대로 키가 작고, 뼈의 성장도 또래보다 늦은 편입니다. 또한 이차비만인 경우에는 지능 발달이 늦거나, 외형적인 특징이 두드러지거나, 신경계에 문제가 있는 경우도 있습니다.

이차비만의 분류

이제 이차비만에 대해 자세히 알아보겠습니다. 이차비만을 일으키는 병들로는 여러 가지가 있는데, 크게 유전 질환, 내분비 질환(호르몬 질환), 뇌 질환, 약물 부작용으로 나눌 수 있습니다. (표 2-1)

분류	예시
유전 질환	터너증후군, 프라더-윌리증후군
내분비 질환	갑상선기능저하증, 쿠싱증후군, 성장호르몬결핍증, 다낭성 난소증후군
뇌 질환	뇌종양, 뇌염, 뇌출혈, 외상에 의한 뇌 손상
약물	스테로이드, 항히스타민

표 2-1　이차비만의 분류

유전 비만

먼저 유전 질환에 의한 비만부터 알아보겠습니다.

유전 질환은 유전자에 생긴 오류로 인해 발생하는 질환입니다. 유전자는 우리 몸을 만드는 설계도라고 생각하면 이해하기 쉽습니다. 마치 집을 지을 때 설계도가 필요하듯이, 우리 몸도 유전자라는 설계도에 따라 만들어집니다. 이 설계도에는 눈의 색깔, 머리카락 색깔, 키, 그리고 비만이 되기 쉬운 체질인지 등의 정보가 모두 담겨 있습니다. 세상에는 다양한 사람들이 있는 것처럼, 유전자 설계도도 사람마다 조금씩 다릅니다. 이러한 차이의 대부분은 문제가 되지 않습니다.

하지만 가끔 설계도에 심각한 오류가 생기는 경우가 있습니다. 마치 집 설계도에서 중요한 기둥을 빼먹으면 집이 무너질 수 있는 것처럼, 유전자 설계도에 치명적인 오류가 있으면 몸에 여러 문제가 생길 수 있습니다. 이런 유전자의 오류를 '유전자 돌연변이'라고 하고, 이 때문에 생기는 질환을 '유전 질환'이라고 합니다.

실제로 유전자가 질병에 미치는 영향력의 정도는 다양합니다. 그 영향력에 따라 질환을 다유전자 질환과 다인자 질환, 그리고 단일유전자 질환으로 나누기도 합니다. (표 2-2)

첫 번째, '다유전자 질환'은 여러 개의 유전자가 함께 영향을 주는 질환입니다. 예를 들어 위암 가족력이 있어도 실제로는 위암에

분류	정의	예시
다유전자 질환 (Polygenic disease)	여러 개의 유전자 변이가 함께 작용하여 발병하는 질환	일차비만, 고혈압, 당뇨병, 심혈관 질환, 대부분의 종양
다인자 질환 (Multifactorial disease)	여러 유전적 요인과 환경적 요인이 복합적으로 작용하여 발생하는 질환	
단일유전자 질환 (Monogenic disease)	하나의 유전자 변이에 의해 발병하는 질환	가족성 대장 용종 증후군, BRCA1 유전자 변이에 의한 유방암, 유전 비만

표 2-2 유전 질환의 분류

걸리지 않는 사람들이 많습니다. 이는 위암과 관련된 유전자가 여러 개 있고, 대부분의 환자들은 그중 일부만 문제가 있기 때문입니다.

두 번째, '다인자 질환'은 유전자뿐만 아니라 운동, 식단, 흡연 같은 생활습관과 환경도 함께 영향을 주는 질환입니다. 마치 시험 성적이 타고난 머리만으로 결정되는 것이 아니라 얼마나 열심히 공부했는지, 어떤 환경에서 자랐는지도 중요한 것과 같습니다. 일차비만을 포함해서 대부분의 질환이 이에 속합니다.

세 번째, '단일유전자 질환'은 하나의 특정 유전자에 문제가 생기면 생활습관과 상관없이 거의 100% 질환이 생기는 경우입니다. 예를 들어 APC라는 특정 유전자에 돌연변이가 있으면 아무리 건강하게 살아도 대장암이 거의 다 생깁니다. 한 유명한 영화배우가 BRCA1이라는 유전자에 돌연변이가 있어 유방암 예방을 위해 미리 수술을 받은 경우도 이에 해당합니다.

비만도 마찬가지입니다. 대부분의 비만은 여러 유전자와 생활습관이 함께 작용하는 다인자 질환이지만, 특정 유전자 하나에 문제가 생겨 피할 수 없이 비만이 되는 경우도 있습니다. 대표적인 예가 '렙틴 유전자'에 돌연변이가 있는 경우입니다. 렙틴은 지방세포에서 나오는 호르몬으로, 뇌에 "이제 충분히 먹었다"는 신호를 보내 포만감을 느끼게 하는 역할을 합니다. 하지만 렙틴 유전자에 돌연변이가 있으면 이 호르몬이 제대로 만들어지지 않아서 아무리 먹어도 포만감을 느끼지 못하게 됩니다. 그 결과 계속 먹게 되어 비만이 될 수밖에 없는 것입니다. 이 과정을 다음 그림으로 정리해봤습니다.

(그림 2-1)

　렙틴 외에도 식욕을 조절하는 유전자는 매우 많습니다. 마치 자
동차에 브레이크가 여러 개 있는 것처럼, 우리 몸에도 "그만 먹어라"
라는 신호를 보내는 유전자들이 여러 개 있는 것입니다. 이런 유전
자들 중 하나라도 고장이 나면 태어날 때부터 포만감을 제대로 느
끼지 못하게 됩니다. 그래서 아주 어린 나이부터 또래에 비해 훨씬
많이 먹게 되고, 자연스럽게 살이 찌게 됩니다. 실제로 유전 비만을

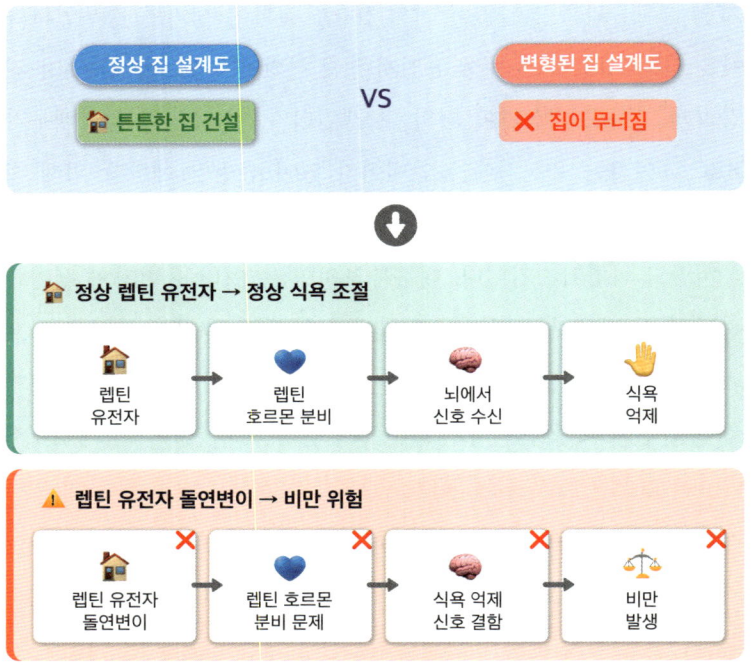

그림 2-1　렙틴 유전자 돌연변이에 의한 유전 비만

가진 아이들은 대부분 만 5세 이전부터 비만이 시작됩니다.

　더 심각한 경우에는 식욕 조절 유전자뿐만 아니라 다른 여러 유전자에도 문제가 함께 있을 수 있습니다. 이런 경우에는 비만뿐만 아니라 몸의 다른 부분에도 이상이 생길 수 있습니다. 예를 들어 태어날 때부터 몸의 일부가 정상적으로 발달하지 않거나, 지능 발달이 또래보다 늦어질 수도 있습니다. 하지만 다행히 이런 유전 비만은 매우 드뭅니다.

내분비 질환
갑상선기능저하증

　내분비 질환은 우리 몸의 호르몬에 문제가 생기는 질환을 말합니다. 그중에서 갑상선기능저하증은 목 앞쪽 갑상선이라는 기관에서 나오는 호르몬이 부족해지는 병으로, 비만을 일으킬 수 있습니다.

　갑상선기능저하증은 크게 두 종류가 있습니다. 하나는 태어날 때부터 갑상선 기능이 떨어진 '선천성 갑상선저하증'입니다. 다행히 우리나라는 모든 신생아를 대상으로 이 병을 미리 찾아내는 검사를 하기 때문에, 실제로 소아 비만 환자 중에서 선천성 갑상선저하증에 해당되는 경우는 거의 없습니다. 다른 하나는 나중에 생기는 '후천성 갑상선저하증'입니다. 이는 대부분 우리 몸의 면역 시스템이 오류로 갑상선을 공격해서 생기는 병으로, 청소년 100명 중 1~2명에게서 나타납니다.

갑상선호르몬은 우리 몸의 신진대사를 조절하는 중요한 호르몬입니다. 마치 자동차의 액셀러레이터와 같아서, 이 호르몬이 많으면 몸이 빠르게 움직이고 에너지를 많이 사용하며, 적으면 몸이 느려지고 에너지를 적게 사용합니다.

갑상선호르몬이 부족하면 다음과 같은 문제들이 생깁니다.

• 식욕이 감소합니다.

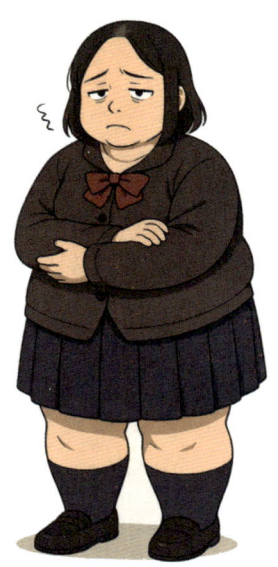

그림 2-2   갑상선기능저하증을 가진 청소년의 모습. 머리숱이 적어지고 추위를 많이 탑니다. 체중이 증가하고 팔다리가 붓습니다.

- 키가 잘 안 큽니다.
- 기초대사량이 떨어져서 같은 양을 먹어도 살이 쉽게 찝니다.
- 몸이 피곤하고 무기력해져서 활동량이 줄어듭니다.

이 외에도 변비가 생기고, 추위를 유난히 많이 타게 되고, 모발이 가늘어지며 머리숱이 줄어들기도 합니다. 경우에 따라서는 목 앞쪽의 갑상선이 커지기도 합니다. 이 병은 혈액 검사로 쉽게 진단할 수 있고, 부족한 갑상선호르몬을 약으로 보충하면 증상이 호전됩니다. (그림 2-2)

서윤이(11세, 여)는 최근 1년 동안 체중이 6kg이 증가하여 외래 진료실을 찾았습니다. 12개월 전 141cm에 47kg이었는데, 내원 당시는 키 144cm에 체중 53kg으로 체중이 크게 늘었을 뿐 아니라 키도 또래들보다 적게 컸습니다. 서윤이의 어머니께서는 "아이가 부쩍 피곤해하고, 학교 수업 시간에도 자주 졸아 학업에 지장이 있어요"라고 말씀하셨습니다. 또한, "평소 변비가 심해지고, 늘 추위를 타는지 여름에도 긴 옷을 찾는 일이 잦아요"라고 덧붙이셨습니다. 식욕이 줄어들어 적게 먹는데도 오히려 체중이 늘고, 얼굴과 손발이 붓는 듯한 증상도 동반되어 있었습니다.

신체 검진 결과, 목 앞쪽에 위치한 갑상선이 비대해져 있는 소견이 관찰되었습니다. 이와 같은 증상들을 종합하여 갑상선 기능 이상을 의심하고 혈액 검사를 진행하였습니다. 혈액 검사 결과, 갑상선 자극 호르몬(TSH) 수치가 현저히 높게 측정되었고, 갑상선 호르몬(T4) 수치는 정상 범위보다 낮게 나왔습니다. 이에 따라 소아 갑상선저하증으로 진단하게 되었습니다.

진단 후 서윤이는 갑상선 호르몬 보충 치료를 받기 시작하였습니다. 치료를 시작한 지 3개월이 지나자 피로감, 무기력, 변비 등의 증상이 호전되었고, 기초대사량이 정상적으로 회복되면서 체중 증가 속도가 둔화되었습니다. 얼굴과 손발의 부종 역시 점차 가라앉았으며, 정상적인 성장이 이루어지기 시작했습니다. 현재 서윤이는 정기적인 추적 관찰과 호르몬 용량 조절을 통해 건강을 되찾았으며, 학교생활에서도 이전보다 활력을 되찾은 상태입니다.

쿠싱증후군

비만을 일으키는 호르몬 질환 중에는 쿠싱증후군도 있습니다.

우리 몸에는 '코르티솔'이라는 호르몬이 있습니다. 이 호르몬은 평소에는 스트레스를 받거나 위험한 상황에서 우리 몸이 잘 견딜 수 있도록 도와주는 역할을 합니다. 그런데 이 코르티솔이 오랫동안 너무 많이 분비되면 다음과 같은 문제가 생깁니다.

- 근육을 만드는 단백질이 분해되어 근육량이 줄어듭니다.
- 인슐린 저항성이 발생하여 혈당이 높아집니다.
- 몸이 지방을 더 많이 저장하려고 합니다.

코르티솔이 과도하게 분비되면 근육량은 줄어들고, 혈당이 높아지며, 지방은 더 쉽게 쌓이는 상태가 되는 것입니다. 특히 쿠싱증후군의 비만은 일반적인 비만과 다릅니다. 온몸이 고르게 살이 찌는 것이 아니라, 특정 부위에만 집중적으로 살이 찝니다. (그림 2-3)

• 얼굴이 보름달처럼 동그랗게 됩니다.
• 배에 지방이 많이 쌓여 복부 비만이 됩니다.
• 목 뒤쪽에 지방이 쌓입니다.

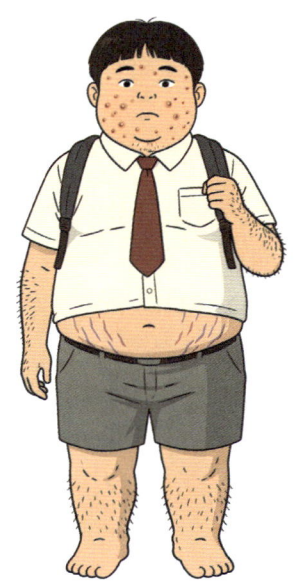

그림 2-3 쿠싱증후군 어린이의 외형적 특징. 달덩이와 같은 얼굴, 여드름, 복부 비만을 동반하며, 복부에 보라색 줄무늬가 생깁니다. 전신에 체모가 증가합니다.

- 여드름이 많이 나고 몸에 털이 많아집니다.
- 배에 보라색 줄무늬가 생깁니다.

또한 혈압이 높아지고 뼈가 약해지는 문제도 함께 생길 수 있습니다.

이런 쿠싱증후군이 생기는 이유는 주로 두 가지입니다. 첫 번째는 콩팥 위에 있는 '부신'이라는 기관에 종양이 생겨서 코르티솔을 너무 많이 만드는 경우입니다. 두 번째는 뇌에 종양이 생겨서 부신을 자극하는 호르몬을 너무 많이 분비하는 경우입니다. 이 병은 혈액 검사, 소변 검사, 그리고 CT나 MRI 같은 영상 검사로 진단할 수 있습니다.

성진이(7세, 남)는 급격한 체중 증가로 인해 외래에 내원한 환자입니다. 식습관에도 큰 문제가 없고 평소 운동도 좋아하는데, 최근 10개월 동안 체중이 무려 18kg이 증가했다고 하였습니다. 키가 123cm인데 체중은 34kg로, 고도비만에 해당했습니다.

신체 진찰 결과, 얼굴이 보름달 같은 형태였고, 복부 비만과 보라색 줄무늬가 관찰되었습니다. 또한, 혈압이 150/90mmHg로 높았고, 혈액 검사상 고혈당과 이상지질혈증 소견도 보였습니다. 여러 소견을 종합했을 때 쿠싱증후군일 가능성이 높다고 판단하였고, 추가적인 혈액 검사와 영상 검사를 통해 우측 부신의 종양에 의한 쿠싱증후군으로 진단되어 부신 종양 절제술을 시행했습니다. 이후 3개월마다 외래에서 추적 관찰을 하였고,

1년 뒤에는 키가 6cm 클 동안 체중은 3kg이 줄어 정상 체중 범위에 들어 왔습니다. 뱃살도 많이 줄고, 고혈당과 이상지질혈증도 호전이 되었습니다.

성장호르몬결핍증

성장호르몬결핍증이 있을 때에도 저신장과 함께 비만이 유발될 수 있습니다. 성장호르몬은 원래 지방을 분해하고 근육을 유지하는 데 중요한 역할을 하는데, 이 호르몬이 결핍되면 지방이 잘 분해되지 않아 체지방이 축적됩니다. 특히 복부 내장지방이 늘어나 복부 비만 양상을 보이게 됩니다. 또한, 근육량 감소로 인해 기초대사량이 떨어지고 에너지 소비가 줄어, 같은 음식을 먹어도 체중이 쉽게 증가하게 됩니다. 국내 통계에 따르면, 한국의 저신장 소아청소년 중 성장호르몬결핍증은 약 60% 정도로 알려져 있습니다. 성장호르몬결핍증의 대사 문제는 적절한 성장호르몬 치료를 통해 호전될 수 있습니다.

다낭성 난소증후군

다낭성 난소증후군은 여자에게만 생기는 호르몬 불균형 질환입니다. 이 병을 앓으면 여성호르몬과 남성호르몬의 균형이 깨집니다. 여자인데도 남성호르몬이 너무 많아지고, 인슐린 저항성도 생깁니다. 인슐린 저항성과 그에 의한 고인슐린혈증은 특히 내장지방의 양을 늘려 복부 비만의 위험을 높입니다. 또한 남성호르몬이 많아지면서 다음과 같은 증상들도 나타납니다. (그림 2-4)

- 여드름이 많이 납니다.
- 체모가 많아집니다.
- 생리가 불규칙해집니다.

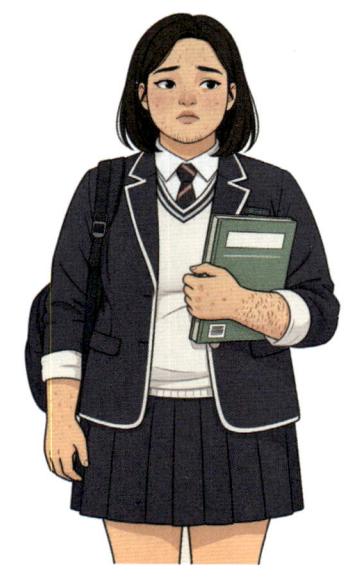

그림 2-4   다낭성 난소증후군을 가진 여학생의 모습.
여드름과 복부 비만이 있고, 체모가 많아집니다.

이 병은 청소년 여자 10명 중 1명꼴로 꽤 흔한 편입니다. 체중을 줄이는 것이 증상을 좋아지게 하는 데 도움이 되고, 필요하면 호르몬 치료를 받기도 합니다.

뇌 질환

식욕과 관련된 여러 호르몬들은 대부분 뇌의 '시상하부'와 '뇌하수체'라는 곳에서 만들어지거나 작용하게 됩니다. 특히 시상하부는 우리가 배고픔을 느끼거나 포만감을 느끼는 것을 조절하는 핵심 부위로, 말하자면 몸의 식욕 조절 센터와 같은 곳입니다.

그런데 뇌에 뇌종양, 뇌염, 뇌졸중, 외상에 의한 뇌 손상이 생기면 시상하부가 제대로 일하지 못해서 식욕 조절에 이상이 생깁니다. 배가 부른데도 계속 먹고 싶어지거나, 반대로 먹어야 하는데 식욕이 전혀 없어질 수도 있습니다.

또한 뇌에서 만드는 성장호르몬이나 성호르몬과 같은 여러 호르몬들에도 문제가 생겨서 다음과 같은 증상들이 나타날 수 있습니다.

- 두통이 자주 생깁니다.
- 몸이 계속 피곤하고 무기력합니다.
- 키가 잘 자라지 않습니다.

• 사춘기가 너무 빨리 오거나 늦게 옵니다.

특히 뇌하수체 근처에는 눈으로 가는 신경이 지나가기 때문에, 이 부분에 종양이 생기면 시야가 좁아지는 증상이 나타나기도 합니다. 이런 뇌 질환으로 인한 비만은 단순한 생활습관 문제가 아니기 때문에, 반드시 전문의의 정확한 진단과 치료가 필요합니다.

제민이(10세, 남)는 최근 1년간 체중이 13kg 증가했다는 이유로 부모님과 함께 외래에 내원한 환자였습니다. 키는 136cm, 체중은 51kg로 고도비만에 해당했습니다. 겉으로 보기에도 얼굴이 둥글게 변했고, 배가 불룩 나와 있었습니다. 처음에는 코로나 유행 기간 동안 활동량이 줄어서 체중이 증가한 경우일 것이라고 생각했습니다. 하지만 문진을 하다 보니 이상한 점이 보였습니다. 아이가 먹는 양이 특별히 많지 않은데도 살이 급격히 쪘고 키도 최근 1년간 2cm밖에 크지 않았습니다. 그리고 1년 전부터 두통이 있었는데, 그 강도가 점점 심해져서 최근에는 거의 매일 진통제를 먹는다고 하였습니다. 게다가 체력이 점점 떨어지며, 시력이 나빠졌다는 표현을 했습니다.

호르몬 검사상 성장호르몬과 갑상선자극호르몬의 감소 소견을 보였고, 안과 검사상 시야가 좁아진 소견을 보였습니다. 이어서 시행한 뇌 MRI에서는 시상하부 근처에 두개인두종이라는 종양이 발견되었습니다. 두개인두종이 시상하부를 압박하여 식욕 조절에 영향을 주고, 성장호르몬과 갑상선호르몬의 기능을 저하시켜 비만을 유발했던 것입니다. 이후 신경외과에 의뢰를 하여 두개인두종 절제술을 시행했고, 호르몬 대체 치료를 시작했습니다. 수술 후 갑상선기능저하증은 호전이 되었으나 종양으로 인한 시상하부 손상 때문에 체중 조절이 쉽게 되지 않아, 집중적인 생활습관 관리와 함께 주기적인 추적 관찰을 하는 중입니다.

약물

약물도 비만의 원인이 될 수 있습니다.

먼저 스테로이드 약물의 경우를 살펴보겠습니다. 천식이나 기관지염 같은 호흡기 질환을 치료할 때 스테로이드라는 약을 많이 사용합니다. 이 약은 염증을 없애주는 좋은 효과가 있지만, 오랫동안 복용하면 앞서 설명한 쿠싱증후군과 똑같은 증상이 나타날 수 있습니다. 이런 경우를 '외인성 쿠싱증후군'이라고 합니다. 즉, 몸 밖에서 들어온 약물 때문에 생기는 쿠싱증후군이라는 뜻입니다.

감기약이나 알레르기 약도 체중 증가 문제를 일으킬 수 있습니다. 콧물이나 재채기를 멈추게 해주는 '항히스타민제'라는 약은 동시에 식욕을 늘리는 부작용이 있습니다.

정신과나 신경과에서 처방하는 약물들도 식욕에 큰 영향을 줍니다. 우울증을 치료하는 항우울제나 경련을 막는 항경련제 등이 그 예입니다. 특히 요즘 많은 학생들이 받고 있는 ADHD(주의력결핍 과잉행동장애) 치료에서도 주의해야 할 약들이 있습니다. 아미트립틸린(Amitriptyline)이나 리스페리돈(Risperidone) 같은 약물들은 식욕을 늘려서 체중 증가로 이어질 수 있습니다.

이런 약물들은 모두 치료를 위해 필요한 약들입니다. 따라서 약을 복용하면서 체중이 늘어난다고 해서 임의로 약을 끊어서는 안 됩니다. 대신 담당 의사와 상의해서 약물을 조정하거나, 식단과 운동으로 체중 증가를 막는 방법을 찾아야 합니다.

형준이(12세, 남)는 중학교 1학년 학생으로 최근 10개월간 식욕이 늘고 체중이 10kg 증가하였다며 외래에 내원하였습니다. 키는 148cm, 체중은 58kg으로 비만 상태였습니다. 문진을 해보니 1년 전부터 ADHD 때문에 정신건강의학과 처방을 받아 약을 복용하고 있었고, 확인해보니 그 약은 리스페리돈이었습니다. 원래는 과잉 행동과 충동 조절을 돕기 위해 사용되었는데, 복용 후부터 눈에 띄게 식욕이 늘었고 간식이나 야식을 참지 못하는 경우가 잦아졌다고 했습니다. 형준이 어머님은 아이가 "배고파"라는 말을 하루에도 수차례 반복하고, 이전보다 활동량이 줄어들었다고 했습니다.

혈액 검사에서는 고혈당과 이상지질혈증 소견을 보였습니다. 생활습관 변화로는 설명하기 어려운 체중 증가였고, 호르몬 검사상 특이 소견이 없어서 약물 부작용에 의한 소아 비만으로 판단할 수 있었습니다. 이후 정신건강의학과에 협진을 의뢰하여 약제를 조정할 수 있는지 논의했고, 동시에 영양 교육과 집중적인 생활습관 관리를 시작했습니다. 약을 바꾸자 형준이의 폭발적인 식욕은 조금씩 잦아들었고, 체중도 점차 감소했습니다.

닥터송의 메시지

- 소아 비만 중 일부는 특정 질환이나 약물에 의해 발생하는 이차비만일 수 있습니다.

- 유전 질환에 의한 비만은 대부분 영유아기부터 고도비만이 되며, 성장부전, 발달 지연, 기형, 가족력이 동반될 수 있습니다.

- 갑상선기능저하증은 피로, 변비, 추위 민감성, 체중 증가, 성장 저하를 동반합니다.

- 쿠싱증후군은 체내에서 스테로이드 호르몬을 과잉 분비하는 질병이며, 복부 비만, 둥근 얼굴, 여드름, 체모 증가를 동반합니다.

- 뇌 질환에 의한 비만은 조절되지 않는 식욕과 함께 두통, 피로감, 성장 부전, 조기 사춘기 등 호르몬 이상 증상이 동반될 수 있습니다.

- 비만 유발 약물에는 스테로이드, 항히스타민제, 항우울제, 항경련제 등이 있습니다.

일차비만:
유전과 호르몬의 교차로

"그럼 일차비만은 왜 생기는 거죠?"

"좋은 질문이에요, 형수님. 안타깝게도 비만이나 체형은 타고나는 부분이 꽤 커요. 결국 유전적 요인이 크다는 이야기죠."

"그렇다면 결국 부모에게 물려받는다는 건가?"

"응. 형, 부모에게 물려받는 부분이 100%라고 볼 수는 없지만, 부모가 비만이면 아이도 비만이 될 확률이 2~5배나 높아져. 그런데 이 영향이 모두 유전자 때문만은 아니고, 생활습관과 식사 방식, 심지어 스트레스를 푸는 방식까지 가족이 공유하기 때문이기도 하지."

지호가 눈을 깜박이며 말한다.

"그러면 형이 식욕을 못 참는 것도 유전이에요?"

지호가 대우를 곁눈질로 슬쩍 바라보며 말한다.

"식욕도 유전적 경향이 꽤 있어. 식욕은 호르몬의 영향을 많이 받는데 이 호르몬도 결국 유전자의 영향을 받게 되지."

"그런데 비만에서 식욕만 중요한 건 아니잖아. 아무리 많이 먹어도 살이 안 찌는 사람이 있고, 물만 먹어도 살찌는 사람이 있다는데 그건 왜 그런 거야? 나도 요즘 나름 적게 먹으려고 하는데 전혀 효과가 없어."

"음…. 그런 경우 실제로 대부분은 물만 먹지는 않아. 하하. 그래도 형 말대로 식욕 외에도 중요한 요인이 있어. 바로 에너지 대사."

"에너지 대사? 조금 더 쉽게 얘기해봐."

"응, 쉽게 말해서 같은 상황에서 사용하는 에너지, 즉 열량이 다르다는 거지. 기초대사량이나 신체 활동에 의한 에너지 소비량도 사람마다 차이가 있어. 똑같은 신체 활동을 해도 어떤 사람들은 활동에 의한 열량 소모가 적고 어떤 사람들은 열량 소모가 더 크거든. 이러한 부분에도 여러 가지 유전자가 관여해."

"똑같은 운동을 해도 소모하는 칼로리가 다 다른 거구나."

"응, 맞아."

"그러면 비만 환자들은 다들 유전자 검사를 해야 하는 거야?"

"음, 그런데 아까 설명한 단일유전자형 비만보다는 여러 요인이 복합적으로 작용하는 다유전자형 비만이 훨씬 많고, 비만 관련된 유전자들에 대해서는 아직 밝혀지지 않은 부분이 훨씬

많아서 유전자 검사에 한계가 있어. 어떤 유전자에 문제가 있
는지 알아낸다고 해도 그 유전자 변이를 해결할 수 있는 치료
도 아직 거의 없고. 가야 할 길이 멀지."

일차비만과 비만의 유전적 요인

비만의 대부분은 일차비만이므로, 일차비만이 왜 생기는지 알아
보는 것이 중요합니다. 일차비만은 앞서 설명했던 '다인자 질환'에
해당합니다. 즉, 여러 가지 유전자와 생활습관이 함께 작용해서 생
기는 질환이라는 뜻입니다.

그중에서 먼저 비만의 유전적 요인에 대해 설명해보겠습니다. 여
기서 말하는 유전적 요인은 앞서 설명한 '유전 비만'과는 조금 다
릅니다. 유전 비만은 주요한 특정 유전자 한 가지의 돌연변이로 인
한 비만이라면, 지금 설명하는 일차비만의 유전적 요인은 식욕이나
대사에 관련된 여러 가지 유전자들을 종합한 개념, 즉 다유전자 질
환입니다. 비유하자면, 유전 비만이 마치 자동차의 핵심 부품 하나
가 완전히 망가져서 차가 아예 움직이지 않는 것이라면, 다유전자
질환에 의한 비만은 마치 자동차의 여러 부품들의 질이 안 좋아서
차의 전체 성능이 떨어지는 것과 같습니다. 즉, 일차비만은 '살찌기
쉬운 체질'을 타고났지만, 그것만으로는 비만이 되지 않고 잘못된
생활습관이 더해져야 비만이 되는 것입니다.

비만에 대한 유전의 영향은 우리가 생각하는 것보다 훨씬 큽니다. 연구에 따르면, 비만의 40%에서 80%까지가 유전적 요인에 의해 결정됩니다.

이를 증명하는 아주 흥미로운 연구가 있습니다. 바로 입양아들을 대상으로 한 연구입니다. 이 연구는 다음과 같은 방식으로 진행되었습니다.

- 어릴 때 입양된 아이들의 체질량지수를 측정했습니다.
- 그 아이들을 키운 양부모의 체질량지수와 비교했습니다.
- 동시에 그 아이들을 실제로 낳은 친부모의 체질량지수와 비교했습니다.

여기에서 체질량지수는 체중(kg)을 키(meter)의 제곱으로 나눈 값으로, 그 수치가 높을수록 비만이 심하다고 볼 수 있습니다. 연구 결과는 매우 놀라웠습니다. 입양아들은 함께 살면서 같은 음식을 먹고 같은 생활습관을 공유한 양부모보다, 한 번도 함께 살지 않은 친부모의 체질량지수와 더 비슷했습니다.

이것이 의미하는 바는 무엇일까요? 이는 키나 얼굴 모습이 부모를 닮는 것처럼, 비만이 되기 쉬운 체질도 상당 부분 유전된다는 것을 시사합니다.

그러면 이러한 유전적 요인은 체중 조절에 어떻게 영향을 미칠까요? 우리 몸에서 에너지 균형이 조절되는 과정은 상당히 복잡하지

만, 이를 간단하게 표현하자면 다음 그림과 같이 나타낼 수 있습니다. (그림 2-5)

　다음 그림은 욕조의 물이 일정하게 유지되는 과정을 보여줍니다. 수도꼭지에서 물이 나와 욕조에 물이 차고, 하수구로 물이 빠집니다. 필요하다면 양동이로 물을 퍼낼 수 있습니다. 만약 수도꼭지에서 물이 너무 많이 나오거나 하수구가 좁아지거나 양동이의 용량이 작아지면 욕조의 물이 점점 많아질 것입니다.

　우리 몸의 에너지 균형 조절도 이와 같습니다. 수도꼭지에서 공급되는 물은 음식 섭취, 하수구로 빠지는 물은 자연적으로 소모되는 에너지인 기초대사량과 열 발생으로 볼 수 있습니다. 그리고 양

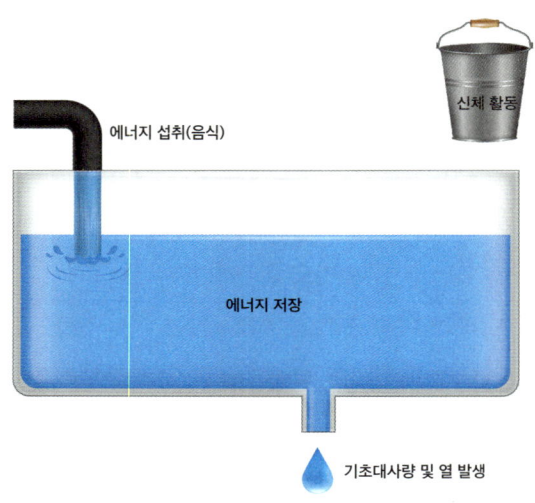

그림 2-5　우리 몸의 에너지 균형

동이로 물을 퍼내는 과정은 신체 활동, 즉 운동으로 볼 수 있겠습니다. 이러한 요소 중에서 어느 하나라도 변화가 생기면 체중의 변화가 생깁니다. 예를 들어, 식욕이 증가하여 음식 섭취가 많아지거나 기초대사량 혹은 신체 활동이 줄어들면 체중이 늘어 비만이 생길 수 있는 것입니다.

이러한 요소 하나하나에 유전자가 관여하며, 그 유전자 다양성이 비만에 영향을 줍니다. 즉, 수도꼭지나 하수구, 그리고 양동이의 크기도 처음부터 어느 정도 결정이 되어 있다는 뜻입니다. 먼저 음식 섭취를 하는 동기, 즉 식욕도 유전자의 영향을 상당히 많이 받습니다. 식욕은 뇌에서 조절되는데, 이러한 뇌의 여러 물질들은 결국 유전자가 만들어내는 것이기 때문입니다. 우리 몸에는 식욕을 조절하는 여러 가지 시스템이 있는데, 이 시스템, 즉 식욕을 조절하는 능력은 사람마다 타고난 차이가 있습니다.

구체적인 예로 앞서 말씀드렸던 렙틴을 들 수 있습니다. 렙틴은 지방세포에서 분비되어 뇌에 '배부르다'는 신호를 보내는 호르몬입니다. 앞서 살펴본 욕조 비유에 대입해보면, 렙틴은 수도꼭지의 성능을 결정하는 요인 중 하나라고 볼 수 있겠습니다.

렙틴을 만드는 유전자에 치명적인 돌연변이가 생기면 렙틴이 제대로 만들어지지 않아서 식욕이 억제되지 않습니다. 이는 수도꼭지가 제대로 잠기지 않아 물이 계속 쏟아지는 상황과 같습니다. 그런데 그런 치명적인 돌연변이까지는 아니더라도, 사람들에게 존재하는 약간의 차이, 즉 유전자의 다양성에 의해서 렙틴의 분비량에 차이가 있을 수 있습니다. 또한 식욕에는 렙틴 외에도 아주 많은 호르몬이 관여합니다. 이러한 호르몬을 만드는 유전자의 다양성 때문에 사람마다 타고난 식욕의 강도 역시 다를 수 있는 것입니다.

유전적 요인은 식욕뿐만 아니라 에너지를 사용하는 방식에도 영향을 미칩니다. 쉽게 말해서 같은 상황에서도 사람마다 소모하는 기초대사량이 다르다는 뜻입니다. 기초대사량이란 아무것도 하지 않고 가만히 있어도 우리 몸이 생명을 유지하기 위해 사용하는 에너지를 말합니다. 이는 마치 자동차가 시동만 걸어놓고 멈춰 서 있어도 연료를 조금씩 소모하는 것과 비슷합니다. 예를 들어 호흡, 심장 박동, 체온 유지, 세포 성장 등은 우리가 의식하지 않아도 24시간 계속 일어나는 일들입니다. 마치 실내 온도를 일정하게 유지하려면 전기나 열 에너지가 필요한 것처럼, 우리 몸이 36.5도로 일정하게 체온을 유지하는 데에도 계속 에너지가 필요하다는 뜻입니다.

어떤 사람은 기초대사량이 높아서 가만히 있어도 에너지를 많이 사용합니다. 반대로 어떤 사람은 기초대사량이 낮아서 에너지를 적게 씁니다. 욕조 비유로 말하면 하수구가 큰 사람과 작은 사람의 차이라고 할 수 있습니다.

또한, 똑같은 운동을 해도 사람마다 에너지 소모량이 다릅니다. 동일한 시간 동안 같은 운동을 해도 어떤 사람은 칼로리를 많이 태우고, 어떤 사람은 적게 태웁니다. 욕조 비유로 말하면 양동이 크기가 다른 것과 같습니다. 예를 들어 '아디포넥틴'이라는 호르몬이 있습니다. 이 호르몬은 지방세포에서 나와서 근육이 포도당과 에너지를 더 많이 사용하도록 도와줍니다. 이 호르몬과 관련된 유전자는 사람마다 차이가 있기 때문에, 같은 운동을 해도 에너지 소비 효율이 달라질 수 있습니다. 마치 같은 크기의 엔진이어도 연비가 다른 자동차들이 있는 것과 같습니다. 결국 어떤 사람은 타고나기를 '에너지를 많이 쓰는 체질'이고, 어떤 사람은 '에너지를 적게 쓰는 체질'인 것입니다.

2025년에 발표된 유럽의 한 연구에서는 사람들의 유전자를 쭉 훑어보면서 특정 질병이나 특징과 관련된 공통된 유전자 패턴을 찾는 '전장 유전체 연관 분석 연구'를 통해, 소아 비만과 관련 있는 유전자를 찾아냈습니다. 이 연구는 수많은 사람의 DNA를 퍼즐처럼 펼쳐놓고, '비만'이라는 퍼즐 조각이 어디에 자주 붙는지를 찾는 작업이라고 볼 수 있습니다. 이 연구는 약 84,000명의 유전자 데이터를 분석했고, 소아 비만과 관련 있는 39개의 유전자를 제시했습니다. 즉, 어떤 아이는 살이 잘 찌는 설계도를, 어떤 아이는 살이 잘 안 찌는 설계도를 타고난다고 볼 수 있습니다.

따라서, 비만은 단순히 의지력이나 생활습관만의 문제가 아니라, 유전적으로 타고난 식욕 조절 능력과 에너지 대사 효율의 차이가 중요한 역할을 한다는 것을 이해할 필요가 있습니다. 하지만, 마치 자동차 엔진이 저속에서와 고속에서 다르게 작동하는 것처럼, 같은 유전자라도 어릴 때와 어른이 됐을 때 다른 영향을 미칩니다. 즉, 유전자가 운명을 절대적으로 결정하는 것은 아닙니다. 유전자는 경향성을 보여줄 뿐, 올바른 생활습관으로 얼마든지 바꿀 수 있습니

다. 그러면 이제 소아 비만에 영향을 미치는 후천적인 요인을 알아
보도록 하겠습니다.

닥터송의 메시지

- 소아 비만의 대부분은 일차비만으로, 식습관, 운동, 유전 등 다양한 요인이 복합적으로 작용합니다.

- 일차비만의 유전적 요인은 단일 유전자 돌연변이에 의한 유전 비만과는 다른 다유전자형 질환 개념입니다.

- 비만에 대한 유전적 기여도는 40~80%로 추정되며, 입양아 연구에서도 생물학적 부모의 체질량지수와 더 밀접한 관련성이 있는 것으로 확인되었습니다.

- 식욕 조절은 뇌에서 담당하며, 여러 호르몬과 관련된 유전자 다양성에 의해 사람마다 식욕의 타고난 강도가 다를 수 있습니다.

- 렙틴은 지방세포에서 분비되어 '배부름'을 전달하는 대표적 식욕 억제 호르몬이며, 렙틴 유전자 변이에 따라 분비량이나 민감도에 차이가 날 수 있습니다.

- 기초대사량은 사람마다 다릅니다. 같은 양을 먹어도 살이 덜 찌거나 더 찌는 이유 중 하나는 기초대사량의 차이 때문입니다.

- 유전자는 신체 활동에 의한 에너지 소비에도 영향을 줄 수 있습니다.

일차비만:
생활 속 함정들

식사는 어느덧 마무리되어간다. 남은 국물은 식었고, 접시엔 반쯤 남은 두부조림만이 외로이 자리를 지킨다. 미현이 조용히 일어나 냉장고에서 수박을 꺼내며 한결에게 묻는다.

"도련님, 그런데 아까 유전자 이야기에서 궁금한 게 있어요. 식욕이나 기초대사량이 유전자에 의해 이미 결정되어 있다면, 비만도 처음부터 다 정해진 건 아닌가요?"

"좋은 질문이에요. 물론 타고난 체질이 어느 정도 영향을 주긴 하죠. 하지만 모든 것을 결정하는 것은 아니에요. 식욕이 높은 사람이 항상 많이 먹는 것은 아니죠. 기초대사량이 낮은 사람도 그만큼 운동을 더 하면 되고요."

"그러면 결국 덜 먹고 더 움직이자는 뜻이군요."

"네, 맞아요. 이때 주위 사람들의 도움이 필요해요. 가족은 물론이고 학교, 동네 환경까지 모두 포함해서요. 특히 아이들은 어른보다 주변 환경에 훨씬 민감하게 반응하죠."

미현이 고개를 끄덕이며 말한다.

"그럼 가족이 함께 노력하는 게 중요하겠네요."

"정확해요. 그리고 인슐린 저항성이 비만을 악화시킨다는 것도 잘 알아둬야 해요."

한결이 수박을 한 입 베어물고 설명을 이어간다.

"비만이 진행하면 인슐린 저항성이 생기고, 이 저항성 때문에 다시 비만이 악화되는 악순환이 시작돼요. 저항성 때문에 인슐린이 너무 많이 나오면 포만감 호르몬도 제대로 작동하지 않게 되거든요. 그러면 배부른 줄 모르고 계속 먹게 되죠."

대우가 호기심 어린 표정으로 묻는다.

"그럼 그 악순환을 끊으려면 어떻게 해야 하지?"

한결이 천천히 손가락을 세며 답한다.

"지금 이 자리에서 다 말할 수는 없지만 우선 간단하게 몇 가지만 이야기해줄게. 첫째는 스마트폰과 게임 시간을 줄이고 몸을 움직이는 시간을 늘리는 거야. 운동이 인슐린 저항성을 가장 확실하게 개선시키거든. 둘째는 식단 관리인데, 자극적인 음식 대신 야채와 통곡물을 늘리는 거야. 그리고 잠도 충분히 자야 해. 잠이 부족하면 배고픔 호르몬은 늘어나고 포만감 호르몬인 렙틴은 줄어들어서 살이 더 찌기 쉬워져."

"결국 우리 가족 모두가 함께 운동하고, 식단도 바꾸고, 잠도 충분히 자고, 스마트폰 시간도 줄여야 한다는 거네!"

"바로 그거야. 소아 비만은 혼자 해결하는 게 아니라 가족이 함께 만들어가는 새로운 습관에서 시작되는 거니까."

그때 미현이 조심스럽게 입을 연다.

"도련님, 오늘 말씀 듣고 나니까 민석이가 더 걱정돼요. 생활습관 때문일 수도 있지만, 혹시 다른 질병 때문은 아닐까 싶기도 하고요. 요즘 민석이가 자꾸 피곤하다고 하고, 여기저기 아프다는 말도 하는데…. 벌써 합병증 같은 게 생긴 건 아닐까요?"

한결은 미현의 걱정스러운 표정을 보며 따뜻하게 고개를 끄덕인다.

"형수님이 그런 걱정을 하시는 건 당연해요. 소아 비만을 제대로 진단하려면 다른 질병이 원인은 아닌지 확인하고, 이미 합병증이 생겼는지도 정확하게 평가해야 하거든요. 걱정만 하지 마시고, 조만간 민석이와 함께 병원에 오세요. 정확한 검사를 통해 현재 상태를 확인해보는 게 좋겠어요. 참고로 비만 합병증 검사는 금식 후에 해야 정확한 결과가 나온다는 점만 기억해주시고요."

미현의 얼굴에 안도감이 스며든다.

"네, 그럼 곧 민석이와 함께 찾아뵐게요."

쟁반 위 흩어진 수박씨들 사이로, 어렴풋한 길 하나가 생겨

났다. 지호는 호기심 가득한 눈으로 그 길을 따라 손가락을 천천히 밀어본다. 마치 앞으로 걸어갈 새로운 길을 그려보는 것처럼.

소아 비만의 후천적 요인

소아 비만은 유전적 요인과 후천적 요인이 함께 작용한 결과입니다. 영국의 한 대규모 연구에서는 생활습관과 환경적 요인이 소아청소년의 체질량지수에 미치는 영향이 대략 20% 정도라고 밝혔습니다.

환경적 요인은 생각보다 다양합니다. 집안에서의 식습관과 운동습관은 물론이고, 살고 있는 지역의 환경도 중요한 영향을 미칩니다. 예를 들어 주변에 운동할 수 있는 공간이 있는지, 패스트푸드점이 많은지 등이 영향을 줍니다. 여기에 더해 가정의 경제 상황, 과도한 학업 부담으로 인한 생활습관 관리의 어려움, 그리고 TV, 인터넷, 광고 등 미디어의 영향도 소아 비만의 원인이 됩니다.

소아청소년은 어른들보다 주위 환경의 영향을 훨씬 더 크게 받습니다. 가족이나 친구들이 하는 행동을 따라하는 경향이 강하기 때문입니다. 가족이 자주 치킨을 시켜 먹으면 그것이 자연스러운 식습관으로 받아들여지고, 맛있어 보이는 음식 광고나 유튜브 먹방 콘텐츠를 접하면 쉽게 영향을 받습니다. 또한 어른과 달리 스스로 음식을 선택하거나 운동 계획을 세우기 어렵고, 대부분 부모가 차려주는 음식을 먹고 부모가 정해준 활동을 하게 되므로 자율성도 제한적입니다.

이런 특성 때문에 소아 비만을 관리할 때는 아이 혼자의 노력만으로는 부족합니다. 가족 전체의 생활습관을 함께 바꾸는 것이 무엇보다 중요합니다. 예를 들어 아이에게만 "야식 먹지 마라"라고 하면서 부모가 여전히 야식을 먹는다면 효과가 제한적일 수밖에 없습니다.

설령 부모가 비만이 아니라고 해도 마치 비만이 있는 것처럼 비만 아동과 함께 식단 관리를 해야 합니다. 온 가족이 함께 건강한 식습관과 생활습관을 만들어가야 아이도 자연스럽게 따라할 수 있습니다. 결국 소아 비만은 개인의 문제가 아니라 가족과 사회가 함께 해결해야 할 문제인 것입니다.

다음은 소아 비만의 위험 요인들을 각 생애주기별로 정리한 표입니다. (표2-3)

표에 반복적으로 나오는 내용이 있죠? 바로 부모가 소아 비만에 주는 영향입니다. 부모의 비만은 아이의 전 생애주기에 걸쳐 소아 비만 발생에 지속적인 영향을 줍니다. 실제로 국내 소아 비만 환자들을 분석한 자료를 보면, 부모 모두 정상 체중일 때에 비해 부모가 비만인 경우 자녀의 비만 위험도도 올라갔습니다.

다음 그림에서 확인할 수 있듯이, 자녀의 비만 위험도의 경우 아버지만 비만일 경우는 1.4배, 어머니만 비만일 경우는 2.5배, 부모

시기	비만 위험 요인
임신 전	부모의 과체중, 산모의 영양 불균형, 부모의 흡연, 대기 오염, 부모의 스트레스
임신 시기	산모의 영양 부족, 산모의 비만 혹은 과도한 체중 증가, 산모의 영양 불균형, 산모의 당뇨병, 임신성 고혈압, 이상지질혈증, 제왕절개 출산, 과도한 카페인 섭취, 산모의 흡연, 산모의 우울증 및 스트레스
영아기	이른 이유식 시작, 고단백질 섭취, 높은 출생 체중, 낮은 출생 체중, 미숙아 출산, 부모나 보호자의 불충분한 영양 교육, 수면 부족 또는 수면의 질 저하, 장내 세균 불균형
유아기	건강에 해로운 음식 광고에 노출, 가당음료 섭취, 부모의 비만, 좌식 생활 방식, 하루 2시간 이상의 스크린타임, 스트레스, 과일과 채소 섭취 부족, 외식 및 배달 음식
학령기	불규칙한 식습관, 나트륨 과다 섭취, 가당음료 섭취, 건강에 해로운 음식 광고, 어머니의 스트레스 및 우울증, 수면 부족 또는 수면의 질 저하, 좌식 생활 방식, 하루 2시간 이상의 스크린타임, 환경 오염, 환경 호르몬
청소년기	아침 식사 결식, 불규칙한 식습관, 수면 부족 또는 수면의 질 저하, 좌식 생활 방식, 하루 2시간 이상의 스크린타임, 패스트푸드 섭취, 스트레스, 감정적 보상을 위한 음식 섭취, 급성장기 동안 과도한 칼로리 섭취, 비만 가족력

표 2-3 소아 비만의 생애주기별 원인
The Journal of Pediatrics (Rio J). 2024 Mar-Apr;100 Suppl 1(Suppl 1):S48-S56

모두 비만일 경우는 5.1배 높습니다. (그림 2-6)

　이러한 영향은 임신 전부터 시작이 됩니다. 부모의 과체중은 임신을 준비하는 시기부터 소아 비만에 영향을 줍니다. 즉 임신 전 부모가 어떤 환경에서 생활하느냐가 아이의 비만 발생 위험으로까지 이어질 수 있는 것입니다. 부모의 영양 상태나 생활습관은 정자와

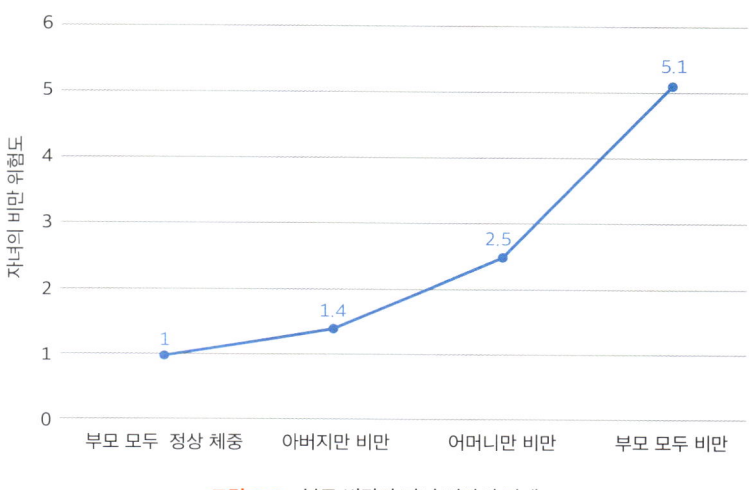

그림 2-6 부모 비만과 자녀 비만의 관계

대한비만학회, 2025 obesity fact sheet

난자의 DNA 위에 '메틸화'라는 작은 스위치를 켜거나 끄는 방식으로 영향을 미칩니다. 이런 변화는 부모 세대에서 끝나는 것이 아니라, 세포의 '유전 프로그램'을 다시 쓰는 것처럼 다음 세대의 비만 위험으로 이어질 수 있습니다. 이를 후성유전이라고 합니다. 특히 엄마가 임신하기 전부터 비만이었던 경우, 그렇지 않은 경우에 비해 아이가 성장하면서 비만이 될 위험이 약 세 배나 높다는 보고가 있습니다. 즉, 임신을 준비하는 시기의 부모 건강이 단순히 현재 본인에게만 중요한 것이 아니라, 미래 아이의 건강과 비만 위험까지 깊게 연결되어 있다는 뜻입니다.

악순환의 고리: 인슐린 저항성과 비만

1장에서 설명했던 인슐린 저항성 개념을 기억하시나요? 흡수가 빠른 탄수화물인 탄산음료, 당이 높은 가공식품, 정제된 곡물을 섭취하면 혈당이 급격하게 올라가는 혈당 스파이크가 발생하죠. 그리고 이렇게 급격하게 올라간 혈당을 조절하기 위해 인슐린이 급격하게 분비됩니다. 이러한 과정이 반복되면 우리 몸에서 인슐린을 받아들이는 수용체의 수를 줄입니다. 그렇게 되면 인슐린이 제대로 작용하지 못하는 상태, 즉 인슐린 저항성(인슐린 내성)이 생깁니다.

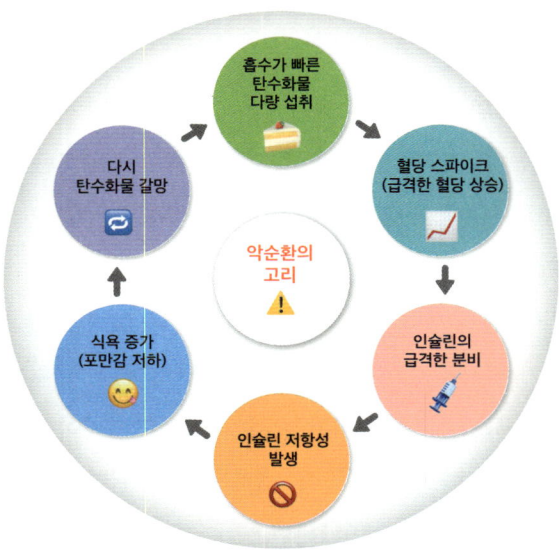

그림 2-7 인슐린 저항성과 식욕 증가의 고리

이 인슐린 저항성은 비만과 악순환의 고리를 형성합니다. 그림을 함께 보면서 설명드리겠습니다. (그림 2-7)

본래 인슐린은 뇌에서 포만감을 느끼도록 도움을 주는데, 인슐린 저항성이 생기면 이러한 작용이 잘 되지 않아 포만감이 감소하고, 그 결과 식욕이 증가하게 됩니다. 또한, 인슐린 저항성은 포만감 호르몬인 렙틴에 대한 저항성도 유발합니다. 결국 포만감은 떨어지고 식욕은 커지면서, 다시 탄수화물을 찾게 되어 인슐린 저항성과 비만이 점점 더 악화되는 악순환 고리에 빠지게 됩니다.

과잉 섭취와 복부 비만

이렇게 식욕이 증가해서 음식을 많이 먹게 되면 어떤 일이 벌어질까요? 탄수화물은 우리 몸을 움직이는 연료와 같습니다. 마치 자동차에 기름을 넣는 것처럼, 탄수화물이 몸속에 들어오면 포도당이라는 연료로 바뀌어 혈액을 타고 온몸을 돌아다니죠. 그리고 각 세포들이 이 포도당을 받아서 에너지로 사용합니다.

그런데 문제는 먹는 양에 비해 신체 활동량이 적은 경우에 발생합니다. 이 상황은 연료를 너무 많이 넣었는데 차를 별로 안 타는 상황과 비슷합니다. 이 남은 포도당들은 그냥 사라지지 않아요. 우리 몸은 매우 효율적인 저축 전문가라서, 이 여분의 포도당을 간에서 글리코겐이라는 형태로 바꾸어 저장해둡니다. 그런데 글리코겐도 용량이 넘치면 그때는 지방으로 바꿔서 저장하게 되지요.

섭취량 자체가 아주 많지 않아도 흡수가 빠른 탄수화물인 탄산음료, 당이 높은 가공식품, 정제된 곡물을 섭취하면 비슷한 상황이 발생합니다. 우리 몸에서 포도당의 공급이 갑자기 많아져서 남는 포도당은 지방으로 저장되고, 그 후에 다시 포도당이 급격하게 떨어지면서 에너지가 부족하게 됩니다. 그러면 또다시 음식을 찾게 되죠.

단백질은 원래 근육과 호르몬 같은 몸의 재료로 쓰이지만, 필요 이상으로 섭취되면 남은 부분이 지방조직으로 바뀌어 저장될 수 있습니다. 음식 속 지방은 더 직접적이라, 에너지원으로 쓰이지 못한 양은 대부분 중성지방으로 전환되어 그대로 지방조직에 쌓입니다. 여기에 인슐린 저항성이 더해지면, 이러한 영양분이 근육보다는 지방조직 쪽으로 더 잘 흘러가게 됩니다. 다시 말하면 영양분이 지방조직으로 가는 길이 더 넓게 열리는 셈이지요.

이러한 과잉 지방은 처음에는 피부 바로 아래쪽 지방층에 저장됩니다. 하지만 이곳은 마치 작은 창고와 같아서 공간이 한정되어 있어요. 이 창고가 가득 차면 어떻게 될까요? 그때부터는 배 속에 있는 더 큰 창고, 즉 복부의 내장지방층에 저장되기 시작합니다. 그래서 다른 부위는 그대로인데 배만 유난히 나오는 복부 비만이 되는 거예요. (그림 2-8)

그런데 여기서 끝이 아닙니다. 복부 비만은 다시 인슐린 저항성을 더 악화시키는 역할을 합니다. 인슐린 저항성이 나빠지면 또다

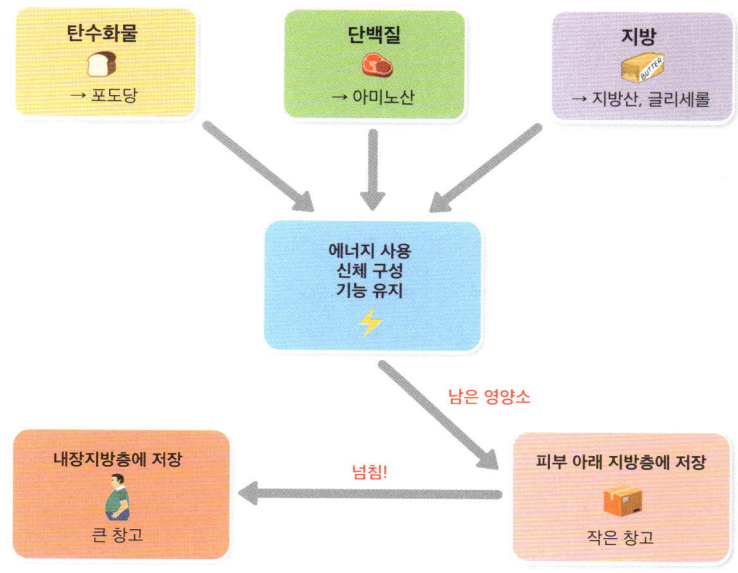

그림 2-8 과잉 섭취가 내장지방을 유발하는 과정

시 배고픔을 더 많이 느끼게 되고, 탄수화물을 더 찾게 됩니다. 더군다나 인슐린 저항성은 근육보다는 지방조직에 에너지를 더 공급하는 원인이 됩니다. 그러면 다시 복부 비만이 심해지죠.

이것은 마치 눈덩이가 굴러가면서 점점 커지는 것과 같습니다. 한 번 이 굴레에 빠지면 빠져나오기 어려운 악순환의 고리가 만들어지는 것입니다. 그래서 과잉 섭취를 피하고, 신체 활동을 늘려 우리 몸에서 남는 에너지가 넘치지 않게 관리해야 하는 것이지요.

도준이(17세, 남)는 운동을 열심히 하는데도 유독 뱃살이 늘어난다며 외래에 찾아온 고등학생이었습니다. 평소 웨이트 운동을 열심히 하면서 근육을 키워서 보디빌딩 대회도 나가고 싶어 했습니다. 주위에서 "근육을 키우려면 탄수화물을 많이 먹어야 한다"라는 이야기를 듣고, 근육 성장에 도움이 될 것이라는 기대를 가지고 떡을 매일 챙겨 먹기 시작했습니다. 심지어 쌀을 방앗간에 가져가 가래떡을 직접 만들어서 먹을 정도였습니다. 그런데 처음에는 운동 효과로 근육도 조금 늘었지만, 그보다 더 빠르게 체지방이 쌓이기 시작했습니다. 특히 배에 지방이 많이 쌓이면서 그동안 열심히 만들어온 복근이 사라져버렸습니다. 식욕은 점점 더 늘어서 안 먹던 야식까지 찾게 되었고, 학교 건강검진에서는 혈당이 높게 나왔습니다.

외래에서 검사를 해보니 체지방률이 높고, 공복 혈당 상승, 중성지방 증가, 지방간 질환, 그리고 인슐린 저항성이 확인되었습니다. 원인은 바로 정제된 탄수화물의 과잉 섭취였습니다. 흰쌀로 만든 가래떡은 식이섬유가 제거되어 흡수가 빠른 음식입니다. 이러한 음식을 반복적으로 섭취하면 혈당이 급격히 오르는 혈당 스파이크가 발생하고, 이를 조절하기 위해 인슐린이 과도하게 분비됩니다. 이 과정이 지속되면 세포의 인슐린 수용체가 둔감해지고 결국 인슐린 저항성이 생기게 됩니다. 그리고 이러한 인슐린 저항성은 식욕 증가, 고혈당, 지방간 질환의 악화로 이어집니다.

식습관을 교정한 뒤 상황은 눈에 띄게 호전되었습니다. 정제된 탄수화물을 줄이고 통곡물과 채소를 충분히 섭취하도록 식단을 바꾸자 체지방률이 감소하고, 혈당과 중성지방도 정상 범위로 회복되었습니다. 지방간 질환도 정상이 되었습니다. 복부 지방이 줄면서 다시 복근이 드러났고, 그 뒤로는 건강하게 근 성장을 이어가는 중입니다.

도파민과 중독 메커니즘

요즘 소아청소년에게 중요한 호르몬 중 하나가 바로 도파민입니다. 도파민은 단순히 기분을 좋게 만드는 물질이 아니라, 뇌의 보상 회로에서 핵심 역할을 하는 호르몬입니다. 원래는 우리가 생존에 필요한 행동(음식을 먹거나, 적당히 쉬고, 몸을 움직이는 행위)을 할 때마다 '잘했어' 하고 뇌가 스스로에게 주는 작은 선물 같은 신호입니다.

하지만 문제가 생기는 건, 이 회로가 지나치게 강한 자극에 반복적으로 노출될 때입니다. 예를 들어, 설탕과 기름이 가득한 패스트푸드나 달콤한 음료는 뇌에 폭발적인 도파민을 쏟아붓습니다. 뇌는 금세 이 강한 자극에 익숙해지고, 시간이 지나면 더 이상 같은 자극으로는 만족감을 느끼지 못하게 됩니다. 같은 만족감을 얻기 위해 점점 더 강한 자극을 찾게 되는 것이지요. 그 결과, 브로콜리나 통

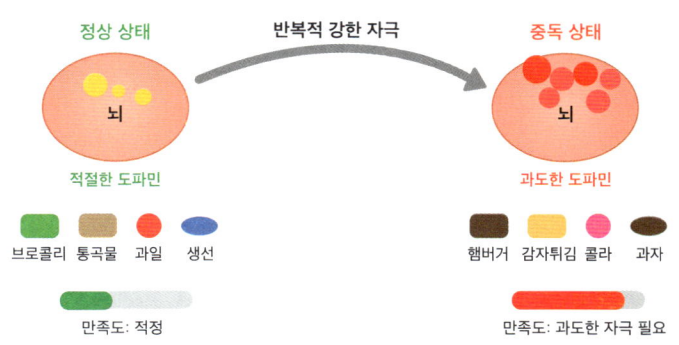

그림 2-9   자극적인 음식에 의한 도파민 중독

곡물처럼 섬세하고 은은한 자극을 주는 음식은 더 이상 맛있게 느껴지지 않습니다. 결국 뇌가 '진짜 배고픔'이 아닌 '쾌락을 좇는 배고픔'을 만들어내면서 식욕 조절이 점점 무너집니다. (그림 2-9)

이 과정은 포만감 조절 시스템에도 영향을 미칩니다. 위장의 팽창 신호, 혈당 상승, 렙틴과 그렐린 같은 호르몬 신호까지 도파민 시스템과 얽혀서, '배가 부른데도 먹고 싶다'는 왜곡된 신호를 강화합니다. 더 무서운 건, 이런 패턴이 반복되면 뇌 회로 자체가 재편성되어 '식습관'이 아닌 '중독 습관'으로 굳어질 수 있다는 점입니다.

장내 미생물 불균형

우리 장 속에는 약 100조 개의 미생물이 살고 있어 복잡한 생태계를 이룹니다. 최근 연구들은 이 장내 미생물의 균형이 깨지는 것이 소아 비만을 일으키는 중요한 후천적 원인임을 보여주고 있습니다. 건강한 아이의 장에는 건강한 미생물을 포함한 다양한 균주가 존재하는데, 이 가운데 유익한 미생물은 해로운 균들이 잘 자라지 못하도록 방해하는 역할을 하고, 우리 몸에 들어온 독소를 분해하기도 합니다. 또한, 인간이 분해하지 못하는 영양분을 대신 분해하여 흡수를 돕기도 합니다.

그런데 비만 아동의 장에서는 건강한 아이들에 비해 미생물이 다양하지 않고 이른바 '뚱보균'이라 불리는 해로운 미생물이 상대

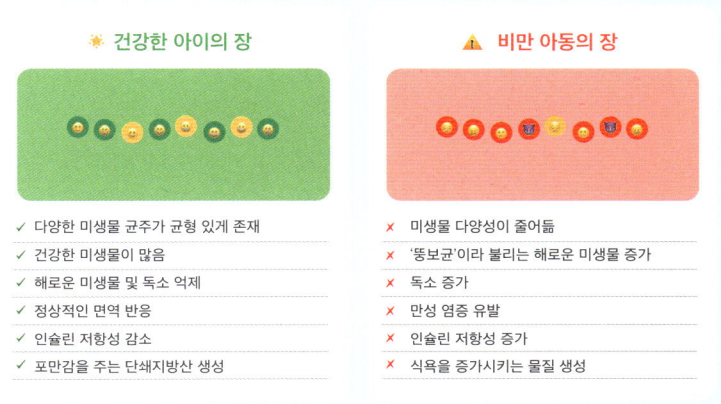

건강한 아이의 장 | 비만 아동의 장

✓ 다양한 미생물 균주가 균형 있게 존재
✓ 건강한 미생물이 많음
✓ 해로운 미생물 및 독소 억제
✓ 정상적인 면역 반응
✓ 인슐린 저항성 감소
✓ 포만감을 주는 단쇄지방산 생성

✗ 미생물 다양성이 줄어듦
✗ '뚱보균'이라 불리는 해로운 미생물 증가
✗ 독소 증가
✗ 만성 염증 유발
✗ 인슐린 저항성 증가
✗ 식욕을 증가시키는 물질 생성

그림 2-10 건강한 아이와 비만 아동의 장내 미생물

적으로 많습니다. 그러면 이러한 장내 미생물 불균형은 왜 생기는 것일까요? 기름지고 단 음식 위주의 식단, 운동 부족, 잦은 항생제 사용 등의 생활 환경이 그 원인입니다. 특히 탄산음료, 라면, 아이스크림과 같은 초가공식품에 포함된 다양한 화학 첨가물은 유익한 장내 미생물의 성장을 억제하고 해로운 미생물의 증식을 촉진합니다.

이렇게 장내 미생물의 균형이 깨지면 장 점막을 보호하는 장벽 기능이 약화됩니다. 이로 인해 세균 성분이나 독소가 장 벽을 통과하여 혈액 내로 더 쉽게 유입되고, 우리 몸의 면역 체계가 과도하게 활성화됩니다. 이런 과정이 바로 전신에 만성 염증을 유발하며, 이는 인슐린 저항성으로 이어질 수 있습니다. 동시에 장내 미생물이 식이섬유를 분해하여 만드는 물질인 단쇄지방산의 구성에도 변화가 생깁니다. 포만감 신호를 자극하는 단쇄지방산이 줄어들고, 포만감 반응을 둔화시키는 단쇄지방산이 늘어납니다. 따라서, 포만감이 줄어들고, 식욕이 늘어나게 됩니다. (그림 2-10)

다행히 장내 미생물 불균형은 생활습관 개선으로 회복할 수 있습니다. 유산균이 포함된 발효식품 섭취, 다양한 채소와 과일을 통한 식이섬유 공급, 적절한 운동은 유익한 미생물의 증식을 도와 균형을 회복시킵니다. 결론적으로 장내 미생물 불균형은 만성 염증, 인슐린 저항성, 식욕 증가 등의 복합적인 과정을 통해 소아 비만을 유발하는 중요한 후천적 원인이지만, 올바른 생활습관을 통해 예방하고 개선할 수 있다는 점에서 희망적인 치료 표적입니다.

수민이(11세, 여)는 아이스크림과 초콜릿 없이는 하루도 견디기 어려워하는 아이였습니다. 학교에서 돌아오면 냉동고부터 열어보고, 숙제할 때도 초콜릿이 없으면 집중이 안 된다고 했습니다. 코로나 유행 기간 동안 가공 식품 섭취량이 눈에 띄게 늘었고, 그 결과 지난 2년간 체중이 10kg 증가했습니다. 내원 당시에는 키 154cm, 체중 56kg으로 비만에 해당했습니다.

수민이는 달콤한 음식을 자주 먹으면서 뇌의 도파민 보상회로가 과도하게 자극받아 점점 더 강한 단맛을 찾게 되었고, 브로콜리나 당근 같은 자연스러운 음식은 맛없게 느끼게 된 상태였습니다. 또한 초가공식품 섭취로 장내 미생물 균형이 깨져 포만감을 느끼기 어려워졌고, 만성 염증으로 인한 인슐린 저항성과 고혈당까지 동반된 상태였습니다.

진료 이후 점진적으로 생활습관을 교정해보기로 했습니다. 아이스크림을 완전히 끊는 대신 하루 한 번으로 줄이고 냉동 과일을 첨가한 무설탕 요거트로 대체했으며, 밀크초콜릿을 다크초콜릿으로 바꿔 양을 조금씩 줄여나갔습니다. 장내 미생물 회복을 위해 김치와 무설탕요거트 같은 발효식품을 매일 조금씩 먹기 시작했고, 식이섬유가 풍부한 채소와 과일 섭취량을 조금씩 늘렸습니다. 흰쌀밥 대신 현미밥을 먹고, 인위적인 단맛에 대한 갈망을 줄이기 위해 엄마와 함께 요리를 함께 하면서 자연스러운 단맛을 내는 방법을 배웠습니다. 친구들과 놀이터에서 뛰어놀면서 운동의 즐거움을 경험하고, 충분한 수면과 스트레스 관리를 통해 몸의 호르몬 균형을 회복해나갔습니다.

6개월 후 수민이는 키가 3cm 클 동안 체중이 늘지 않은 상태를 유지했고, 무엇보다 달콤하고 자극적인 음식에 대한 갈망이 크게 줄어들었습니다. 이제는 사과나 감도 충분히 달콤하게 느껴지고, 친구들과 뛰어놀아도 전보다 숨이 덜 차게 되었습니다. 장내 미생물이 회복되면서 포만감도 이전보다 더 잘 느끼게 되어 과식하지 않게 되었습니다.

수면과 비만의 관계

수면 부족은 비만과 매우 밀접한 관련이 있습니다. 잠을 충분히 자지 못하면 우리 몸의 호르몬 균형이 깨집니다. 배고픔을 느끼게 하는 그렐린이라는 호르몬은 늘어나고, 포만감을 느끼게 하는 렙틴이라는 호르몬은 줄어듭니다. 마치 몸이 계속 "배고프다, 더 먹어라"라는 잘못된 신호를 보내는 것과 같습니다. 이 때문에 자연스럽게 야식을 더 찾게 됩니다. 야식은 대부분 고열량 음식인 데다가 먹은 직후에는 활동도 하지 않고 바로 잠자리에 들기 때문에 몸에 지방으로 쉽게 축적됩니다.

수면 부족은 인슐린 저항성으로도 이어집니다. 잠이 부족한 것은 우리 몸에게는 스트레스 상황이므로 코르티솔 호르몬 분비가 늘어나고, 그 결과 비만이나 인슐린 저항성이 악화됩니다. 이는 앞서 설명한 악순환의 고리로 다시 빠져들게 만듭니다. 또한 잠이 부족하면 몸이 피곤해져서 운동이 하기 싫어지고, 기초대사량도 줄어들어 결국 살이 찌기 좋은 체질로 변하게 됩니다.

연령별 적정 수면 시간을 보면 유치원생은 하루 10~13시간, 초등학생은 9~11시간, 중고등학생도 8~10시간 정도가 권장됩니다. 하지만 우리나라 청소년들의 현실은 이에 크게 못 미칩니다. 평균 수면 시간이 하루 7시간도 되지 않으며, 9시간 이상 자는 청소년은 10% 미만에 불과합니다. 이는 과도한 학업 부담, 늦은 시간까지 이어지는 학원 생활, 스마트폰 사용 등이 복합적으로 작용한 결과입니다.

적게 자고 공부하는 것은 사실 학업에도 도움이 되지 않습니다. 낮에 공부한 내용이 뇌에서 장기적으로 저장되려면 충분한 수면이 필요합니다. 그리고 수면이 부족하면 집중력과 문제 해결 능력도 떨어집니다. 장기적으로는 체력도 감소하여 점점 더 오래 공부하기 힘들게 되지요. 실제로 많은 연구에서 학생들의 수면 시간 부족이 학업 성적 저하와 관련이 있음을 보고했으며, 국내에서도 3,370명의 초등학생 및 중고등학생 데이터를 분석한 연구에서 부족한 수면으로 인해 낮에 졸린 정도가 심한 학생일수록 성적이 낮은 것으로 보고했습니다.

따라서, 충분한 수면은 비만 개선과 건강뿐만 아니라 학업 성취도 향상에도 중요한 요소임을 인식할 필요가 있습니다.

수진이(16세, 여)는 명문대 진학을 목표로 하는 고등학교 1학년 학생으로, 새벽 1시까지 공부하고 오전 6시에 기상하여 하루 평균 5시간의 수면을 취했습니다. 중학교 때까지는 하루 9시간씩 자면서 운동도 꾸준히 하고 정상 체중을 유지했으나, 고등학교 입학 후 생활 패턴이 바뀌면서 불과 6개월 만에 체중이 10kg 증가했습니다. 특히 저녁 10시 이후 극심한 공복감을 느끼기 시작해 라면, 과자, 초콜릿 등 고열량 야식을 섭취하는 횟수가 주 5회 이상으로 늘어났고, 야식 후 바로 잠자리에 들어 활동량이 거의 없었습니다. 동시에 만성 피로감이 누적되면서 낮 시간 동안 학업에 집중하기 어려워졌고, 학업 성적도 오히려 떨어졌습니다.

이는 수면 부족이 야기하는 전형적인 호르몬 불균형 사례입니다. 수면 시간이 5시간으로 줄어들면서 배고픔 호르몬인 그렐린 분비가 증가하고, 포만감 호르몬인 렙틴 분비는 감소했습니다. 이로 인해 뇌에서는 지속적으로 배고픔 신호를 보내게 되었고, 특히 야간에 고열량 음식에 대한 갈망이 강해졌습니다. 또한 만성적인 수면 부족은 스트레스 호르몬인 코르티솔 분비를 증가시켜 인슐린 저항성을 악화시키고, 복부 지방 축적을 촉진했습니다. 동시에 수면 부족으로 인한 만성 피로는 기초대사량을 저하시키고 신체 활동량을 현저히 감소시켜 에너지 소비를 줄이는 결과를 초래

했습니다.

치료는 점진적인 수면 시간 연장과 야식 조절을 통해 이루어졌습니다. 공부 시간을 조정하여 수면 시간을 8~9시간으로 늘리고, 저녁 9시 이후에는 음식 섭취를 하지 않도록 했습니다. 야간 공복감 해결을 위해 저녁 식사 때 단백질과 식이섬유가 풍부한 음식을 충분히 섭취하도록 식단을 조정했습니다. 2개월 후 야간 식욕이 현저히 감소했고, 체력을 회복하면서 자연스럽게 신체 활동량이 증가했습니다. 4개월 동안 체중이 4kg 감소했으며, 비만이 개선되면서 체력과 집중력이 회복되어 학업 성적도 오히려 더 좋아졌습니다. 이 사례는 적절한 수면이 비만 관리에 얼마나 중요한지를 보여주는 대표적인 예입니다.

스크린타임과 좌식 생활

요즘 소아청소년들은 스마트폰이나 TV 앞에서 보내는 시간, 즉 스크린타임이 점점 늘어나고 있습니다. 연구에 따르면 하루 2시간 이상 화면을 보는 아이들은 그렇지 않은 아이들보다 비만 위험이 약 42%나 높은 것으로 나타났습니다. 그런데 최근 조사에 따르면 우리나라 청소년의 평균 스크린타임이 이미 하루 3시간에 달하는 것으로 확인되었습니다.

스크린타임이 늘어나면 화면 속에 나오는 음식 광고나 예능 프로그램의 먹방 장면에 반복적으로 노출되면서, 무심코 간식을 더 먹게 되기 쉽습니다. 게다가 오래 앉아 있는 동안에는 몸을 움직이지 않게 되어, 활동량은 줄고 섭취한 열량은 그대로 남아 체지방으로 쌓이게 됩니다. 또한 늦게까지 영상을 보다 보면 수면 시간이 부족해지고, 이는 식욕을 조절하는 호르몬 균형에도 악영향을 줍니다. 결국 잠이 부족하면 더 많은 음식을 찾게 되고, 활동량은 줄어드는 악순환이 이어질 수 있습니다.

그렇다면 단순히 앉아 있는 '좌식 생활'은 어떨까요? 좌식 생활은 대부분 스크린타임 증가, 간식 섭취, 운동 부족과 함께 나타나기 때문에 결국 비만 위험을 높이는 생활습관이 되곤 합니다. 과거에 비해 요즘 학생들이 앉아 있는 시간이 늘어난 데에는 여러 이유가 있습니다. 코로나 유행 이후 온라인 수업과 실내 생활이 길어졌고, 학원·과제 등으로 인한 학습 시간도 크게 늘어났습니다. 여기에 스마트폰과 유튜브, OTT, 게임 같은 디지털 콘텐츠가 폭발적으로 증가하면서, 실외 활동 대신 집 안에서 화면 앞에 머무는 시간이 크게 늘어난 것이지요. 실제로 우리나라 청소년을 분석한 연구에 따르면, 하루 중 앉아서 보내는 시간이 평균 11시간이며, 정상 체중 청소년보다 비만 체중 청소년이 더 긴 시간 동안 앉아서 시간을 보내는 것으로 확인됐습니다.

따라서 화면 앞에 오래 앉아 있는 습관을 줄이고, 신체 활동 시간을 늘리는 것이 소아 비만을 예방하는 가장 중요한 실천 중 하나입니다. 하루 스크린타임을 가급적 2시간 이상은 넘기지 않도록 스스로 조절하고, 남는 시간에는 걷기, 뛰기, 운동 같은 활동으로 바꿔주는 노력이 필요합니다.

스트레스와 비만의 관계

스트레스는 아이들의 비만에 생각보다 큰 영향을 미칩니다. 놀랍게도 이 영향은 아이가 태어나기도 전부터 시작됩니다. 임신 중 엄마가 받는 심리적 스트레스는 태아의 호르몬 조절 시스템에 영향을 미쳐, 아이가 아동기와 청소년기에 비만이 될 위험을 높인다고 알려져 있습니다.

스트레스는 여러 경로를 통해 체중 증가를 일으킵니다. 먼저 감정적 과식이 문제가 됩니다. 스트레스를 받으면 배가 고프지 않은 데도 음식, 특히 단 음식을 찾게 되죠. 또한 스트레스 호르몬인 코르티솔이 인슐린 저항성을 유발하여 식욕을 증가시키고 포만감 신호를 방해하여 식욕 조절에 장애가 생깁니다. 지속적인 스트레스는 몸속에 염증 반응을 일으켜 이 또한 인슐린 저항성을 유발하죠. 스트레스는 행동 패턴에도 변화를 줍니다. 스트레스를 받으면 운동보다는 게임이나 TV 시청 등 좌식 활동을 선호하게 만들어 활동량을 감소시킵니다. 여기에 수면장애까지 더해지면 식욕 조절 호르몬의 균형이 깨져 체중 증가는 더욱 가속화됩니다.

특히 주목할 점은 우울증과 비만의 관계입니다. 우울증은 비만의 위험 요인이며, 비만 또한 우울증을 악화시키는 악순환을 형성합니다. 따라서 소아 비만을 예방하고 치료하려면 아이들의 스트레스 관리와 정신건강에도 세심한 관심을 기울여야 합니다.

지금까지 살펴본 환경적 요인, 인슐린 저항성, 도파민 중독, 장내 미생물 불균형, 수면 부족, 스크린타임 증가, 좌식 생활, 스트레스는 서로 영향을 주는 하나의 큰 그물망이라고 볼 수 있습니다. 물론 유전적으로 타고난 체질도 영향을 미치지만, 생활습관을 통해 개선할 수 있는 후천적 요인들의 영향도 상당합니다. 가족이 함께 생활습관을 개선하고, 올바른 식습관과 충분한 수면을 취한다면 이 악순환을 건강한 선순환으로 바꿀 수 있습니다. 이제 이런 변화를 어떻게 시작할지, 민석이가 실제 진료를 받는 과정을 따라가보겠습니다.

닥터송의 메시지

○ 부모 모두 비만이면 소아 비만의 위험도가 약 5배 증가합니다.

○ 과도한 탄수화물 섭취는 인슐린 저항성을 유발하며, 인슐린 저항성은 식욕 증가와 비만 악화로 이어질 수 있습니다.

○ 자극적인 음식은 도파민 중독을 통해 비만을 악화시킬 수 있습니다.

○ 잦은 항생제 사용, 초가공식품과 고지방 음식의 섭취는 장내 미생물 불균형을 초래하여 비만을 악화시킬 수 있습니다.

○ 수면 부족은 식욕 증가, 인슐린 저항성, 비만 악화와 연결되며, 연령에 맞는 충분한 수면 시간이 필요합니다.

○ 과도한 스크린타임은 미디어 노출 및 수면 시간 감소를 통해 식욕을 증가시키고, 그 자체로 활동량을 줄여서 비만의 원인이 됩니다.

○ 스트레스는 여러 경로를 통해 소아 비만을 유발하므로, 비만 관리에는 스트레스 관리도 중요합니다.

3장

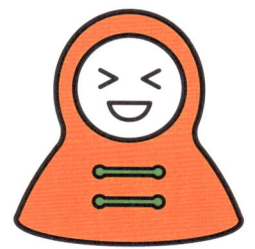

진료실,
변화의 출발선

비만의 기준,
체질량지수와 허리둘레

여름방학의 한가운데, 땀이 마르기 무섭게 다시 배어 나오는 아침. 민석은 미현과 함께 소아청소년 센터에 들어간다. 어제 저녁부터 아무것도 먹지 않아서 속이 텅 비어 허전하다. 배가 고픈 것 같기도 하고, 살짝 쓰린 것 같기도 하다.

"송민석 님, 신체 계측하겠습니다."

간호사가 이름을 부른다. 민석은 약간 망설이다가 일어난다. 키, 몸무게, 허리둘레를 차례로 잰다.

"배에 힘 빼세요."

티 안 나게 슬쩍 힘을 줘봤지만 여지없이 들키고 만다. 힘을 빼자 뱃살이 작은 파도처럼 출렁인다. 봇물처럼 쏟아져 나온다는 표현은 이럴 때 쓰는 말인가 싶다.

키 159.0cm, 체중 80.0kg, 허리둘레 91cm

이어서 체성분 검사기와 혈압계에서 차례로 체성분과 혈압을 측정한다. 혈압계가 팔을 조여오는 느낌이 왠지 오늘따라 더 강하게 느껴진다.

체지방률 40.3%, 혈압 127/78mmHg

"다 됐습니다. 이제 진료실로 가시면 됩니다."

진료실 문이 열리자, 익숙한 얼굴이 미소 짓고 있다.

"민석이 드디어 왔구나!"

한결이 마우스를 클릭하자 신체계측 결과가 담긴 화면으로 넘어간다.

"비만을 평가할 때 제일 먼저 보는 것은 키 대비 체중, 즉, 체질량지수야. 체중(kg)을 키(m)의 제곱으로 나눈 값이지. 민석이 체질량지수는 31.6kg/m²이네. 체질량지수가 100명 중 5등 이내면 비만이고, 100명 중 1등이면 고도비만인데, 민석이는 고도비만에 해당해."

민석은 마치 시험지에서 0점을 받은 것처럼 고개를 푹 숙인다. 미현이 작은 한숨을 내쉬며 중얼거린다.

"1등이라니…."

한결은 계속 설명한다.

"허리둘레가 91cm라서 13세 남자 100명 중 10등 이내에 드니까 복부 비만이고, 체지방률도 40.3%라서 100명 중 3등 이내야."

민석은 말없이 가방으로 배를 가린다. 생수를 들이마시는 삼촌의 모습이 한숨을 돌리는 면접관처럼 느껴진다. 민석은 1차 면접을 이제 막 끝낸 기분이다. 의자 끝에 걸터앉은 채 손으로 셔츠 자락을 만지작거린다.

체질량지수와 계산법

비만을 진단하고 치료하기 위해서는 먼저 비만의 기준을 정확히 알아야 합니다. 단순히 "살이 쪘다"는 것만으로는 의학적 진단이 될 수 없습니다. 명확한 기준이 있어야 치료 계획도 세울 수 있고, 치료 효과도 객관적으로 판단할 수 있습니다.

단순히 체중이 높기만 하면 모두 비만일까요? 그렇지 않습니다. 키가 큰 사람은 체중도 높습니다. 예를 들어서 체중이 똑같이 80kg인 두 명의 고등학생이 있다고 할 때, 키가 160cm이면서 80kg인 사람은 비만이지만, 키가 180cm이면서 80kg인 사람은 비만이 아닙니다. 즉, '키 대비 체중'이 얼마나 높은지가 중요한 것입니다.

키 대비 체중을 나타내는 가장 대표적인 지표가 바로 체질량지수(Body Mass Index, BMI)입니다. 체질량지수는 다음과 같이 계산합니다.

체질량지수 = 체중(kg) ÷ $[신장(m)]^2$

민석이는 159cm(1.59m)이고 체중이 80kg이므로, 체질량지수는 $80 ÷ (1.59 × 1.59) = 31.6kg/m^2$이 됩니다.

성인 비만의 기준

성인의 경우 과체중과 비만의 체질량지수 기준은 다음와 같습니다. (표 3-1)

구분	국제 기준(WHO)	아시아(한국 포함)
저체중	< 18.5kg/m²	< 18.5kg/m²
정상	18.5~24.9kg/m²	18.5~22.9kg/m²
과체중	25.0~29.9kg/m²	23.0~24.9kg/m²
비만	≥ 30.0kg/m²	≥ 25.0kg/m²
1단계 비만	30.0~34.9kg/m²	25.0~29.9kg/m²
2단계 비만	35.0~39.9kg/m²	30.0~34.9kg/m²
3단계 비만	≥ 40.0kg/m²	≥ 35.0kg/m²

표 3-1 　성인 비만의 기준

성인에서 비만을 진단하는 체질량지수 기준이 국제적으로는 $30kg/m^2$, 아시아에서는 $25kg/m^2$입니다. 왜 이런 차이가 생겼을까요?

국제 기준(WHO)이 체질량지수 $30kg/m^2$ 이상을 비만으로 정한 배경을 먼저 살펴보겠습니다. 세계보건기구(WHO)에서 전 세계 수백만 명을 대상으로 한 대규모 역학 연구들을 종합 분석한 결과 서구 인구, 즉 유럽과 북미 지역 사람들에서는 체질량지수가 $30kg/m^2$

이상이 될 때 사망률과 주요 합병증 위험이 급격히 증가한다는 사실을 확인했습니다. 흥미롭게도 체질량지수 $25{\sim}29.9kg/m^2$ 구간에서 만성 질환 발생률이 서서히 증가하다가 $30kg/m^2$을 넘어서면서 사망률이 급상승하는 패턴을 보였습니다. 이러한 과학적 근거를 바탕으로 세계보건기구는 체질량지수 $25kg/m^2$ 이상을 '과체중', 체질량지수 $30kg/m^2$ 이상을 '비만'으로 정의하게 되었습니다.

그렇다면 아시아 지역에서는 왜 기준이 더 낮을까요? 아시아인은 서양인과 체형적 특성이 다릅니다. 같은 체질량지수라도 아시아인이 서양인보다 체지방률이 높고, 특히 내장 주변에 지방이 쌓이는 복부 비만이 더 쉽게 발생합니다. 여러 연구에서 아시아인은 체질량지수 $23{\sim}24kg/m^2$ 수준에서도 서양인의 체질량지수 $27{\sim}28kg/m^2$과 비슷한 정도의 당뇨병, 고혈압, 이상지질혈증 위험을 보인다는 사실이 밝혀졌습니다. 즉, 아시아인은 더 낮은 체질량지수에서도 대사 질환의 위험이 증가하기 시작한다는 뜻입니다. 따라서, 세계보건기구는 한국을 포함한 아시아인은 체질량지수 $23kg/m^2$ 이상을 과체중, 체질량지수 $25kg/m^2$ 이상을 비만으로 정의하도록 권고하였습니다.

소아청소년 비만의 기준

성인의 경우 체질량지수라는 절대적 수치($25kg/m^2$ 이상)로 비만을 진단할 수 있지만, 소아청소년은 이런 고정된 기준을 적용하기 어렵습니다. 아이들은 지속적으로 성장하고 있어 나이에 따라 키와 체중이 계속 변화하고, 같은 나이라도 개인차가 매우 큽니다. 따라서 절대적인 수치보다는 '같은 성별, 같은 나이의 아이들 중에서 어느 위치에 있는가'를 파악하는 상대적 평가가 더 의미가 있습니다.

이때 사용하는 개념이 바로 백분위수(Percentile)입니다. 백분위수는 같은 성별에서 나이가 같은 아이들 100명을 순서대로 세웠을 때, 내가 그중에서 몇 번째에 위치하는지를 나타내는 수치입니다. 예를 들어 100명의 중학생 중에서 체질량지수가 가장 낮은 아이가 1번, 가장 높은 아이가 100번이라고 하면 그 번호가 다음과 같을 것입니다. (그림 3-1)

체질량지수가 85~94백분위수인 경우는 과체중, 95백분위수 이상인 경우는 비만으로 정의합니다. 그리고 체질량지수가 99백분위수 이상인 경우는 고도비만으로 정의합니다.

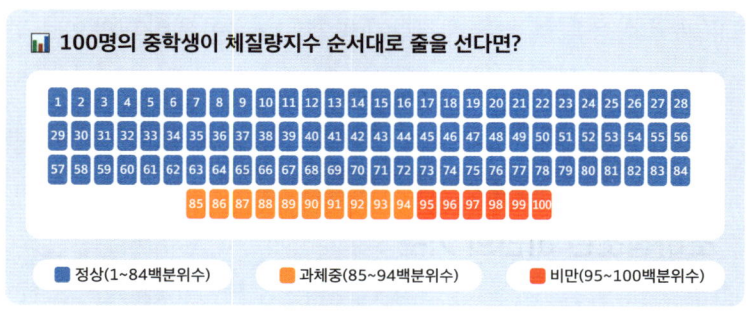

그림 3-1   소아 비만의 체질량지수 기준

좀 더 세분화하면 95백분위수 이상부터 95백분위수의 120% 미만까지를 1단계 비만, 95백분위수의 120% 이상부터 140% 미만까지를 2단계 비만, 95백분위수의 140% 이상을 3단계 비만으로 나누기도 합니다. 예를 들어 13세 남자아이의 경우 95백분위수 기준이 체질량지수 $25.7kg/m^2$이므로, 1단계 비만은 체질량지수가 25.7 이상이면서 $30.8(=25.7 \times 1.2)$ 이하인 경우입니다. 2단계 비만은 $30.8(=25.7 \times 1.2)$ 이상이면서 $36.0(=25.7 \times 1.4)$ 이하인 경우, 3단계 비만은 $36.0(=25.7 \times 1.4)$ 이상인 경우입니다. (표 3-2)

체질량지수 95백분위수가 소아청소년 비만 기준으로 선택된 데에는 과학적 근거가 있습니다. 여러 장기 추적 연구에서 체질량지수 95백분위수 이상인 소아청소년이 성인이 되었을 때 비만이 될 위험이 매우 높다는 사실이 확인되었습니다. 또한 사춘기 후기에 체질량지수 95백분위수에 해당하는 실제 수치가 성인 비만 기준인

체중 상태	체질량지수 기준
저체중	< 5백분위수
정상 체중	5~84백분위수
과체중	85~94백분위수
비만	≥ 95백분위수 (1) 고도 비만: ≥ 99백분위수 (2) 1단계 비만: 95백분위수~95백분위수의 120% 　　 2단계 비만: 95백분위수의 120%~95백분위수의 140% 　　 3단계 비만: ≥ 95백분위수의 140%

표 3-2 소아청소년 비만의 기준

$25kg/m^2$와 비슷하다는 사실도 중요한 근거가 되었습니다. 즉, 소아청소년기의 95백분위수와 성인기의 비만 기준이 자연스럽게 연결되는 것입니다.

85백분위수를 과체중 기준으로 설정한 이유도 마찬가지입니다. 체질량지수 85백분위수는 성인기 비만을 예측하는 민감도가 높아서 조기 발견과 예방의 관점에서 의미가 있습니다. 또한, 사춘기 후기 이후의 85백분위수 값은 성인의 과체중 기준인 $23kg/m^2$과 비슷한 값에 해당합니다.

2017 성장도표 활용

그러면 이러한 백분위수의 기준은 어떠한 자료를 기준으로 산출할까요? 이때 사용하는 것이 바로 2017년 질병관리청에서 발표한 '2017 성장도표'입니다.

질병관리청 홈페이지(www.kdca.go.kr)에서 제공하는 성장도표를 이용하면 아이의 성장 상태를 정확히 파악할 수 있습니다. 질병관리청 홈페이지로 들어가서 '정책정보-만성질환 및 희귀질환 예방·관리-만성질환관리 정책-소아청소년 성장도표' 혹은 https://knhanes.kdca.go.kr/knhanes/grtcht/main.do에 들어가면 소아성장도표를 다운로드할 수 있고, '성장상태 측정계산기'도 이용할 수 있습니다. 그냥 검색엔진에서 '성장상태 측정계산기'라고 검색해도 확인할 수 있습니다. 또한, 아래 QR 코드로도 접근이 가능합니다.

2017 성장도표   성장상태 측정계산기

'성장상태 측정계산기'에서 아이의 성별, 생년월일, 키, 체중만 입력하면 자동으로 백분위수를 계산해줍니다. 예를 들어, 민석이의 정보에 해당하는 남자, 13세, 159cm, 80kg의 정보를 입력해보겠습니다. (그림 3-2)

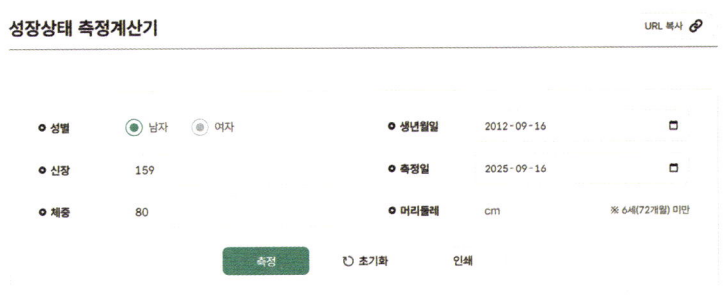

그림 3-2   성장상태 측정계산기의 활용 (1)

이렇게 입력하고 '측정'을 클릭하면 다음과 같은 그림이 나옵니다. (그림 3-3)

○ 성별 : 남자, 연령 : 13 세 0 개월 (156) 개월

□ 키

신체계측치 **159.0 cm**	백분위수 **52.0**	판정 **정상범위**

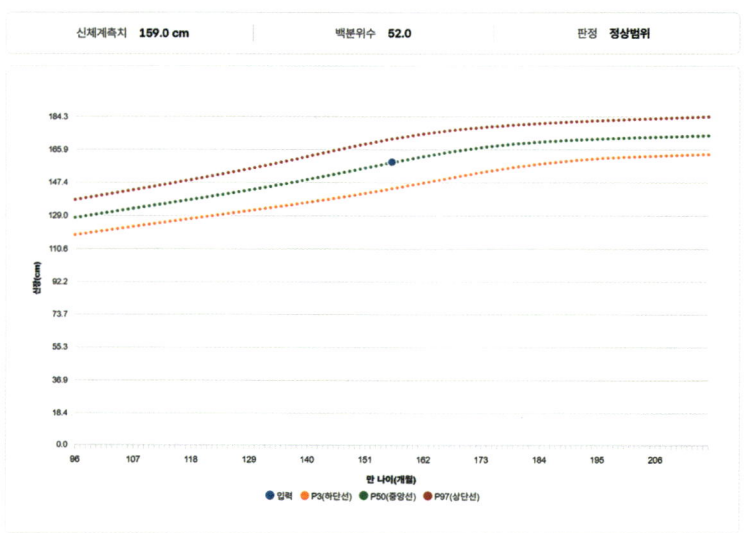

□ 체중

신체계측치 **80.0 kg**	백분위수 **99.3**	판정 **-**

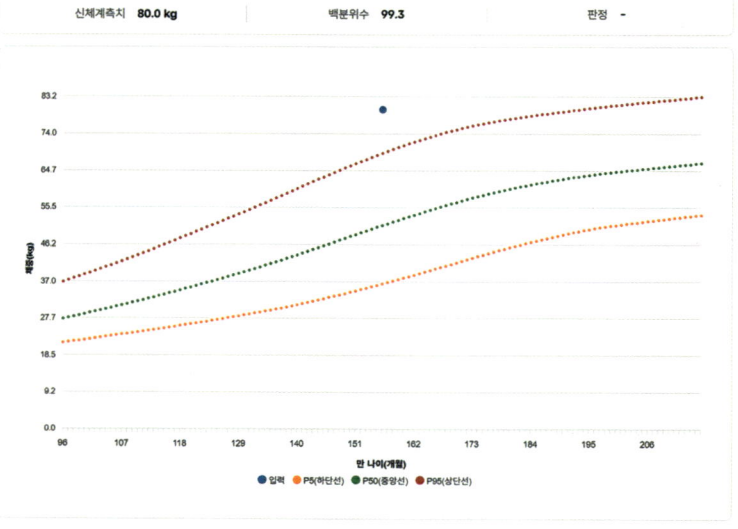

128　소아청소년 비만 가족 혁명

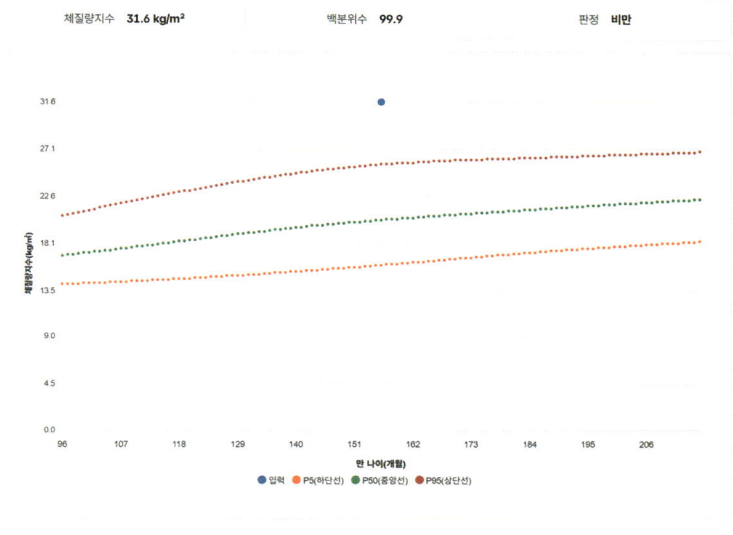

□ 체질량지수

체질량지수 **31.6 kg/m²**　　　　백분위수 **99.9**　　　　판정 **비만**

체질량지수(kg/m²)

만 나이(개월)

● 입력　● P5(하단선)　● P50(중앙선)　● P95(상단선)

그림 3-3　성장상태 측정기의 활용 (2)

첫 번째 그림에서 민석이의 키는 159cm으로, 같은 13세 남자 아이 중 52백분위수입니다. 여기에서 초록색 선이 중간선, 즉 50백분위수에 해당하는 선인데, 민석이는 그보다 약간 큽니다.

두 번째 그림에서 민석이의 체중은 80kg으로 99.3백분위수입니다. 100명 중 1등 이내에 든다는 뜻입니다. 하지만 체중을 단독으로 비만의 기준을 삼지는 않습니다.

세 번째 그림에서는 체질량지수가 31.6kg/m²으로 99.9백분위수입니다. 상위 0.1백분위수라는 뜻이지요. 비만, 특히 고도비만에 해당합니다.

허리둘레와 복부 비만

체질량지수는 계산이 쉽고 직관적이라서 소아 비만의 평가에서 가장 널리 사용되는 방법이지만 한계가 있습니다. 체중이나 체질량지수가 높다 하더라도 실제로 근육이 많은 사람이 있고, 체질량지수가 낮아도 체지방이 많아서 건강하지 않은 사람도 있기 때문입니다. 그래서 체질량지수만으로 소아 비만의 건강 상태를 정확하게 평가하기는 어렵습니다. 다음 그림을 보면서 더 자세하게 설명드리겠습니다. (그림 3-4)

이 그림은 키가 175cm에 해당하는 17세 남학생의 모습입니다. 왼쪽 학생의 경우 체중 76kg, 체질량지수가 24.8kg/m²으로 과체중이지만, 평소 운동을 열심히 해서 근육이 많고 지방이 적습니다. 오른쪽 학생은 체중 67kg, 체질량지수가 21.9kg/m²으로 정상 체중이지만 근육이 거의 없고 배가 많이 나와 있습니다.

어느 쪽이 더 건강해 보이나요? 아마 여러 가지 검사를 해보면 왼쪽 남학생은 몸무게는 많이 나가도 건강한 상태이고, 오른쪽 남학생은 몸무게가 정상이어도 비만과 관련된 질병이 발견될 가능성이 높을 것입니다.

배가 많이 나왔다는 것은 복부지방, 즉 내장지방이 많다는 뜻입니다. 1장에서 지나친 지방조직은 염증을 일으키는 물질을 만들어내고, 이 염증이 심장병이나 암 같은 질환을 유발한다고 했던 것 기억나시나요? 그런데 이런 나쁜 염증 물질은 팔다리에 있는 지방보

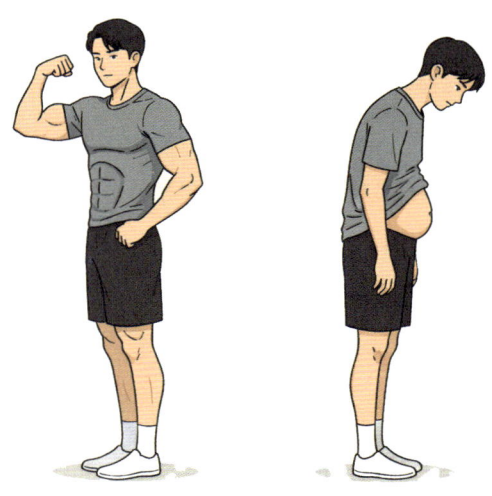

그림 3-4　건강한 과체중 남학생과 정상 체중이지만 복부 비만을 가진 남학생

다는 배 속에 있는 내장지방에서 훨씬 더 많이 만들어냅니다. 마치 공장에서 매연을 내뿜는 것처럼, 내장지방은 우리 몸에 해로운 물질들을 계속 만들어내는 것이죠.

게다가 내장지방은 인슐린 저항성도 잘 일으킵니다. 인슐린 저항성이란 우리 몸이 혈당을 조절하는 능력이 떨어지는 상태를 말합니다. 쉽게 말해, 혈당 조절 기능이 고장 나기 시작하는 것이죠.

따라서 단순히 몸무게가 많이 나가는 사람보다 배가 많이 나온 사람, 즉 복부 비만을 가진 사람이 당뇨병이나 심장병 같은 질병에 걸릴 위험이 훨씬 더 높습니다. 이것이 바로 체중계 숫자만 보는 것이 아니라, 지방이 어디에 쌓여 있는지도 중요하게 봐야 하는 이유입니다.

그래서 요즘 의학계에서는 단순한 체질량지수로 정의한 비만 못지 않게 허리둘레로 접근하는 복부 비만 역시 중요하게 생각하는 추세입니다. 그러면 복부 비만에 해당하는지는 어떻게 알 수 있을까요? 복부 비만은 허리둘레를 기준으로 합니다. 허리둘레를 측정하는 방법은 다음과 같습니다. (그림 3-5)

그림 3-5에서 두 화살표 중 위에 있는 화살표는 갈비뼈 가장 아래 지점입니다. 그리고 아래에 있는 화살표는 골반뼈의 가장 높은 지점입니다. 허리둘레는 이 두 지점의 중간지점에서 측정합니다. 이때, 맨살 혹은 얇은 옷을 입은 상태에서 배에 힘을 빼고 숨을 자연스럽게 내쉬고 측정해야 정확하게 허리둘레를 측정할 수 있습니다.

성인의 경우 허리둘레 측정 값이 남자는 90cm(35.4인치), 여자는

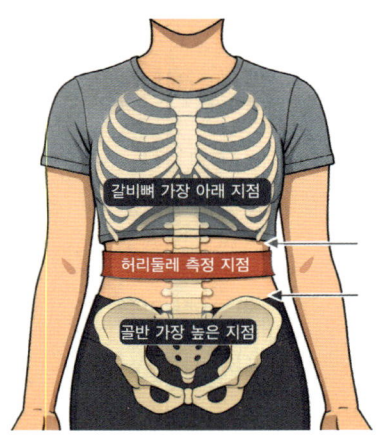

그림 3-5 허리둘레 측정방법

85cm(33.5인치)를 넘으면 복부 비만이라고 진단합니다. 소아청소년은 나이에 따라 허리둘레가 달라지므로 같은 성별과 연령에 해당하는 친구들 중에서 90백분위수 이상인 경우를 복부 비만으로 정의합니다. 허리둘레 기준은 다음 표와 같습니다. (표 3-3, 표 3-4)

표의 가로 행에서 남자, 그리고 13세, 세로 열에서 90백분위수라

성별	연령 (세)	3 백분위수	5 백분위수	10 백분위수	25 백분위수	50 백분위수	75 백분위수	90 백분위수 (복부 비만 기준)	95 백분위수	97 백분위수
남자	2	41.0	41.6	42.6	44.2	46.2	48.2	**50.2**	51.5	52.3
	3	42.3	42.9	43.8	45.5	47.7	50.1	**52.6**	54.3	55.5
	4	43.6	44.2	45.2	47.1	49.5	52.3	**55.3**	57.4	58.9
	5	44.8	45.5	46.6	48.8	51.5	54.8	**58.3**	60.9	62.7
	6	46.0	46.8	48.1	50.6	53.7	57.5	**61.6**	64.4	66.5
	7	47.2	48.2	49.7	52.4	56.0	60.3	**64.8**	68.0	70.3
	8	48.5	49.6	51.3	54.4	58.4	63.1	**68.1**	71.6	74.1
	9	49.9	51.1	52.9	56.4	60.8	65.9	**71.4**	75.1	77.7
	10	51.4	52.6	54.7	58.4	63.1	68.6	**74.4**	78.3	81.1
	11	52.9	54.2	56.4	60.3	65.4	71.1	**77.2**	81.2	84.1
	12	54.4	55.8	58.0	62.2	67.4	73.4	**79.6**	83.8	86.7
	13	55.9	57.3	59.6	63.8	69.1	75.3	**81.6**	85.9	88.8
	14	57.3	58.8	61.1	65.3	70.7	76.8	**83.3**	87.6	90.6
	15	58.7	60.1	62.4	66.6	72.0	78.2	**84.7**	89.0	92.1
	16	59.9	61.3	63.6	67.8	73.2	79.4	**85.9**	90.3	93.3
	17	61.0	62.4	64.7	68.9	74.2	80.4	**86.9**	91.3	94.4
	18	62.0	63.4	65.7	69.9	75.2	81.4	**87.9**	92.3	95.3

표 3-3 한국 소아청소년 허리둘레 기준(남자)

Journal of Obesity & Metabolic Syndrome. 2022; 31(3), 263

성별	연령(세)	3 백분위수	5 백분위수	10 백분위수	25 백분위수	50 백분위수	75 백분위수	90 백분위수 (복부 비만 기준)	95 백분위수	97 백분위수
여자	2	40.5	41.1	42.0	43.6	45.6	47.7	**49.8**	51.1	52.0
	3	41.7	42.3	43.3	45.0	47.1	49.5	**51.9**	53.4	54.5
	4	42.8	43.4	44.5	46.4	48.8	51.4	**54.2**	56.0	57.3
	5	43.9	44.6	45.7	47.8	50.5	53.5	**56.7**	58.8	60.3
	6	45.0	45.8	47.0	49.4	52.3	55.7	**59.3**	61.7	63.4
	7	46.2	47.0	48.4	50.9	54.1	57.9	**61.9**	64.6	66.6
	8	47.4	48.3	49.8	52.5	56.0	60.1	**64.5**	67.5	69.7
	9	48.8	49.7	51.3	54.2	57.9	62.3	**67.0**	70.3	72.6
	10	50.2	51.2	52.8	55.9	59.8	64.4	**69.4**	72.8	75.3
	11	51.6	52.7	54.4	57.5	61.6	66.3	**71.4**	75.0	77.5
	12	53.0	54.1	55.8	59.0	63.1	68.0	**73.2**	76.7	79.2
	13	54.3	55.4	57.1	60.4	64.6	69.4	**74.6**	78.1	80.6
	14	55.4	56.5	58.3	61.6	65.8	70.7	**75.8**	79.2	81.7
	15	56.4	57.5	59.3	62.6	66.8	71.7	**76.7**	80.0	82.4
	16	57.2	58.3	60.2	63.5	67.7	72.5	**77.3**	80.6	82.8
	17	57.8	58.9	60.8	64.2	68.4	73.1	**77.9**	81.0	83.2
	18	58.1	59.3	61.3	64.8	69.0	73.7	**78.4**	81.4	83.5

표 3-4 한국 소아청소년 허리둘레 기준(여자)
Journal of Obesity & Metabolic Syndrome. 2022; 31(3), 263

고 되어 있는 부분의 교차점에 81.6이라고 되어 있습니다. 13세 남자의 복부 비만 기준이 81.6cm라는 뜻입니다. 민석이는 91cm라서 81.6cm보다 크니까 복부 비만이고, 심지어 97백분위수 기준인 88.8cm보다도 높습니다.

허리둘레 자체보다 허리둘레와 키의 비율을 이용해 복부 비만을 평가하기도 합니다. 이때는 허리둘레(cm)를 키(cm)로 나눈 값을 이용합니다. 이 값이 0.5보다 크면 복부 비만으로 봅니다. 예를 들어, 키가 159cm이고 허리둘레가 91cm인 학생이 있다면, 91÷159 = 0.57이므로 0.5보다 커서 복부 비만에 해당하는 것이죠.

체지방률과 비만

체지방률은 우리 몸 전체에서 지방이 차지하는 비율을 말합니다. 같은 체중이라도 근육이 많은 사람과 지방이 많은 사람은 건강 상태가 완전히 다릅니다.

왜 체지방률이 중요할까요? 실제로 우리 몸에 병이 생기는 것과 가장 관련이 깊은 것은 체중보다는 지방과 근육의 양입니다. 특히 배 속 장기 주변에 쌓이는 내장지방은 당뇨병이나 고혈압 같은 병을 일으키는 주된 원인이 됩니다.

앞서 말씀드렸듯이 복부 비만은 일반적인 비만보다 인슐린 저항성과 더 밀접한 연관성을 가집니다. 복부 내장지방은 여러 호르몬과 염증 물질을 분비해서 당뇨병과 지방간 질환 등의 질병을 일으킬 위험을 크게 높입니다. 그래서 체지방률도 체질량지수와 허리둘레와 더불어 소아 비만을 평가할 때 보조적인 지표로 활용될 수 있습니다.

체지방률을 가장 정확하게 측정할 수 있는 방법은 이중에너지엑

스선흡수법(Dual energy X-ray absorptiometry, DXA)이라는 기계를 이용하는 방법입니다. 하지만, 이 검사는 방사선을 이용하는 검사이며, 의료기관에서만 이용이 가능합니다.

그래서 소아청소년에서는 생체전기저항 측정법이라는 방법이 더 실용적으로 이용됩니다. 흔히 알고 있는 인바디 기계가 대표적이며, 요즘에는 병원이나 의원뿐만 아니라 피트니스센터를 비롯한 각종 운동시설에서도 쉽게 볼 수 있습니다. 생체전기저항 측정법은 우리 몸에 약한 전기를 흘려보내 체지방률을 측정하는 방법입니다. 전기가 몸을 통과할 때 저항을 받는데, 이 저항의 정도로 지방의 양을 계산하는 것이죠

그렇다면 어떻게 이런 방법이 가능한 것일까요? 우리 몸은 크게 지방과 지방이 아닌 부분(근육, 뼈, 장기 등)으로 나뉠 수 있습니다. 지방에는 물이 거의 없지만, 근육이나 다른 조직에는 물이 많이 들어 있습니다. 전기는 물이 많은 곳에서는 잘 통하고, 물이 적은 곳에서는 잘 통하지 않습니다. 마치 젖은 수건은 전기가 잘 통하지만 마른 수건은 전기가 잘 통하지 않는 것과 같은 원리입니다. 측정 과정은 다음과 같습니다.

1. 기계에서 몸에 약한 전기를 보냅니다. (전혀 아프지 않습니다.)
2. 전기가 몸을 통과하면서 얼마나 저항을 받는지 측정합니다.
3. 지방이 많으면 저항이 크고, 근육이 많으면 저항이 작습니다.
4. 이 저항값을 이용해서 몸속 물의 양을 계산합니다.

5. 물의 양을 알면 지방의 양도 계산할 수 있습니다.

그러나 이러한 방법에는 한계점도 있습니다. 이 방법은 지방을 직접 재는 것이 아니라 몸속 물의 양을 재서 지방을 추정하는 방법입니다. 그래서 완벽하지 않고 오차가 생길 수 있어요. 예를 들어, 물을 많이 마신 직후나 운동 후 땀을 많이 흘린 상태에서는 측정값이 달라질 수 있습니다. 하지만 어디서나 쉽게 사용할 수 있고 대략적인 변화 추이를 보기에는 충분히 유용한 방법입니다.

체지방률을 정확하게 측정하려면 몇 가지 주의사항이 있습니다. 우선 아무것도 먹지 않은 공복 상태에서 측정해야 합니다. 또한 목걸이, 반지, 시계 같은 모든 금속 액세서리를 제거해야 합니다. 금속은 전기가 매우 잘 통해서 측정을 방해할 수 있어요. 손바닥과 발바닥이 건조하거나 각질이 많은 경우는 물티슈로 미리 닦은 후에 검사를 합니다. 마지막으로 측정할 때는 겨드랑이와 팔이 닿지 않게 하고, 허벅지끼리도 붙지 않게 해야 합니다. 이런 조건들을 지키면 훨씬 정확한 체지방률을 측정할 수 있습니다.

성인은 체지방률이 남자 25%, 여자 35%보다 높으면 체지방이 많다고 볼 수 있습니다. 소아청소년의 체지방률 기준은 나라마다 다르고, 아직 명확하게 정해지지 않은 부분이 많습니다. 미국에서는 소아청소년에게도 성인과 동일한 기준을 적용합니다. 일본은 조금 더 세분화해서, 남자아이는 25%, 11세 미만 여자아이는 30%, 11세 이상 여자아이는 35%를 기준으로 합니다. 이렇게 나라마다 기준이 다른 이유는 인종이나 체형의 차이 때문입니다.

우리나라 소아청소년의 체지방률 기준은 다음 표에 나와 있습니다. (표 3-5)

다음의 표를 참고로 하여 민석이의 체지방률이 어느 수준에 해당하는지 확인을 해보겠습니다. 민석이와 동갑인 13세 남학생의

성별	연령 (세)	3 백분위수	5 백분위수	10 백분위수	25 백분위수	50 백분위수	75 백분위수	90 백분위수	95 백분위수	97 백분위수
남자	10	13.3	14.9	17.5	22.0	27.3	32.9	38.1	41.4	43.5
	11	11.9	13.2	15.4	19.4	24.5	30.1	35.7	39.3	41.8
	12	10.3	11.3	13.1	16.5	21.1	26.7	32.7	36.7	39.6
	13	9.0	9.8	11.2	14.0	18.1	23.3	29.5	34.0	37.3
	14	8.7	9.4	10.6	13.1	16.7	21.6	27.3	31.6	34.8
	15	9.2	9.9	11.2	13.6	17.0	21.2	26.0	29.4	31.9
	16	10.0	10.8	12.1	14.5	17.7	21.4	25.3	27.9	29.7
	17	10.8	11.6	12.9	15.4	18.5	22.0	25.4	27.7	29.2
	18	11.5	12.4	13.8	16.4	19.6	23.1	26.6	28.8	30.3
여자	10	13.0	14.4	16.5	20.3	24.8	29.6	34.1	36.9	38.8
	11	14.8	16.0	18.0	21.4	25.5	29.8	33.9	36.4	38.1
	12	16.5	17.6	19.4	22.5	26.1	30.0	33.7	36.0	37.6
	13	18.0	19.0	20.7	23.5	26.8	30.4	33.8	35.9	37.3
	14	19.3	20.3	21.8	24.5	27.6	30.9	34.1	36.1	37.4
	15	20.3	21.3	22.8	25.4	28.4	31.7	34.8	36.7	38.0
	16	21.2	22.1	23.6	26.2	29.3	32.6	35.8	37.7	39.0
	17	21.8	22.7	24.3	26.9	30.1	33.6	36.9	38.9	40.3
	18	22.1	23.1	24.6	27.4	30.8	34.4	37.9	40.1	41.6

표 3-5 소아청소년 체지방률 백분위수

International Journal of Obesity. 2026 Feb;50(2):319-328

경우, 체지방률이 37.3%를 넘으면 97백분위수 이상인 높은 수준입니다. 즉, 100명 중에서 97명보다 체지방률이 높다는 뜻이죠. 그런데 민석이는 체지방률이 40.3%라서 97백분위수보다 높습니다. 즉, 13세 남자인 친구 100명 중에서 3등 이내에 들어간다는 뜻이죠.

그런데 안타깝게도 우리나라는 아직 소아 비만에 대한 체지방률의 명확한 기준이 정해지지 않았습니다. 체지방률이 몇 %일 때부터 비만 합병증이 뚜렷하게 증가하는지, 체지방률을 몇 % 이하로 유지해야 하는지에 대한 기준이 아직 없다는 뜻이지요. 그래서 체지방률이 얼마나 높아야 당뇨병이나 고혈압 같은 비만 합병증의 위험이 확실히 증가하는지에 대한 연구가 더 필요한 상황입니다. 따라서, 지금은 체질량지수와 허리둘레를 소아 비만의 가장 중요한 지표로 이용하고, 체지방률은 보조적인 지표로 활용하고 있습니다.

임상적 비만병

지금까지 체질량지수, 허리둘레, 체지방률을 통해 비만을 판단하는 기준들을 살펴보았습니다. 이 수치들은 비만을 객관적으로 평가할 수 있는 매우 유용한 도구입니다. 하지만 여기서 잠시, 비만의 본질적인 정의를 다시 떠올려볼 필요가 있습니다. 비만이란 '건강을 해치는 과체중 상태'를 말합니다. 여기서 핵심은 '건강을 해친다'는 점입니다. 그런데 앞서 배운 기준들에는 한 가지 아쉬운 점이

있습니다. 같은 체질량지수나 허리둘레를 가진 두 사람이 있다고
해도, 한 사람은 건강에 전혀 문제가 없는 반면, 다른 한 사람은 이
미 당뇨병이나 고혈압 같은 합병증을 앓고 있을 수 있다는 것이죠.
마치 같은 크기의 가방을 메고 있어도, 한 사람은 가벼운 솜을 담아
서 거뜬한 반면, 다른 사람은 무거운 돌을 담아서 힘들어하는 것과
비슷합니다.

이런 한계를 보완하기 위해 최근에는 비만을 하나의 병적 상태
로 간주하는 '임상적 비만병(Clinical obesity)'이라는 새로운 개념이
제시되었습니다. 임상적 비만병이란, 단순히 체중이 높다는 것이
아니라, 체지방도 많으면서 실제로 그 비만 때문에 건강상의 문제
가 생겼거나 일상생활에 지장이 있는 상태를 말합니다. 쉽게 말해,
"숫자가 얼마냐"보다 "실제로 몸에 어떤 영향을 주고 있느냐"에 초
점을 맞추는 것입니다.

예를 들어볼까요? 체중이 높고 체지방이 많더라도 혈압, 혈당, 콜
레스테롤 수치가 모두 정상이고, 운동도 잘하고, 학교생활도 문제
없이 잘한다면 임상적으로는 큰 문제가 없다고 볼 수 있습니다. 이
러한 경우를 '임상적 비만병 전단계(Preclinical obesity)'라고 합니다.

반대로 체질량지수가 비만 기준에 막 걸쳤을 뿐인데, 체지방이
많고 이미 지방간이 생겼거나 혈당이 높아지기 시작했다면 이것은
분명히 치료가 필요한 '임상적 비만병' 상태라고 봅니다. 또한 계단
을 오르기 힘들어하거나, 친구들과 뛰어놀기가 힘들어서 자꾸만 운
동을 피하게 된다면, 이 역시 일상생활에 지장을 주는 임상적 비만

병으로 볼 수 있습니다.

　다음 그림은 지금까지 알아본 체질량지수, 체지방, 임상적 비만병의 개념을 종합한 알고리즘입니다. (그림 3-6)

　우선 체중이나 체질량지수가 높으면 비만을 의심해봐야 합니다. 하지만 체지방이 많지 않으면 오히려 운동선수처럼 근육이 많아서 체중이 많은 상태일 수 있고, 이러한 경우는 비만으로 간주하지 않습니다. 만약 체지방도 많은 상태면 비만으로 간주합니다. 이때, 비

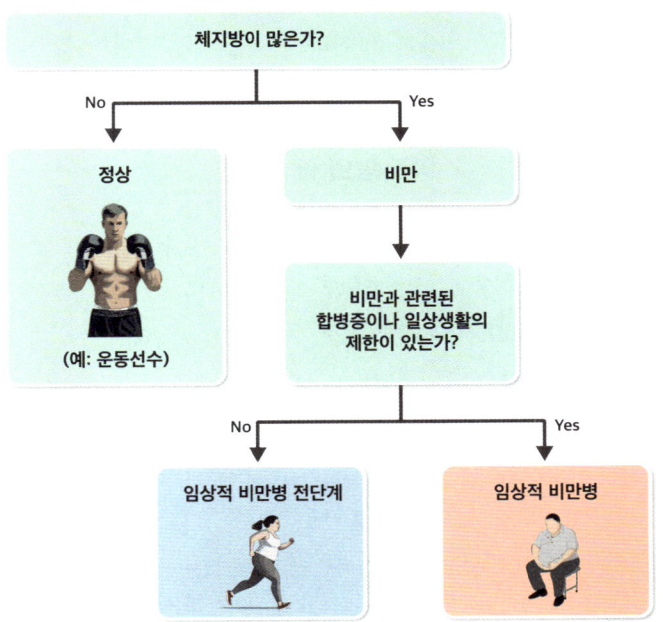

그림 3-6　임상적 비만병 진단 알고리즘
Lancet Diabetes Endocrinol. 2025 Mar;13(3):221-262

만과 관련된 합병증이나 일상생활에 제한이 있으면 임상적 비만병으로 간주하고, 아직 그러한 합병증이나 일상생활 제한이 발생하지 않았으면 임상적 비만병 전단계로 간주합니다.

결국 비만을 판단할 때 중요한 것은 그 비만이 건강과 삶에 실제로 어떤 영향을 미치고 있는가입니다. 체질량지수, 허리둘레, 체지방률은 중요한 신호등과 같습니다. 하지만 그 신호등의 색깔만 보고 판단할 게 아니라, 실제로 우리 몸에서 무슨 일이 일어나고 있는지, 건강에 문제가 생기진 않았는지를 함께 확인해야 합니다. 여러 신체지표는 비만을 발견하고 추적하는 데 도움을 주는 나침반이지만, 최종 목적지는 언제나 '건강한 삶'이라는 것을 잊지 말아야 합니다.

닥터송의 메시지

- 체질량지수 = 체중(kg) ÷ [신장(m)]^2

  - 비만: 체질량지수 95백분위수 이상

  - 고도 비만: 체질량지수 99백분위수 이상

- 키 대비 허리둘레 비율 = 허리둘레(cm) ÷ 키(cm)

- 복부 비만: 허리둘레 90백분위수 이상 혹은 키 대비 허리둘레 비율 0.5 이상

- 소아 비만에 대한 평가를 할 때 체질량지수와 허리둘레가 가장 중요하며, 체지방률도 보조적인 평가 지표로 사용합니다.

- 최근에는 비만을 하나의 병적 상태로 간주하며, 체중 증가뿐만 아니라 체지방 증가와 비만의 합병증을 종합적으로 고려한 '임상적 비만병'이라는 개념이 대두되고 있습니다.

진찰의 시간, 조용한 신호들

"아 참, 혈압은 123에 78이던데 괜찮은 거죠?"

"13세 이상 청소년은 130/80mmHg 이상일 때 고혈압이니까 민석이는 현재 고혈압은 아니지만, 정상 혈압 기준인 120/80mmHg보다는 높네요. 그런데 처음 오면 긴장해서 혈압이 높게 나오기도 해요."

"아까 혈압 잴 때 조금 긴장한 것 같아요, 삼촌."

"응, 그래서 혈압은 서로 다른 날에 세 번 이상 잰 후에 판단해야 해."

한결의 보조개가 깊게 파이며 미소를 짓는다.

"자, 이제 진찰 좀 해보자. 민석아, 편하게 앉아서 고개를 뒤로 젖혀볼래?"

한결이 엄지손가락으로 민석의 목을 쓰다듬는다.

"갑상선은 일단 겉보기에는 별 이상 없어 보이네."

이번에는 민석의 목 뒤쪽에 손을 얹고 미현을 바라본다.

"목덜미가 까맣고 거칠죠? 흑색극세포증이라고 하는데, 인슐린 저항성의 신호예요."

"안 씻어서 때가 낀 건 줄 알았는데, 이것도 비만 때문이군요."

"엄마, 나 맨날 잘 씻거든?"

한결은 이제 민석의 티셔츠를 위로 올린다.

"배꼽 주변 보라색 선들이 보이죠? 자색선조라고 하는데, 비만이 심할 때 나타나지만 쿠싱증후군의 징후이기도 해요. 체모도 많고, 여드름도 있고. 쿠싱증후군 평가도 해봐야겠네요."

"도련님, 비만이 있으면 성장판도 빨리 닫힐 수 있다고 하셨던 것 같은데, 민석이는 괜찮을까요?"

미현이 걱정하며 묻는다.

"네, 형수님 말이 맞아요. 오늘 검사할 때 성장판 상태도 확인해볼게요. 민석아, 금식 잘하고 왔지?"

"네, 어제 저녁 6시 이후로 아무것도 안 먹었어요."

"잘했어. 그럼 이제 갑상선 기능 검사와 쿠싱증후군 관련 검사, 비만 합병증 검사를 확인해보자. 오늘 검사하고 결과는 다음 진료 때 알려줄게. 민석아, 그리고 숙제 하나 내줄게. 식사일기 한번 써보자. 뭘 먹었는지 기록해오는 거야."

"식사일기요? 조금 귀찮기는 하겠지만 한번 해볼게요. 노트에 적어오면 돼요?"

"응, 노트에 적어도 좋고, 요즘은 식사일기라고 검색하면 나
오는 앱도 많을 거야. 하다 보면 내가 얼마나 먹고 있는지 객관
적으로 파악할 수 있을 거야. 잘하고 2주 뒤에 보자!"

소아 비만을 진단하고 치료하기 위해서는 세밀한 진찰이 매우
중요합니다. 진찰을 통해 비만으로 인한 여러 가지 변화와 합병증
을 확인할 수 있기 때문입니다. 이제 실제로 진료실에서 어떤 진찰
을 하게 되는지 알아보도록 하겠습니다.

소아청소년 고혈압

소아청소년의 고혈압을 이해하려면 먼저 혈압이 무엇인지 알아
야 합니다. 혈압은 심장이 피를 온몸으로 보낼 때 혈관에 가해지는
압력입니다. 혈압을 재면 120/80처럼 두 개의 숫자가 나옵니다. 앞
의 큰 숫자인 수축기 혈압은 심장이 세게 뛸 때의 압력이고, 뒤의
작은 숫자인 이완기 혈압은 심장이 쉴 때의 압력입니다. 심장을 펌
프에 비유하면, 펌프가 물을 밀어낼 때와 다시 물을 빨아들일 때의
압력이 다른 것과 같습니다.

정확한 혈압 측정을 위해서는 올바른 방법으로 측정해야 합니다.
혈압 측정 전에는 조용한 방에서 5분 정도 앉은 자세로 안정을 취

해야 하며, 오른팔에서 측정하되 팔은 심장과 같은 높이에 위치시켜야 합니다. 소아청소년은 팔의 길이나 둘레도 나이에 따라 다르므로 혈압대의 크기도 중요합니다. 너무 좁은 혈압대를 사용하면 혈압이 실제보다 높게 측정되고, 너무 넓은 것을 사용하면 낮게 측정되기 때문입니다. 처음 병원에 오거나 긴장한 상태에서는 혈압이 높게 나올 수 있으므로, 정확한 진단을 위해서는 각각 다른 날에 세 번 이상 측정하여 판단해야 합니다.

소아청소년의 고혈압 진단 기준은 성인과 달리 연령에 따라 다르게 적용됩니다. 소아 비만의 체질량지수 기준을 백분위수로 정하는 것처럼, 13세 미만 소아의 고혈압도 백분위수를 기준으로 정합니다.

13세 미만 소아의 경우 정상 혈압 기준은 90백분위수 미만이며, 90백분위수 이상이면 혈압이 높다고 봅니다. 그리고 혈압이 95백분위수 이상이면 고혈압으로 정의합니다.

13세 이상 청소년은 백분위수 값 대신 혈압 자체의 값을 이용합니다. 정상 혈압은 120/80mmHg 미만, 고혈압 전단계는 120/80~129/80mmHg, 고혈압은 130/80mmHg 이상으로 분류합니다.

그렇다면 13세 미만 소아 혈압 백분위수의 기준은 어떻게 될까요? 소아 혈압 기준은 나라마다 다른데, 우리나라 10~12세 소아 혈압 기준은 다음 표에 있습니다. (표 3-6)

예를 들어, 11세 여자 어린이의 혈압이 129/81mmHg이라고 하면, 수축기 혈압은 129mmHg로 11세 여아 95백분위수 기준인

성별	연령	수축기 혈압(mmHg)		이완기 혈압(mmHg)	
		90백분위수	95백분위수	90백분위수	95백분위수
남자	10	115	120	71	74
	11	118	122	73	76
	12	120	124	75	78
여자	10	115	119	73	76
	11	117	121	74	77
	12	118	122	75	78

표 3-6 우리나라 소아 혈압 기준
Korean Circulation Journal, 2019 Dec;49(12):1167-1180

121mmHg보다는 높으므로 고혈압에 해당합니다. 이완기 혈압도 81mmHg로 11세 여아 95백분위수 기준인 77mmHg보다 높으므로 고혈압에 해당합니다.

소아 비만의 신체 진찰

실제 소아 비만 진료의 진찰에서는 비만과 관련된 여러 가지 신호들을 함께 확인합니다. 먼저 2장에서 설명했던 이차비만의 원인 중 갑상선저하증이 있는지 알아보기 위해 갑상선을 봅니다. 목앞을 만져보면 살짝 튀어나온 부분이 있죠? '아담의 사과'라고 부

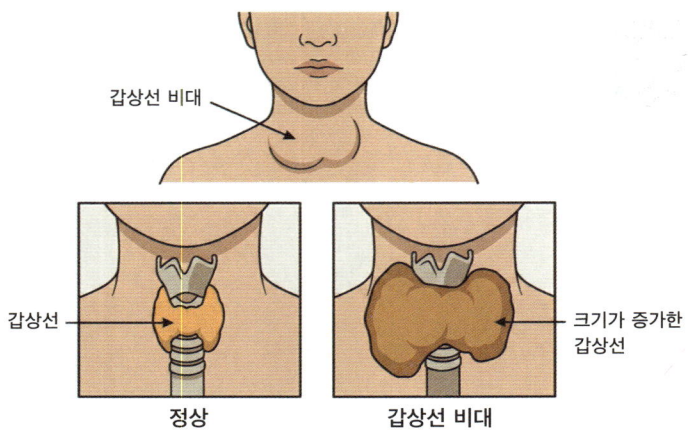

갑상선 비대

갑상선

크기가 증가한
갑상선

정상   갑상선 비대

그림 3-7 갑상선 비대 소견

르는 부분인데, 실제 이름은 '갑상연골'이라고 합니다. 이 갑상연
골 아래 양 옆에 갑상선이 나비 모양처럼 있는데, 갑상선의 크기가
커져 있으면 갑상선저하증을 의심해볼 수 있습니다. 단, 갑상선저
하증이 있더라도 갑상선의 크기가 정상인 경우도 있습니다. (그림
3-7) 혈액 검사 중 갑상선 기능 검사를 통해 갑상선저하증 유무를
확인할 수 있습니다.

비만이 심한 경우 목덜미나 겨드랑이 등 살이 접히는 부위가 까
맣고 거칠어지는 변화가 나타날 수 있습니다. 이를 '흑색극세포증'
이라고 하는데, 이는 인슐린 저항성의 신호입니다. 많은 사람들이
때가 낀 것으로 오해하지만, 실제로는 비만으로 인한 호르몬 변화
때문에 나타나는 증상입니다. (그림 3-8)

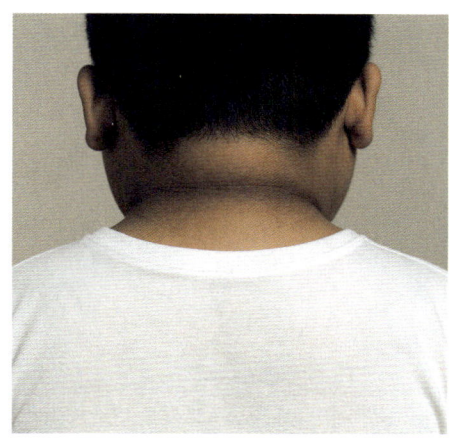

그림 3-8   흑색극세포증

배를 진찰할 때는 배꼽 주변에 보라색 선들이 뻗어 나오는 '자색 선조'를 확인합니다. 이는 비만이 심할 때 나타나지만, 2장에서 설명했던 이차비만의 원인 중 하나인 쿠싱증후군의 징후일 수도 있습니다. 쿠싱증후군에서는 자색선조 외에도 체모 증가, 여드름, 얼굴이 달덩이처럼 둥글어지는 변화가 관찰되며, 복부 비만이 두드러지는 것이 특징입니다. 혈액 검사 중 코르티솔과 부신피질 자극호르몬(ACTH) 검사를 시행하여 평가를 하는데, 더 정확한 검사를 위해서는 24시간 동안 소변을 모은 후 소변 속의 코르티솔 양을 확인하기도 합니다.

체모가 많아지는 증상과 여드름은 쿠싱증후군의 증상이기도 하지만 다낭성 난소증후군의 증상이기도 합니다. 2장에서 설명했던

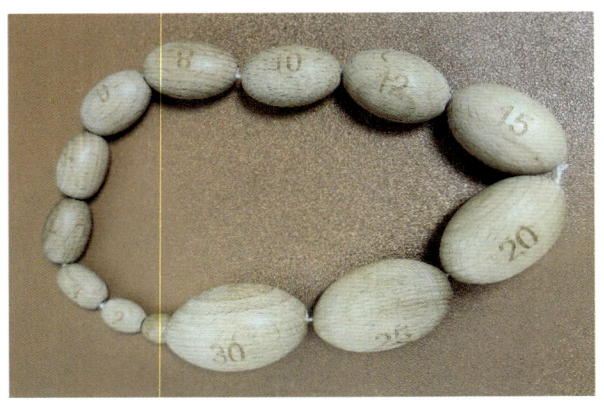

그림 3-9 고환측정기

다낭성 난소증후군은 여자아이에서 나타나는 질환으로, 남성호르몬 과잉과 인슐린 저항성이 특징입니다. 주로 복부 비만이 심하며, 남성호르몬의 영향 때문에 다낭성 난소증후군에서는 특히 체모가 남성적인 패턴으로 나타납니다. 즉, 콧수염, 턱수염, 구렛나루, 가슴과 배꼽 주변, 허벅지 안쪽과 같은 곳에 체모가 많아지는 것이 특징입니다. 그리고 인슐린 저항성 때문에 흑색극세포증을 동반하기도 합니다. 평가를 위해 혈액 검사로 남성호르몬과 인슐린 저항성을 확인하고, 초음파 검사로 난소 상태를 확인합니다.

비만이 있는 아이들은 또래보다 사춘기가 빨리 시작되거나 더 빠르게 진행하는 경우가 많아, 사춘기가 얼마나 진행되었는지 확인하는 과정도 필요합니다. 남자아이의 경우에는 고환 크기를 기준으로 사춘기 여부를 판단합니다. 이때 사용하는 도구가 있는데, 바로 고환측정기(Orchidometer)입니다. 구슬처럼 생긴 작은 알들이 줄에 연결되어 있고, 각각 실제 고환과 비슷한 모양과 질감을 가지고 있습니다. 크기는 작은 어린아이 크기(1mL)부터 어른 크기(25mL)까지 다양하지요. 고환의 크기가 약 4mL 이상이 되면 사춘기가 시작되었다고 보고, 보통은 만 12~12.5세 전후에 이 시기에 도달합니다. (그림 3-9)

여아는 유방 발육 상태를 관찰합니다. 이를 태너 척도(Tanner stage)로 구분하는데, 유방 발달이 전혀 없는 상태가 1단계, 멍울이 잡히는 시기가 2단계입니다. 우리나라 여자아이들은 평균 만 11세경에 2단계로 들어서며, 4단계에서 초경이 나타나는 경우가 많습니다. 성숙이 완료된 어른 상태가 5단계입니다.

또한 남아에서는 음모 발달, 여아에서는 음모 발달과 초경 시기 같은 부가적인 징후도 함께 확인하여 사춘기 진행 정도를 종합적으로 평가합니다.

닥터송의 메시지

○ 고혈압 기준

   - 13세 미만: 수축기 또는 이완기 혈압이 95백분위수 이상

   - 13세 이상: 혈압이 130/80 mmHg 이상

○ 흑색극세포증: 목, 겨드랑이, 사타구니 피부가 까맣고 거칠어지는 현상으로 인슐린 저항성의 신호입니다.

○ 자색선조: 배에 보라색 줄무늬가 생기는 현상으로 고도비만일 때 나타나기도 하며, 쿠싱증후군 의심 소견일 수 있습니다.

○ 체모가 많아지는 증상: 쿠싱증후군이 있을 때도 체모가 많아지지만, 여아의 경우는 다낭성 난소증후군이 있을 때도 체모가 많아지기도 합니다.

○ 비만이 있을 경우 사춘기 진행이 빨라지며, 남자는 고환 크기, 여자는 유방 발육 상태를 확인하여 평가합니다.

비만 검사,
몸속 풍경을 함께 보다

어느덧 2주가 흘렀다. 민석은 마치 성적표를 받기 위해 교무실 앞에서 서 있는 기분이다. 평소에는 길게 느껴지던 진료 대기 시간이 오늘은 왠지 순식간에 지나가는 것 같다.

진료실 문을 여는 순간, 시원한 에어컨의 기운이 민석을 맞이한다. 민석은 땀이 배인 반팔 셔츠를 살짝 잡아당기며 의자에 앉는다. 한결은 여느 때처럼 미소로 민석을 맞이한다.

"민석이 왔구나! 벌써 2주가 지났네. 오늘 검사 결과가 다 나왔어. 우선, 갑상선 기능 검사는 정상이고 쿠싱증후군도 아니야."

미현은 안도한 표정으로 고개를 끄덕인다. 민석도 따라서 안도의 한숨을 내쉰다.

"공복 혈당이 116mg/dL, 당화혈색소는 6.2%. 민석이는 지금 당뇨병 전단계에 해당해."

"그럼 진짜 눈도 안 보이게 돼요?"

민석이 걱정스럽게 묻는다.

"아직 당뇨병이 시작된 것은 아니니까 기회가 있지! 지금부터 열심히 노력하면 충분히 정상 혈당이 될 수 있어. 그런데 간수치도 높고, MRI에서 지방간이 확인됐어. LDL-콜레스테롤은 132mg/dL이고, 중성지방도 201mg/dL라서 이상지질혈증도 있어."

미현이 가슴을 들썩이며 한숨을 쉬지만 소리는 나지 않는다.

"성장판은 아직 열려 있지만 또래들보다 1년 정도 빨라. 성장판이 빨리 닫힐 수 있다는 뜻이지. 단순히 체중만 높고 실제로는 건강에 문제가 없는 사람들도 있지만 민석이는 체중과 체지방률이 모두 높고 비만에 의한 합병증도 발생하고 있어. 이러한 경우를 임상적 비만병이라고 해. 즉, 단순히 체중이 높은 상태가 아니라 병적인 상태라는 뜻이야."

비만 진료에서는 민석이처럼 비만에 의한 합병증이 발생했는지 확인하는 검사를 하게 됩니다. 당화혈색소 6.2%, 공복 혈당 116mg/dL, 중성지방 201mg/dL…. 이런 숫자들이 도대체 무엇을 의미하는 것일까요?

당뇨병 검사

혈당 검사는 당뇨병 위험을 확인하는 가장 중요한 검사입니다. 우선 공복 여부와 상관없이 혈당이 200mg/dL 이상이면서 당뇨병의 전형적인 증상이 있으면 당뇨병으로 진단합니다. 당뇨병의 증상은 물을 많이 마시고, 소변을 많이 보고, 잘 먹는데도 체중이 감소하는 증상입니다. 공복 혈당은 8시간 이상 굶은 상태에서 측정하며, 100~125mg/dL이면 당뇨병 전단계, 126mg/dL 이상이면 당뇨병에 해당합니다. 당화혈색소(HbA1c)는 최근 3개월간의 평균 혈당을 보여주며, 5.7~6.4%이면 당뇨병 전단계, 6.5% 이상이면 당뇨병에 해당합니다. 즉, 민석이는 공복 혈당과 당화혈색소 모두 당뇨병 전단계에 해당하는 것이지요.

검사 결과가 애매한 경우 경구 포도당 부하 검사를 시행하기도 합니다. 경구 포도당 부하 검사는 우리 몸이 포도당을 얼마나 잘 처리하는지 알아보는 검사입니다. 포도당 용액을 마신 후 2시간 뒤 혈당을 측정합니다. 경구 포도당 부하 검사 2시간 후 혈당이 140~199mg/dL이면 당뇨병 전단계이며, 200mg/dL 이상이면 당뇨병에 해당합니다. 이 내용을 정리하면 다음 표와 같습니다. (표 3-7)

표에 적힌 기준 중에서 1번은 그 자체로 당뇨병으로 진단이 가능하고, 나머지 2~4번은 애매한 결과를 보일 경우 재검사가 필요합니다.

1	당뇨병의 전형적인 증상(물을 많이 마시고 소변을 많이 보거나 체중이 감소하는 증상)이 있으면서, 식사 시간과 관계없이 측정한 혈당이 200mg/dL 이상인 경우.
2	8시간 이상 금식 후 측정한 혈당 농도가 126mg/dL 이상인 경우.
3	경구 포도당 부하 검사 시, 포도당 부하 후 2시간 혈장 포도당 농도가 200mg/dL 이상인 경우.
4	당화혈색소(HbA1c) 수치가 6.5% 이상인 경우.

표 3-7 당뇨병의 진단 기준

지방간 검사

간이 얼마나 건강한지 알아보기 위해 가장 먼저 하는 검사는 혈액 검사입니다. 이때 주로 확인하는 수치가 'ALT'입니다.

ALT는 간에서 일하는 작은 일꾼들이라고 생각하면 됩니다. 평상시에는 이 일꾼들이 간 안에서 열심히 일하고 있지만, 간이 손상되면 일꾼들이 간 밖으로 튀어나와 혈액 속에서 발견됩니다. 마치 공장에 화재가 나면 일하던 사람들이 밖으로 대피하는 것과 같은 상황입니다.

정상 기준 남자 아이는 26IU/L 미만, 여자 아이는 22IU/L 미만입니다. 하지만 여기서 조금 복잡한 점이 있습니다. 간 효소 수치가 높다고 해서 무조건 지방간인 것은 아닙니다. 다른 이유로도 간이 손상될 수 있거든요. 반대로 지방간이 있는데도 간 효소 수치가 정상인 경우도 꽤 많습니다. 이는 마치 감기에 걸렸는데 열이 안 나는 경우와 비슷합니다. 증상이 없다고 해서 병이 없는 건 아니죠.

따라서 ALT 수치가 정상 기준보다 지속적으로 높으면, 간의 상태를 들여다볼 수 있는 영상 검사를 해야 합니다. 영상 검사 중 가장 정확한 영상 검사는 MRI입니다. MRI 검사는 방사선이 없어 몸에 해롭지 않으면서 지방간의 심한 정도를 정확하게 측정합니다. 정상적인 간에서 지방이 차지하는 비율은 6% 미만이라서, 간의 지방 비율이 6% 이상이면 지방간으로 진단합니다.

하지만 MRI는 비용이 높다는 단점이 있습니다. 그리고 촬영할 때 움직이지 않아야 하는데, 어린이들은 이렇게 가만히 있는 것이 어려울 수 있습니다. 이러한 경우 대안으로 시행하는 검사 방법이 복부 초음파입니다. 초음파는 MRI에 비해 간편하다는 장점이 있습니다. 하지만 한계도 있습니다. 지방간이 얼마나 심한지 정확하게 보기는 어렵고, 때로는 지방간이 실제로 있는데도 정상으로 나오는 경우도 있습니다.

이상지질혈증 검사

혈액 속 콜레스테롤을 확인하는 지질 검사에서는 총 콜레스테롤, LDL-콜레스테롤, Non-HDL-콜레스테롤, HDL-콜레스테롤, 중성지방을 측정합니다. 우리 몸에서 각 콜레스테롤이 하는 역할은

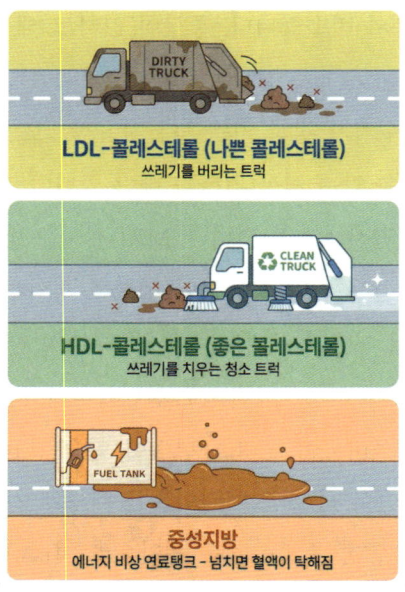

그림 3-10 　콜레스테롤의 역할

다음과 같습니다. (그림 3-10)

　콜레스테롤은 혈관(도로)에서 쓰레기를 운반하는 트럭에 비유할 수 있습니다. LDL-콜레스테롤은 '나쁜 콜레스테롤'로, 도로에 쓰레기를 버리고 다니는 트럭과 같습니다. 이 트럭이 많아지면 혈관 벽에 기름때가 쌓여서 혈관이 막힐 수 있어요.

　반대로 HDL-콜레스테롤은 '좋은 콜레스테롤'로, 도로의 쓰레기를 치워주는 청소 트럭 역할을 합니다. 그래서 다른 콜레스테롤과 달리 HDL-콜레스테롤은 수치가 높을수록 좋습니다. 청소 트럭이 부족하면 도로가 더러워지는 것처럼, HDL-콜레스테롤이 낮으면 오히려 이상지질혈증으로 분류됩니다.

중성지방은 우리 몸의 '에너지 비상 연료탱크'입니다. 하지만 탱크가 넘쳐 도로(혈관) 위로 기름이 흘러나오면 문제가 생깁니다. 기름이 고여 있으면 도로가 지저분해지고 흐름이 막히는 것처럼, 혈액도 탁해져서 잘 흐르지 못하게 됩니다. 특히 이 기름기는 도로를 청소하는 청소차(HDL-콜레스테롤)의 움직임을 방해해서, 결국 도로 전체가 망가지는 결과를 초래합니다.

콜레스테롤 검사를 정확하게 하려면 최소 9시간, 가급적 12시간 이상 아무것도 먹지 않아야 합니다. 음식을 먹으면 콜레스테롤 수치가 일시적으로 올라가기 때문이죠. 소아청소년은 성인과 정상의 기준이 다른데, 그 기준은 다음 표에 나와 있습니다. (표 3-8)

표에서 여러 가지 콜레스테롤 중 어느 하나라도 비정상 수치일

변수		정상	경계선	비정상
총 콜레스테롤 (mg/dL)		< 170	170~199	≥ 200
LDL-콜레스테롤 (mg/dL)		< 110	110~129	≥ 130
Non-HDL-콜레스테롤 (mg/dL)		< 120	120~144	≥ 145
중성지방 (mg/dL)	0~9세	< 75	75~99	≥ 100
	10~19세	< 90	90~129	≥ 130
HDL-콜레스테롤 (mg/dL)		> 45	40~45	< 40

표 3-8 소아청소년 이상지질혈증의 기준
Annals of Pediatric Endocrinology & Metabolism. 2020; 25(4), 199-207

경우 이상지질혈증으로 진단합니다. 이상지질혈증은 심혈관 질환의 위험을 높이므로 조기 발견과 치료가 중요합니다. 우선 생활습관으로 교정하는 것이 원칙이며, 생활습관 교정만으로도 호전되지 않으면 소아청소년이라 할지라도 약물 치료가 필요할 수 있습니다.

성장판 검사

1장에서 설명했던 것처럼 비만 아동은 성장판이 빨리 닫힐 수 있습니다. 따라서, 성장판 검사를 통해 뼈 나이가 실제 나이보다 앞서 있는지를 확인합니다.

성장판은 우리 뼈의 끝부분에 있는 연골 부위로, 마치 나무의 나이테처럼 아이의 성장 상태를 보여주는 중요한 지표입니다. 왼손을 촬영하는 이유는 촬영이 간단하고 뼈 발생의 진행 속도가 일정하기 때문입니다. 손목, 손가락 등 여러 부위의 뼈를 한번에 볼 수 있어서 성장 상태를 종합적으로 평가할 수 있습니다. 검사는 매우 간단합니다. 왼손을 엑스레이 기계 아래 올려놓고 잠깐 가만히 있으면 끝이에요. 아프지도 않고 몇 초면 완료됩니다.

뼈 나이가 실제 나이보다 앞서 있다는 것은 무엇을 의미할까요? 예를 들어 13세인 아이의 뼈 나이가 15세로 나온다면, 이는 성장 시계가 빨리 가고 있다는 뜻입니다. 마치 예정보다 일찍 출발하는 기차처럼, 성장이 예상보다 빨리 진행되고 있는 거죠. 문제는 성장판이 일찍 닫히면 키가 클 수 있는 시간도 그만큼 짧아진다는 점입니다. 성장판은 한 번 닫히면 다시 열리지 않기 때문에, 마치 제한 시간이 있는 게임처럼 키 클 기회도 정해진 시간 안에만 가능합니다.

수면다원검사

코골이나 수면 중 호흡장애 증상이 있으면 수면무호흡증에 대한 평가도 진행합니다. 비만한 아이들은 목 주변에 지방이 쌓이면서 기도가 좁아질 수 있습니다. 이로 인해 잠잘 때 숨쉬기가 어려지기도 합니다. 이러한 수면무호흡증을 평가하는 대표적인 검사가 수면다원검사(Polysomnography)입니다.

병원에서 하룻밤을 자면서 여러 장치를 통해 뇌파, 심장 박동, 호흡 패턴 등을 동시에 기록합니다. 아이가 평소처럼 잠을 자는 동안 이러한 신호를 분석하여, 수면 중에 호흡이 얼마나 자주 멈추는지, 산소 농도가 얼마나 떨어지는지, 깊은 잠에 들어가는 데 문제가 없는지를 확인할 수 있습니다. 검사 과정은 통증이 없고 안전하며, 정확한 진단과 치료 방침을 세우는 데 중요한 역할을 합니다.

○ 혈당 검사

  - 검사 전 8시간 이상 금식 필요

  - 공복 혈당 정상: 100mg/dL 미만

  - 당화혈색소 정상: 5.7% 미만

○ 지질 검사

  - 검사 전 최소 9시간, 가급적 12시간 이상 금식 필요

  - HDL-콜레스테롤은 낮은 경우, 다른 콜레스테롤은 높은 경우에 심혈관
    질환의 위험이 높아짐

○ 지방간 검사

  - ALT 정상 상한치: 남아 26IU/L 미만, 여아 22IU/L 미만

  - 영상 검사: 복부 초음파, MRI

○ 성장판 검사: 왼손 X-ray 촬영으로 뼈 나이 확인

○ 수면무호흡 평가: 코골이, 수면 중 자주 깨는 증상이 있으면 수면다원검사
  고려

'빠르게'가 아닌
'꾸준하게'

"삼촌, 저 이제 진짜 다이어트 할게요. 체중을 얼마나 많이 빼야 해요?"

"민석아, 체중 감량도 물론 필요하지만 그보다는 건강한 상태가 되는 것을 목표로 삼아야 해. 체중은 그 과정 중 하나일 뿐이야. 민석이는 아직 성장하고 있잖아. 성장하는 아이들이 너무 급격하게 체중을 줄이면 키 성장에도 문제가 생기고, 근육량도 줄어들어. 그리고 급격한 다이어트는 반드시 요요 현상을 가져와. 그러면 결국 원래 체중보다 더 늘어나게 되지."

"그럼 어떻게 해야 해요?"

"평생 실천할 수 있는 생활습관을 만드는 거야. 1년만 참고 견디는 다이어트가 아니라, 10년, 20년 후에도 자연스럽게 할 수 있는 습관 말이야."

미현이 무언가를 깨달은 표정으로 말한다.

"무리하지 않는 것이 중요한 거군요. 그런데 어떤 습관들을 만들어야 할지 조금만 더 구체적으로 알 수 있을까요?"

"우선 쉬운 것부터 시작해보죠. 첫째, 설탕이 들어간 음료수 끊기. 둘째, 스크린타임을 하루 2시간 이하로 줄이기. 셋째, 매일 1시간 운동하기. 이때, 운동은 꼭 거창한 것이 아니라 '조금 빠르게 걷기'만 해도 좋아요. 민석이는 지금 체중이 많이 나가서 걷기만 해도 충분한 효과가 있을 거예요. 민석아, 삼촌이 소아청소년과 전문의가 된 지 벌써 10년이 넘었는데, 가장 성공적인 다이어트를 한 아이들의 공통점이 뭔지 알아?"

"뭐예요?"

"조급해하지 않고, 작은 변화를 꾸준히 이어간 아이들이야. 하루아침에 달라지려고 하지 않고, 매일 조금씩 나아진 아이들 말이야."

민석은 마치 새로운 게임의 전략을 깨달은 듯한 표정으로 고개를 끄덕인다.

치료의 기본 철학: 꾸준히, 그리고 함께

한결이 민석에게 해준 조언은 소아 비만 치료의 핵심을 담고 있습니다. "체중 감량보다는 건강한 상태가 되는 것", "평생 실천할 수 있는 생활습관을 만드는 것", "작은 변화를 꾸준히 이어가는 것". 이 세 가지가 바로 소아 비만 치료의 가장 중요한 원칙이거든요. 많은 사람들이 다이어트를 하면 빠른 시간 안에 극적인 변화를 원하지만, 성장기 아이들에게는 이런 접근이 오히려 독이 될 수 있습니다.

왜 한결이 민석에게 "조급해하지 마"라고 했을까요? 그리고 왜 "작은 변화를 꾸준히"라고 강조했을까요? 일반적인 체중을 가진 친구들과 달리, 비만이 있는 친구들은 배고픔을 참는 것도, 운동을 시작하는 것도 훨씬 더 어렵습니다. 이것은 의지가 약해서가 아닙니다. 유전적 경향이나 호르몬 변화 때문에 같은 노력을 해도 다이어트가 더 어려운 거예요.

따라서 너무 무리한 목표보다는 "이 정도는 할 수 있겠다" 싶은 구체적인 목표를 세우는 것이 중요합니다. 예를 들어 "한 달에 10kg 빼기" 같은 무리한 목표보다는 "집에 갈 때 엘리베이터 대신 계단으로 올라가기"와 같은 작은 목표로 말이죠. 그 작은 목표가 습관이 되면 또 다른 작은 목표를 추가하는 것입니다. 너무 힘든 다이어트로 지치는 것보다는 평생 계속할 수 있는 건강한 습관을 만들어가는 게 훨씬 중요합니다.

비만 관리의 진짜 목표는 체중을 줄이는 것보다 건강해지는 거예요. 그리고 건강은 인생의 어느 한 순간에만 성취하면 끝나는 것이 아니라 평생 지켜나가야 하는 것입니다. 비만이 없는 사람들도 건강을 위해 평소에 음식을 조절하고 운동하잖아요? 마찬가지로 비만이 있는 친구들도 나이가 들어서까지 건강하게 살기 위한 생활습관을 지금부터 차근차근 만들어가면 됩니다.

이때 주변 사람들의 도움이 꼭 필요해요. 소아 비만은 한번 시작되면 혼자 힘으로 해결하기가 정말 어렵거든요. 비만이라는 걸 알게 되었을 때 "그냥 두고 보자"라는 생각은 위험합니다. 가족은 물론이고, 의사 선생님과 영양사, 운동 전문가, 심지어 학교 선생님과 친구들까지 모두 한 팀이 되어 적극적으로 협력해야 합니다. 마치 축구팀처럼 말이에요. 그리고 이 팀에서 가장 중요한 선수는 바로 아이와 부모님입니다. 단거리 달리기가 아니라 '오래 가는 팀 경기'라고 생각하면 됩니다. 아이의 비만 조절을 위한 음식 조절, 운동, 생활습관 바꾸기 등을 가족 모두 함께 해야 합니다.

연령별 체중 조절 목표

하지만 비만 합병증 검사를 자주 시행하기는 어렵습니다. 마치 학생의 실력을 평가하고 공부 의지를 돋우기 위해 중간중간에 쪽지시험을 치르듯이, 비만 치료 과정에서는 체중과 체질량지수가 간편하고 실용적인 평가 지표로 사용됩니다. 즉, 체중과 체질량지수 관리를 건강으로 가기 위한 유용한 수단으로 이용하는 것이지요.

성인은 성장이 멈춘 상태이기 때문에 비만이 있는 경우 일반적으로 체중을 줄이는 것을 목표로 합니다. 하지만 소아청소년은 성

연령	체질량지수 범위	체중 목표
2~5세	85~94백분위수(과체중)	체중 유지 또는 증가 속도 둔화
	95백분위수 이상(비만)	체중 유지 또는 한 달에 0.5kg 이하 감량
6~11세	85~94백분위수(과체중)	체중 유지 또는 체중 증가 속도 둔화
	95~99백분위수(비만)	1달에 0.5kg 이하 감량
	99백분위수 이상(고도비만)	1주에 1kg 미만의 체중 감량
12~18세	85~94백분위수(과체중)	체중 유지 또는 1달에 0.5kg 이하 감량
	95백분위수 이상(비만 및 고도비만)	1주에 1kg 이하의 체중 감량

표 3-9 연령 및 체질량지수 범위에 따른 체중 감량 목표

장을 하고 있는 상태이므로 사실 체중을 유지하기만 해도 키 대비 체중인 체질량지수가 감소합니다. 예를 들어, 민석이의 경우 키 159cm, 체중 80kg라서 체질량지수가 31.6kg/m²인데, 체중은 그대로 유지하더라도 키가 2cm 크면 키 161cm, 체중 80kg라서 체질량지수가 30.9kg/m²로 감소하게 되는 셈이지요.

키가 크고 있는데 체중을 많이 줄이게 되면 성장이 멈춰 있는 성인에 비해서 상대적으로 체중이 더 급격하게 줄어드는 셈이 됩니다. 그렇게 되면 요요 현상이 올 위험도 높아지고, 성장에 필요한 영양소 섭취가 부족해질 가능성도 큽니다. 즉, 나이가 어릴수록 체중을 줄일 때 더 조심해야 하고, 나이가 많을수록 조금 더 적극적으로 감량할 수 있습니다. 각 연령에 따른 체중 조절 목표는 위의 표와 같습니다. (표 3-9)

지민이와 수현이는 중학교 1학년(13세) 여학생으로 둘 다 비슷한 체격이었습니다. 지민이는 키 157cm, 체중 64kg, 체질량지수 26.0kg/m^2, 허리둘레 79cm였고, 수현이는 키 155cm, 체중 62kg, 체질량지수 25.8kg/m^2, 허리둘레 78cm였습니다. 둘 다 체질량지수가 95~99백분위수 사이로 비만이고, 허리둘레는 90백분위수 이상으로 복부 비만에 해당했죠. 여름이 다가오자 두 친구 모두 다이어트를 시작하기로 했지만, 접근 방법은 완전히 달랐습니다.

지민이는 여름에 수영복을 입기 위해 두 달 만에 8kg을 빼겠다고 다짐했습니다. 하루 한 끼만 먹으면서 하루 총 열량을 500kcal 이하로 제한하고, 매일 2시간씩 고강도 운동을 하며, 탄수화물을 거의 끊었습니다. 처음 한 달 동안은 4kg 감량에 성공해서 SNS에 올리고 친구들에게 자랑도 했습니다. 그런데 자꾸 체력이 떨어지고 학교에서 수업에 집중하기도 어려워졌어요. 두 달 후에는 키 성장이 멈추고 근육량이 줄어들면서 극심한 스트레스를 받게 되었습니다. 결국 세 달 후 참을 수 없는 배고픔에 폭식을 하게 되면서 요요 현상이 왔습니다. 원래 체중보다 3kg이 더 늘어나 67kg이 되고, 허리둘레도 전보다 4cm 더 늘어나서 83cm가 되었습니다.

반면 수현이는 체중보다는 건강한 생활습관을 만드는 것을 목표로 했습니다. 체중은 한 달에 0.5kg씩만 천천히 감량하기로 하고 작은 변화부터 시작했어요. 처음 두 달 동안은 매일 마시던 콜라를 탄산수나 보리차로 바꾸고, 스마트폰 사용 시간을 하루 3시간에서 2시간으로 줄이면서 가족들과 매일 1시간 동안 산책을 했습니다. 그 다음 두 달 후에는 과자나 아이스크림을 먹는 대신 과일로 바꾸고, 엘리베이터 대신 계단을 이용하기 시작했습니다. 그리고 마지막 두 달에는 야채나 생선 반찬을 많이 먹는 대신 밥양을 줄이고, 스마트폰 사용 시간을 하루 1시간으로 줄이면서 헬스장에도 1주일에 세 번씩 가는 스케줄을 추가했습니다.

6개월 후 수현이는 1kg을 감량해 61kg이 되었고, 그 사이에 키도 3cm 자라서 158cm가 되었습니다. 체중을 목표만큼 감량하지는 못했지만 키가 크면서 체질량지수가 25.8kg/m^{2}에서 24.4kg/m^{2}으로 개선되었고, 무엇보다 허리둘레가 4cm나 줄면서 74cm가 되었습니다. 체중이 많이 줄지는 않았지만 실제로 내장지방은 상대적으로 더 많이 줄어든 것이지요. 게다가 비만이 개선되니 체력이 향상되면서 학업 성적도 더 좋아졌고, 몸이 가벼워지니 운동도 더 재미있어졌습니다.

지민이는 빠른 결과를 추구하다가 실패와 요요 현상을 겪었지만, 수현이는 작은 것부터 실천하여 지속 가능한 생활습관을 만들었습니다. 이처럼 무리한 다이어트보다는 작은 변화부터 차근차근 시작하는 것이 건강으로 이어지는 것입니다.

앞 사례에서 볼 수 있듯이 체중 숫자는 다이어트의 최종 목표가 되어서는 안 됩니다. 비만 관리는 건강해지는 것이 목표이고, 체중은 건강 상태를 확인하기 위한 하나의 방법일 뿐이라는 걸 항상 기억해야 해요.

"삼촌, 그런데 작은 습관부터 실천해서 정말 다이어트에 성공할 수 있을까요?"

"음, 실제로 소아 비만 다이어트가 쉽지는 않아. 특히, 나이가 들수록, 그리고 비만이 심해질수록 다이어트가 점점 더 어려워져. 그래서 최신 지침에서는 체중 감량 속도는 천천히 하되, 'No wait and see', 즉, 다이어트의 시작은 가능한 빨리 하는 것을 권해."

"일단 비만이 되고 있다는 생각이 들면 방치하지 말고 적극적으로 관리하되, 시작하면 너무 조급해하지는 말라는 거죠?"

"응, 맞아. 그리고 다이어트가 정말 쉽지 않기 때문에 미국소아청소년과학회 지침에서는 'comprehensive and intensive treatment', 즉 가능한 모든 방법을 동원해서 집중적으로 관리를 해야 한다고 권해. 식이, 운동, 생활습관, 가족의 도움은 물론이고, 약물이나 수술까지도 포함해서."

"약물이나 수술까지도요?"

"응, 실제로 생활습관 관리만으로 성공하지 못하는 경우가 많아서 그럴 때는 더 적극적인 방법을 사용해야 하기도 해. 비만이라는 녀석은 만만치 않기 때문에 비만과의 전쟁을 할 때는 모든 무기를 동원해야 한다는 뜻이지. 하지만 언제나 식단과 운동이 가장 기본이 되어야 해."

"전쟁이라… 삼촌, 저 한번 비만이라는 녀석과 잘 싸워볼게요. 무기 사용법 좀 알려주세요."

"좋아, 운동에 대해서는 삼촌이 나중에 같이 운동하면서 자세히 알려줄게. 사실 다이어트에서 가장 핵심은 식단 관리야. 건강한 식단 관리는 비만이 없는 사람들도 해야 하는 것이기도 해. 이 부분에 대해서는 영양사 선생님이 잘 알려주실 거야. 민석이가 작성해온 식사일기도 분석해주실 거고. 삼촌은 오후에 강의가 있어서 함께 가지는 못하지만, 영양사 선생님이 평생 실천할 수 있는 식단 관리에 대해 자세하게 설명해주실 거야."

민석은 비장한 표정으로 고개를 끄덕인다.

"네, 삼촌. 영양사 선생님께 많이 배우고 올게요!"

닥터송의 메시지

- 소아 비만의 치료는 혼자 힘으로는 어렵습니다. 가족과 전문가가 한 팀이 되어야 합니다.

- 급격한 체중 감량보다는 평생 실천할 수 있는 건강한 생활습관을 만드는 것이 목표입니다.

- 생활습관 변화는 작은 목표부터 정하여 실천하는 것이 좋습니다.

4장

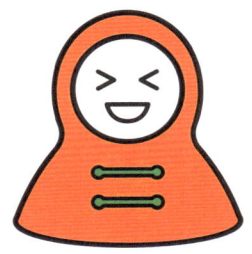

식탁 위의 비밀,
식단 위의 진실

내 몸에 맞는
열량 찾기

영양상담실 문을 열자, 방 안에서 밝은 목소리가 들려온다.

"안녕하세요! 한유정 영양사입니다. 민석이 맞죠?"

유정의 미소는 마치 한겨울 창문에 닿은 아침 햇살처럼 따스하다. 민석은 경계하던 표정을 풀고 고개를 끄덕인다. 영양사라고 하면 채소만 먹으라고 잔소리할 것 같았는데, 생각보다 친근한 분위기다.

"자, 민석이가 일주일 동안 적어준 식사일기를 봤어요. 우와, 진짜 성실하게 적었어요! 이걸 보니 민석이 하루가 다 보이더라고요."

유정이 모니터 화면을 돌려 보여준다. 민석의 일주일이 엑셀 표처럼 정리되어 있다. 아침에 먹은 시리얼 한 그릇, 점심 급식의 돈가스와 떡볶이, 방과 후 편의점 삼각김밥, 저녁 치킨과 콜라, 그리고 야식으로 먹은 라면까지.

화면을 보던 미현이 놀라면서 말한다.

"아니, 너 언제 저렇게 많이 먹었어? 선생님, 저 정도면 권장 열량 훨씬 넘는 거죠? 이제부터 양을 확 줄여야겠어요. 절반만 먹게 할게요."

유정이 웃으며 고개를 젓는다.

"어머님, 그 마음 너무 잘 알아요. 그런데 무작정 적게 먹으면 우리 몸이 위기 모드로 들어가요. 마치 겨울에 난방비가 아까워서 보일러를 아예 꺼버리면, 집 전체가 얼어붙는 것처럼요. 우리 몸도 칼로리가 부족하다고 느끼면 '아, 굶고 있구나!' 하고 에너지를 아끼려고 기초대사량을 확 떨어뜨려요. 그럼 조금만 먹어도 살이 찌는 체질로 바뀌는 거죠."

미현이 조심스럽게 묻는다.

"너무 적게 먹으면 요요 현상이 오는 거군요. 그럼 선생님, 얼마나 먹어야 하는 건지 알 수 있을까요? 너무 많지도, 적지도 않게요."

"아, 궁금하시죠? 간단하게 계산하는 방법이 있긴 해요. 민석이는 열세 살이니까…"

유정이 노트에 수학 공식을 적는다.

$1,000 + (100 \times 나이) = 권장 열량$

"민석이는 열세 살이니까….

$$1,000 + (100 \times 13) = 2,300$$

2,300칼로리네요. 대략 하루에 그 정도 먹으면 된다는 거죠. 물론 활동량이 많으면 더 필요하고, 적으면 덜 필요할 수도 있어요. 그런데 사실 칼로리 계산에 너무 집착하지는 않는 것이 좋아요. 대신 민석이의 몸이 어떻게 변하는지를 관찰하는 거죠. 체중이 조금씩 줄거나 유지되면서 키는 잘 크는지, 허리둘레가 줄어드는지, 그리고 무엇보다 중요한 건…."

유정이 민석의 얼굴을 들여다본다.

"민석이가 더 활기차고 건강해졌는지예요. 비만이 개선되면 컨디션도 좋아지거든요. 마치 자동차에 딱 맞는 기름을 넣은 것처럼요. 너무 많이 넣으면 넘치고, 너무 적게 넣으면 시동이 꺼지잖아요. 우리 몸도 그래요. 그래서 체중, 허리둘레, 컨디션 그리고 검사 결과를 보면서 조금씩 조절하는 거예요."

미현이 고개를 끄덕인다.

"그럼 계산기 두드리면서 칼로리를 재는 것보다, 몸이 보내는 신호를 잘 읽는 게 더 중요하다는 거네요?"

"바로 그거예요!"

권장 열량 산출 방법

비만 관리를 할 때 제일 많이 듣는 말 중에 하나가 '적게 먹어라'

입니다. 물론 음식을 지나치게 많이 먹으면 비만이 심해지는 것은 맞습니다. 탄수화물, 단백질, 지방은 모두 우리 몸에 꼭 필요한 영양소이지만, 필요한 양보다 많으면 결국 지방조직에 쌓이게 되거든요.

그렇다면 음식 내 열량을 구하고 권장 열량과 비교하여 음식 섭취를 조절하는 다이어트는 정말 효과가 있을까요? 그리고 실제로 어떻게 할 수 있을까요?

우선 권장 열량을 실제로 어떻게 산출하는지 알아보겠습니다. 숫자가 많이 나올 텐데 너무 걱정하지 마세요. 열량 산출법을 외울 필요는 전혀 없으니까요. 상세한 원리보다는 이러한 측정 방식이 있다는 점 위주로 이해하고 넘어가도 충분합니다.

제일 간단한 방법은 트레이스만(Traisman) 공식입니다. 1,000 + (나이 × 100)으로 계산하면 되는데, 민석이는 13세이니까 2,300kcal입니다.

연령을 더 세분화하고 성별까지 고려한 권장 열량도 있습니다. (표 4-1) 민석이는 12~14세 구간에 속하는 남자이니 2,500kcal입니다.

하지만 실제 열량 요구량에는 체중과 신체 활동도 영향을 미칩니다. 이렇게 연령, 성별, 체중, 신체 활동을 모두 고려한 열량을 산출하는 방법은 매우 복잡하지만 최근에는 AI의 발전 덕분에 이를 이용하여 열량 요구량을 쉽게 산출할 수 있습니다. 가장 표준적인 열량 요구량 산출 방법은 '2020 한국인 영양소 섭취 기준'에서 제

연령	남자	여자
0~5개월	500	500
6~11개월	600	600
1~2세	900	900
3~5세	1,400	1,400
6~8세	1,700	1,500
9~11세	2,000	1,800
12~14세	2,500	2,100
15~18세	2,800	2,000
19~29세	2,600	2,000
30~49세	2,500	1,900
50~64세	2,300	1,800
65~74세	2,100	1,600
75세 이상	2,000	1,500

표 4-1 연령과 성별을 고려한 권장 열량(kcal)

시하는 방법인데, 이러한 기준과 비만 아동의 연령과 신체 정보, 활동 정보를 AI에게 제시하면 열량 요구량을 간단하게 계산해줍니다. 예를 들어 ChatGPT에게 다음 그림과 같이 민석이에게 해당하는 정보를 입력하면 그에 맞는 에너지 필요량을 산출해줍니다. (그림 4-1)

한국 영양소 섭취기준에 맞춰서 다음에 해당하는 아이의 에너지 필요량을 표준체중 기준으로 산출해줘.

성별: 남자
나이: 13세
키: 160cm
체중: 80kg
활동: 저활동적

기준: **2020 한국인 영양소 섭취기준**

EER 공식 (남자 9-18세)

$EER = 88.5 - (61.9 \times age) + PA \times (26.7 \times weight + 903 \times height) + 25$

값

- age = 13
- weight = **표준체중 52 kg**
- height = 1.60 m
- PA(저활동) = 1.13

계산

1. $88.5 - (61.9 \times 13) = -716.2$
2. $26.7 \times 52 = 1388.4$
3. $903 \times 1.6 = 1444.8$
4. $1.13 \times (1388.4 + 1444.8) = 3201.1$
5. $-716.2 + 3201.1 + 25 = \mathbf{2509.9}$

결과

➡️ **에너지 필요량(EER): 약 2,510 kcal/day (표준체중 기준)**

그림 4-1 ChatGPT를 활용한 에너지 필요량 산출

음식 내 열량 산출 방법

그렇다면 음식에 들어 있는 열량은 어떻게 알 수 있을까요? 먼저 공산품의 경우 각 제품에서 제공하는 영양정보 표시를 보면 됩

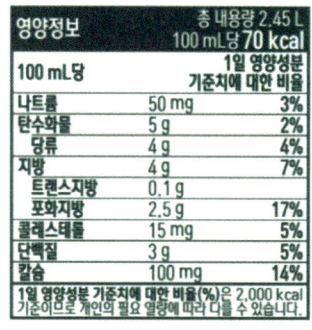

영양정보	총 내용량 2.45 L
	100 mL당 **70 kcal**

100 mL당		1일 영양성분 기준치에 대한 비율
나트륨	50 mg	3%
탄수화물	5 g	2%
당류	4 g	4%
지방	4 g	7%
트랜스지방	0.1 g	
포화지방	2.5 g	17%
콜레스테롤	15 mg	5%
단백질	3 g	5%
칼슘	100 mg	14%

1일 영양성분 기준치에 대한 비율(%)은 2,000 kcal 기준이므로 개인의 필요 열량에 따라 다를 수 있습니다.

그림 4-2 영양정보의 예시

니다. 예를 들어, 위 그림은 제가 즐겨먹는 무설탕 플레인 요거트에 붙어 있는 영양정보입니다. (그림 4-2)

이 제품의 전체 용량은 2.45리터, 즉 2,450ml인데 영양성분은 100ml를 기준으로 하고 있네요. 100ml당 열량이 70kcal입니다. 따라서, 전체 용량인 2,450ml에는 1,715kcal가 들어 있죠. 그 외 나트륨, 탄수화물, 당류, 지방과 같은 각 영양소의 성분도 제공하고 있네요.

그런데 공산품이 아닌 경우는 열량이나 영양정보를 어떻게 알 수 있을까요? 우리나라에서는 농업진흥청에서 만든 국가표준식품 성분표를 대표적인 기준으로 이용할 수 있습니다. 검색 엔진에서 '농업진흥청 국가표준식품성분표'라고 검색해도 찾을 수 있고 다음 QR 코드를 통해 접근하실 수도 있습니다.

국가표준식품성분표 QR

　이렇게 일일히 찾아보는 과정이 번거롭지만 다행히도 요즘에는 권장 열량과 음식 내 열량을 산출해주는 스마트폰 앱들이 있어서 어느 정도 참고는 할 수 있습니다. 하지만 대부분의 앱은 성인을 기준으로 개발이 되어 있으며, 연령에 따라 성장 속도와 대사 상태가 역동적으로 변하는 소아청소년에게 그대로 적용하는 데에는 한계가 있습니다.

　게다가 음식에 표시된 열량 자체도 완전히 정확한 것은 아닙니다. 음식물 내 열량은 음식을 태워서 나오는 열을 측정하거나 탄수화물, 단백질, 지방을 분석하여 계산하는 것인데, 이러한 열량은 조리법에 따라 달라지며, 사람마다 흡수율조차 다릅니다. 그리고 같은 열량이라 하더라도 음식마다 흡수 방식이 다르죠. 예를 들어 100kcal의 사탕과 100kcal의 견과류는 흡수 속도나 흡수율이 크게 다릅니다.

저열량 다이어트의 한계

　이처럼 정확하게 열량을 계산하는 것은 어렵지만 다이어트를 정밀하게 하고자 하는 의지가 강할 때는 어느 정도 참고할 수 있습니다. 실제로 비만이 심해지고 있을 때 현재 섭취 중인 열량이 너무 높지 않은지 점검해보는 것은 의미가 있습니다. 앞서 말씀드렸듯이 과잉 섭취는 비만의 악화로 이어지기 때문입니다.

그런데 이미 비만이 심해서 비만도를 개선해야 하는 경우는 어떨까요? 열량을 계산하여 권장량보다 적게 먹으면 정말 다이어트에 성공할 수 있을까요? 그리고 건강한 상태가 될 수 있을까요?

매번 열량을 산출하는 것이 어렵기 때문에 실제로 많은 비만 환자들이 계산을 정밀하게 하기보다는 무조건 적게 먹는 다이어트를 시도하고는 합니다. 또는 체중을 빠르게 감량하기 위해 목표 열량을 매우 낮게 잡아 극단적인 저열량 다이어트를 하는 경우도 있습니다. 이러한 다이어트가 초기에는 체중 감량으로 이어지기도 하지요.

그런데 이렇게 적게 먹는 다이어트는 때로는 적정 체중 감량 속도를 넘어서기도 합니다. 지나치게 체중이 빨리 줄어드는 것이지요. 저열량 다이어트는 단기간에 체중 자체를 줄일 수는 있으나 지나치면 오히려 건강을 해치고, 성장까지 방해하며, 장기적으로 요요 현상의 위험도를 높일 수 있습니다. 왜 이런 일이 생길까요?

첫째, 지나친 저열량 다이어트로 에너지가 부족해지면 우리 몸은 자동으로 '절전 모드'에 들어갑니다. 스마트폰 배터리가 20% 이하로 내려가면 자동으로 화면 밝기가 낮아지고, 백그라운드 앱이 줄어드는 것처럼, 우리 몸도 에너지를 덜 사용하는 방향으로 적응합니다. 오래 앉아 있게 하고(피로감에 의한 활동 감소), 체온을 낮추고,

움직일 때 에너지를 덜 쓰도록 바뀝니다. 동시에 배고픔 신호(그렐린)는 커지고, 포만감 신호(렙틴)는 약해져 평소보다 더 출출해지고 더 달고 기름진 음식을 찾게 됩니다. 이 생존 반응 때문에 저열량 식단을 오래 유지하기가 매우 어렵고, 한번 무너지면 폭식으로 이어지기 쉽습니다.

실제로 식사를 극도로 제한하는 거식증 환자는 에너지가 부족한 신체의 위기 상황에 적응하기 위해 갑상선 기능을 낮추어서 스스로 갑상선 기능 저하 상태가 됩니다. 앞서 2장에서 갑상선기능저하증은 비만의 원인이라고 설명했었는데, 이렇게 갑상선 기능 저하 상태가 되면 오히려 쉽게 살이 찌는 체질이 됩니다.

더군다나 이렇게 절전 모드가 되면 체중 감량을 지속하기 위해 섭취량을 더 줄여야 하는 상태가 됩니다. 즉, 다이어트를 위해 같은 열량을 유지했을 때 체중이 더 이상 줄어들지 않는 시기가 온다는 것이지요. 열량 요구량에서 200~500kcal 정도 섭취량을 줄였을 때 1주일에 체중이 0.5kg 정도 줄어드는 것으로 알려져 있는데, 그렇다면 체중이 50kg인 청소년은 이러한 저열량 식단을 100주 지속하면 0.5kg씩 100주 동안 줄어들어서 0kg가 될까요? 그렇지 않습니다. 우리 몸이 절전 모드가 되면서 열량 요구량이 점점 줄어들기 때문입니다.

둘째, 성장에 꼭 필요한 에너지가 부족해질 수 있습니다. 아이들의 몸은 뼈와 근육이 자라면서 매일 성장을 합니다. 집을 짓는 공사에 벽돌과 시멘트가 꾸준히 들어가야 하듯, 성장하는 아이들의 몸에도 충분한 에너지와 단백질을 포함한 여러 영양분이 계속 공급되어야 합니다. 그런데 칼로리를 과하게 줄이면 그날그날 버티는 데 급급해져 성장으로 가는 영양분이 줄어들게 됩니다. 생존을 먼저 해야 하니 성장은 순위가 밀리는 것이지요. 따라서 성장 속도가 느려지고, 최종 키에도 나쁜 영향을 줄 수 있습니다. 특히 칼슘과 인은 뼈의 재료인데, 이러한 영양분이 부족하면 뼈가 잘 자라지 않아 키가 잘 크지 않고, 단백질과 탄수화물이 부족하면 근육이 잘 늘지 않습니다. 사춘기를 조절하는 성호르몬들도 분비가 잘 되지 않아 급성장기도 제대로 오지 않을 수 있지요.

셋째, 키 성장뿐만 아니라 근육 성장도 저해할 수 있습니다. 소위 말하는 근손실입니다. 열량과 영양이 부족하면 우리 몸은 에너지를 많이 소비하는 근육보다는 에너지 저장에 유리한 지방조직의 양을 늘립니다. 겨울잠을 자는 곰처럼, 우리 몸이 영양분을 최대한 몸속에 저장해두려고 하는 것이죠. 결국 지방보다 근육이 더 빨리 빠지게 됩니다. 근육은 몸의 '엔진'과 같아서, 근육이 줄면 기초대사량이 떨어지고 같은 양을 먹어도 더 쉽게 살이 찌는 체질로 바뀝니다. 그래서 처음에는 체중이 빨리 줄어드는 것 같다가도, 어느 순간부터는 잘 빠지지 않고, 다이어트를 중단하면 금방 체중이 다시 오르는 '요요 현상'이 생깁니다. 즉, 체중이 잠깐 내려가도 장기적으로는 오히려 다이어트에 불리해지는 셈입니다.

넷째, 이렇게 근육량이 줄고 체력도 떨어져서 결국 운동 능력도 떨어질 수 있습니다. 운동 능력이 떨어지면 근육량과 체력이 더 떨어지니 운동하기가 더욱 힘들어지죠. 운동을 못 하면 체지방이 점점 늘어나게 됩니다. 게다가 이러한 상황은 건강을 목표로 하는 비만 관리의 본질과 정면으로 어긋나는 결과입니다.

다섯째, 공부와 기분에도 영향을 줍니다. 뇌는 포도당을 꾸준히 써야 집중이 잘 됩니다. 포도당은 탄수화물과 단백질 섭취를 통해 만들어집니다. 지나친 열량 제한은 머리를 멍하게 만들고, 수업 집중력을 떨어뜨리며, 짜증이나 우울감을 증가시킬 수 있습니다. "먹지 말아야 한다"라는 생각이 계속 떠오르면서 음식에 대한 집착이 커지고, 몰래 먹거나 한 번에 많이 먹는 습관이 생기기도 합니다. 이런 경험이 반복되면 자존감도 낮아지고, "나는 어차피 실패해"라는 생각이 굳어져 건강한 습관을 배우기가 더 어려워집니다.

여섯째, 현실적으로 지속하기가 어렵습니다. 앞서 2장에서 비만의 원인을 설명할 때 배고픔은 타고난 부분도 크고, 호르몬의 지배를 받는다고 설명했었죠. 그렇기 때문에 우리 의지로 식사량을 조절하는 것은 생각보다 어렵습니다. 고도비만인 사람이 적게 먹는 것은 정상 체중인 사람 기준에서는 식사를 건너뛰었는데 또 끼니를 먹지 못하게 하는 것과 비슷한 느낌입니다. 게다가 학교 급식, 친구들과의 간식 시간, 주말 가족 외식처럼 아이들의 생활은 '절대 참아야 하는 상황'으로 가득합니다. 아주 낮은 칼로리로 버티는 방법은 이런 일상 환경과 맞지 않아, 잠깐잠깐 유지되다가 무너지고, 그 이후에는 오히려 이전보다 더 많이 먹게 되는 패턴이 반복되기 쉽습니다. 결국 체중은 제자리이거나 더 늘 수 있습니다.

마지막으로 매번 계산하기가 어렵고 계산 자체도 정확하지가 않습니다. 음식을 먹을 때 즐거움도 분명히 있어야 하는데, 매번 계산을 하면서 제한하니 스트레스도 더 커지고, 더 나아가서는 열량에 집착하는 식이장애가 생길 수도 있습니다.

적절한 열량, 어떻게 알 수 있을까

그렇다면 실제로 열량이 적절한지 어떻게 알 수 있을까요? 흥미롭게도, 신생아를 키우는 과정에서 그 답을 찾을 수 있습니다.

갓 태어난 아기가 모유 수유를 할 때를 생각해볼까요? 엄마의 젖으로 직접 수유를 할 경우 엄마들은 아기가 정확히 몇 ml의 모유를 먹었는지 알 수 없습니다. 모유가 나오는 젖에 분유병처럼 눈금이 있는 것도 아니고, 아기 입에 계량기가 달린 것도 아니죠. 그래서 의사들은 아기의 키와 체중, 컨디션을 정기적으로 확인하면서 수유량이 적절한지 판단합니다. 키와 체중이 적절한 속도로 잘 자라고 아기가 잘 놀고 활력이 있다면 수유량이 적절하다고 보는 거죠.

소아 비만 관리도 이와 똑같습니다. 정확한 칼로리 계산보다 중요한 것은 '몸이 어떻게 변화하고 있는가'입니다. 우리가 확인해야할 변화들은 다음과 같습니다. 첫째, 키와 체중의 변화입니다. 적절한 식이 조절이 이루어지면 체중은 유지되거나 천천히 줄어들면서 키는 꾸준히 자라게 됩니다. 키가 잘 크지 않는다면 영양분이 부족하지는 않은지 점검해보아야 하죠. 둘째, 허리둘레의 감소입니다. 복부 비만이 개선되고 있는지 확인하는 가장 직관적인 방법이죠. 셋째, 체성분의 변화입니다. 체지방률이 감소하고 근육량이 유지되는 것이 이상적인 방향입니다. 넷째, 컨디션의 변화입니다. 적절한 식이 조절은 오히려 비만 아동을 더 활기차고 건강하게 만듭니다. 마지막으로 검사 소견의 호전입니다. 혈압, 혈당, 간 수치, 콜레스테롤 등이 정상 범위로 돌아온다면, 이는 우리 몸속에서 실제로 건강한 변화가 일어나고 있다는 증거입니다.

결국 소아 비만 관리에서 중요한 것은 계산기를 두드리며 정확한 칼로리를 계산하는 것보다는 몸이 보내는 신호를 주의 깊게 관찰하고 그에 맞춰 조절해나가는 것입니다.

우리 몸의 자동 조절 장치:
왜 건강한 상태가 중요한가

건강한 사람들은 이러한 열량이나 몸의 변화를 일일이 체크하면서 식사량을 조절하고 있을까요? 물론 건강 유지를 위해 이러한 방법을 이용하고 있는 사람들도 일부 있겠지만 대부분의 사람들은 그렇지 않습니다. 저 또한 예전에 열량을 계산하거나 체중 변화를 보면서 식사량을 조절한 적이 있었지만, 지금은 그러한 계산 없이도 충분히 포만감 있는 식사로 적정 체중과 건강한 상태를 유지하

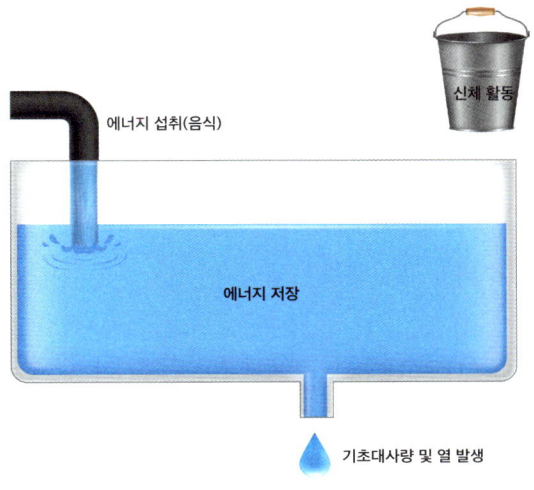

에너지 섭취(음식)

신체 활동

에너지 저장

기초대사량 및 열 발생

그림 4-3　우리 몸의 에너지 균형

고 있습니다. 어떻게 이런 유지가 가능한 것일까요?

2장에서 우리는 욕조 비유를 통해 비만이 어떻게 생기는지 살펴보았습니다. 다시 한번 욕조 그림을 볼까요? (그림 4-3)

수도꼭지로 들어오는 물은 우리가 먹는 음식이고, 배수구로 나가는 물은 기초대사량과 열 발생, 그리고 양동이로 퍼내는 물은 신체 활동을 통해 소비되는 에너지였죠. 수도꼭지로 들어오는 물과 배수구로 빠져나가는 물의 양이 잘 조절되면 욕조의 수면은 유지가 되지만, 배수구로 빠져나가는 물이 적으면 욕조의 물이 넘칠 수 있습니다. 그런데 여기서 한 가지 중요한 사실이 있습니다. 건강한 사람의 욕조와 비만인 사람의 욕조는 작동 방식 자체가 다르다는 점입니다.

건강한 사람의 욕조는 배수구가 깨끗합니다. 그래서 들어오는 물의 양에 맞춰 물이 알아서 잘 빠져나갑니다. 욕조의 수면이 적당한 높이로 자연스럽게 유지되는 거죠. 어느 날 수도꼭지를 세게 틀어서 물이 많이 들어와도, 배수구로 물이 시원하게 빠져나가면 욕조가 넘치는 일은 없습니다. 우리가 특별히 신경 쓰지 않아도 욕조가 알아서 적정 수위를 유지해주는 겁니다.

이것이 바로 건강한 사람의 체중 조절 시스템입니다. 건강한 사람이 건강한 음식을 먹으면, 어느 날 조금 많이 먹더라도 우리 몸이 알아서 체중을 일정하게 유지합니다. '오늘 열량을 많이 섭취했으니, 신진대사를 높이고 식욕을 줄여야겠다'라고 우리 몸속 호르몬들이 자동으로 조절하는 것이죠. 마치 배수구가 깨끗한 욕조처럼, 들어온 만큼 잘 빠져나가면서 적정 수준을 유지하는 겁니다.

그런데 비만 아동은 어떨까요?

나쁜 생활습관과 건강하지 않은 음식들 때문에 배수구에 찌꺼기가 끼기 시작합니다. 기름진 음식, 설탕이 많은 음료, 가공식품들이 바로 이 찌꺼기입니다. 찌꺼기가 쌓이면 배수구가 막혀서 물이 잘 빠져나가지 못합니다. 그러면 욕조에 물이 계속 고이면서 넘치기 시작하죠.

'아, 물이 넘치네. 그럼 수도꼭지를 잠가야지!'

많은 사람들이 이렇게 생각합니다. 그래서 무작정 식사량을 줄입니다. 수도꼭지를 거의 잠가버리는 거죠. 당장은 욕조에 물이 덜 차는 것처럼 보입니다. 하지만 문제가 있습니다.

수도꼭지를 거의 잠가버리면 욕조에 깨끗한 물이 거의 들어오지 않습니다. 그러면 고여 있는 물이 점점 더러워지고, 배수구의 찌꺼기는 그대로 남아 있게 됩니다. 아니, 오히려 물이 고이면서 찌꺼기가 더 단단하게 굳어버립니다. 배수구는 더욱 막히게 되는 거죠.

게다가 비만 아동의 욕조는 수도꼭지가 고장이 난 상태라 쉽게 느슨해집니다. 그래서 참다 못해 수도꼭지를 다시 열면 어떻게 될까요? 배수구가 이전보다 더 막혀 있기 때문에, 예전과 똑같은 양의 물을 틀어도 욕조는 더 빨리, 더 쉽게 넘쳐버립니다. 이것이 바로 요요 현상입니다.

그렇다면 해결책은 무엇일까요? 배수구의 찌꺼기를 제거하고 수도꼭지를 고치는 것입니다. 그리고 깨끗한 물을 계속 흘려보내면서 배수구를 깨끗하게 유지해야 합니다. 수도꼭지를 무작정 잠그는 게 아니라, 깨끗한 물로 찌꺼기를 씻어내야 하는 거죠.

체중 조절도 마찬가지입니다. 단순히 식사량만 줄이는 것이 아니라, 건강한 음식으로 우리 몸을 다시 깨끗하게 만들어야 합니다. 건강한 음식들은 우리 몸의 배수구를 막고 있던 찌꺼기를 천천히 씻어내고 수도꼭지가 제대로 조절되도록 도와줍니다. 그리고 규칙적인 운동, 충분한 수면 같은 건강한 생활습관은 배수구를 더욱 시원하게 뚫어줍니다.

배수구가 깨끗해지면 어떻게 될까요? 다시 물이 잘 빠지기 시작합니다. 우리 몸의 자동 조절 장치가 살아나는 거죠. 그러면 어느 날 조금 많이 먹어도 욕조가 넘치지 않습니다. 우리 몸이 알아서 적정 체중을 유지해줍니다.

즉, 다이어트의 핵심은 단순히 '적게 먹기'가 아니라, 우리 몸을 다시 건강한 상태로 되돌리는 것입니다. 몸이 건강해지면 체중 조절은 우리가 애쓰지 않아도 자동적으로 이루어집니다. 그리고 건강한 상태로 되돌리기 위해서는 '얼마나 먹느냐'보다 '무엇을 먹느냐'가 훨씬 더 중요합니다. 우리 몸을 건강하게 만드는 음식을 충분히 먹고, 건강을 해치는 음식은 가급적 줄여야 하는 것이지요. 같은 1,800kcal라도 어떤 음식으로 채우느냐에 따라 우리 몸이 받는 영향은 완전히 달라집니다. 이제부터는 우리의 건강을 실제로 결정하는 이 '음식의 질'에 대해 자세히 알아보겠습니다.

닥터송의 메시지

- 트레이스만 공식: 열량 요구량(kcal) = 1,000 + (나이 × 100)

- 열량 계산은 나이뿐 아니라 성별, 체중, 활동량을 함께 고려해야 하며, 정확히 맞히는 것에는 한계가 있습니다.

- 식품 내 영양 성분은 각 식품에서 제공하는 영양정보나 '농업진흥청 국가표준식품성분표'를 통해 알 수 있습니다.

- 지나친 저열량 다이어트는 절전 모드를 유발해 기초대사량을 낮추고, 성장과 근육 발달을 방해하며, 요요 현상 위험을 높입니다.

- 적절한 열량 섭취 평가를 위한 관찰 지표로는 권장 열량 산출 외에도 키·체중의 변화, 허리둘레 감소, 체성분 변화, 활력과 컨디션, 검사 결과의 호전 등이 있습니다.

영양소 도시 이야기

"음식의 양보다는 질이 훨씬 중요해요. 마치 공부를 무조건 오래 하는 것보다는 짧더라도 집중해서 공부할 때 결과가 더 좋은 것과 비슷한 거죠. 열량이라는 숫자보다는, 그 안에 들어 있는 영양소가 훨씬 더 중요해요. 좋은 영양소를 많이 섭취하고, 나쁜 영양소는 가급적 피해야 해요."

"영양소라면… 탄단지 말씀하시는 거죠? 그럼 영양 공부를 해야 하는 건가요?"

민석의 표정이 굳어진다. 공부라는 단어만 들어도 온몸의 세포들이 일제히 거부 반응을 일으키는 듯하다. 유정이 민석의 어깨를 살짝 두드리며 부드럽게 말한다.

"걱정 마세요. 영양소가 우리 몸에서 뭘 하는지만 알면, 건강하게 먹는 게 훨씬 쉬워져요. 우리 몸을 하나의 도시라고 생각해볼까요?"

유정이 태블릿을 켜서 화면을 보여준다. 거기에는 불빛이 반짝이는 작은 도시 그림이 떠 있다. (그림 4-4)

"탄수화물은 이 도시의 전기회사예요. 뇌와 근육에 즉각적인 에너지를 공급하는 역할을 해요. 그리고 도시 건설에 필요한 단백질이 에너지로 소모되지 않도록 해줘요. 탄수화물에는 두 종류가 있어요. 사탕이나 탄산음료는 폭죽발전기처럼 '팡!' 하고 터졌다가 금방 꺼져요. 그래서 금방 또 배고픈 거죠. 반면 현미밥이나 통곡물 빵은 수력발전소처럼 천천히 꾸준하게 전

🏢 영양소 도시 이야기

탄수화물
도시의 전기회사

🔋 **주요 역할**
- 뇌와 근육에 즉각적인 에너지 공급
- 단백질이 에너지로 소모되는 것 방지 (단백질 절약 효과)

수력발전소(좋은 탄수화물)	폭죽발전기(단순 탄수화물)
• 현미, 잡곡밥 • 통곡물 빵 • 고구마, 감자 • 과일, 채소 → 혈당을 천천히 올려서 오래 지속	• 사탕, 초콜릿 • 탄산음료, 과자 • 흰 빵, 라면 • 케이크, 아이스크림 → 혈당이 급상승 후 급하락

단백질
도시의 건설회사

🏗 **주요 역할**
- 근육 성장을 위한 기본 재료
- 효소와 호르몬 생산

프리미엄 자재 (동물성)	소규모 자재 회사(식물성)
• 살코기, 닭가슴살 • 생선, 달걀 • 우유, 치즈 • 요거트 → 필수아미노산 완전 포함	• 두부, 콩류 • 견과류 • 통곡물 • 씨앗류 → 여러 종류 조합해서 섭취

지방
도시의 관리회사

🔧 **주요 역할**
- 세포막 구성과 유지
- 호르몬과 신호 분자 생산
- 지용성 비타민(A, D, E, K) 흡수 도움

전문 관리자 (불포화 지방)	사기꾼 관리자 (트랜스 지방)
• 올리브오일, 견과류 • 아보카도 • 등푸른 생선 • 들기름, 참기름 → 혈관 청소, 염증 억제	• 마가린 • 튀김 음식 • 가공 식품 • 패스트푸드 → 혈관 손상, 염증 유발

그림 4-4 영양소 도시 이야기

기를 만들어서 오래 배부르고 집중도 잘돼요."

"아, 그래서 탄산음료를 마시면 금방 배고픈 거구나."

미현이 고개를 끄덕인다.

"다음은, 단백질 건설회사예요. 단백질은 근 성장과 뼈 성장에 필수예요. 운동이 건축 허가라면, 단백질은 자재예요. 운동후에 단백질을 먹으면 근육이 수리되고 튼튼해져요. 부품을 만드는 효소 기술자나 정보를 전달해주는 호르몬 기사도 단백질로 만들어져요. 단백질은 두 종류가 있는데, 동물성 단백질은 프리미엄 단백질이라서 필수 재료들을 다 가지고 있어요. 하지만 식물성 단백질은 소규모 자재 회사라서 여러 종류를 조합해서 섭취해야 해요."

유정이 호두와 감자튀김 모형을 나란히 놓는다.

"마지막으로, 지방 관리회사예요. 세포막과 호르몬을 만들고, 비타민을 배달하는 중요한 일을 해요. 지방에도 종류가 있어요. 견과류나 등푸른 생선의 불포화지방은 전문 관리회사예요. 하지만, 튀김이나 마가린 같은 트랜스지방은 사기꾼 관리자라서 혈관을 손상하고 염증을 만들어요."

"와, 지방도 좋은 게 있네요?"

"당연하죠! 중요한 건 균형이에요. 이 세 회사가 제대로 협력하면 정말 놀라운 일이 일어나죠."

"어떤 일이요?"

"탄수화물 전기회사가 안정적으로 전력을 공급하면, 단백질

건설회사는 본래 임무인 건물 짓기에 집중할 수 있어요. 하지만 탄수화물이 부족해서 전력 부족 사태가 생기면 급한 대로 단백질 벽돌을 태워서 전기를 만들어야 해요. 문제는 벽돌은 원래 연료가 아니라는 거죠. 벽돌을 태우면 전기는 나오지만 효율도 떨어지고, 정작 건물을 지을 재료가 사라져버려요."

"아… 그래서 밥을 안 먹고 고기만 먹으면 안 되는구나."

"정확해요! 밥을 적절히 먹으면 고기나 생선이 에너지로 낭비되지 않고 온전히 근육을 만드는 데 쓰여요. 이게 바로 '단백질 절약 효과'예요. 여기에 지방 관리회사까지 가세하면 더 완벽해져요. 호르몬 신호를 정확히 전달하고, 지용성 비타민도 제때 배달해주거든요."

"그럼 세 가지를 다 골고루 먹어야 한다는 거네요?"

"맞아요. 탄수화물이 에너지를 책임지고, 단백질이 성장을 맡고, 지방이 조절과 흡수를 돕는 완벽한 팀워크. 이 삼박자가 맞아떨어질 때 우리 몸은 가장 효율적으로 성장하고 비만도 개선할 수 있어요."

잘 이해가 되었나요? 결국 무조건 적게 먹는 것보다는 각 영양소의 역할을 잘 이해하고 건강에 좋은 영양소를 충분히 섭취하는 것이 중요합니다. 반대로 영양분이 적고 건강에 좋지 않은 음식은 피해야 하는 것이지요. 그렇게 하기 위해서는 어떤 영양소가 우리 몸에 도움이 되는지, 그리고 어떤 영양소를 조심해야 하는지를 아는 것이 중요합니다. 그중 핵심이 탄수화물, 단백질, 지방이지요.

그런데 왜 사탕은 폭죽발전기이고, 현미밥은 수력발전소일까요? 그리고 왜 불포화지방은 전문 관리자인데 트랜스지방은 사기꾼 관리자일까요? 이런 질문들에 대한 과학적인 답을 알면, 영양 관리를 훨씬 더 똑똑하게 할 수 있습니다. 또한 "탄수화물은 살만 찌게 한다", "단백질만 많이 먹으면 근육이 생긴다" 같은 흔한 오해들도 바로잡을 수 있죠. 그래서 이제부터는 유정이 민석에게 설명한 내용을 과학적으로 좀 더 깊이 들여다보겠습니다.

탄수화물: 우리 몸의 주요 에너지원

탄수화물은 우리 몸의 가장 중요한 에너지원입니다. 일반적으로 소아청소년이 하루에 섭취하는 열량 중 45~60%를 탄수화물로 섭취하는 것을 권장합니다. 섭취한 탄수화물은 소화 과정을 거쳐 포도당으로 분해되어 혈액 속으로 흡수됩니다. 이렇게 혈액 속에 들어온 포도당은 세포로 운반되어 에너지를 만들어냅니다. 특히 뇌는 하루에 필요한 에너지의 대부분을 포도당으로부터 얻습니다. 뇌세포는 다른 장기와 달리 지방이나 단백질을 에너지원으로 잘 사용하지 못하기 때문에, 탄수화물 공급이 부족하면 집중력 저하, 피로감, 두통 등이 나타날 수 있습니다.

탄수화물은 구조에 따라 단순당과 복합 탄수화물로 나뉩니다. 단순당은 포도당, 과당 같은 단당류나 설탕 같은 이당류로 이루어져 있어 소화 흡수가 매우 빠릅니다. 사탕, 탄산음료, 과자 등에 많이 들어 있죠. 반면 복합 탄수화물은 여러 개의 당이 길게 연결된 다당류로 이루어져 있어 소화 효소가 하나하나 끊어내야 하므로 흡수가 천천히 진행됩니다. 대표적인 예가 전분으로, 곡물, 고구마, 감자 등에 풍부합니다.

복합 탄수화물도 정제 여부에 따라 다시 나뉠 수 있습니다. 이 차이를 제대로 이해하려면, 먼저 쌀알 하나의 구조를 살펴봐야 합니다. 벼에서 겉껍질만 벗긴 쌀알, 즉 현미는 크게 세 부분으로 이루어져 있습니다. 가장 바깥쪽에는 갈색의 '겨층(쌀겨)'이 있고, 그 안쪽에는 작지만 생명력이 담긴 '배아(눈)'가 붙어 있으며, 중심부에는 하얀 '배젖(속)'이 자리 잡고 있습니다. 겨층에는 식이섬유, 비타민 B군, 마그네슘 같은 미네랄이 풍부하고, 배아에는 비타민 E와 불포화지방이 들어 있습니다. 배젖은 주로 탄수화물과 단백질로 구성되어 있죠. (그림 4-5)

그런데 백미를 만드는 정제 과정에서는 이 겨층과 배아를 모두 깎아내고 배젖만 남깁니다. 마치 껍질째 먹어야 영양가 높은 사과를 깎아서 속만 먹는 것과 비슷합니다. 이 과정에서 쌀이 원래 가지고 있던 영양소의 상당 부분이 사라집니다.

정제된 복합 탄수화물(예: 흰쌀, 흰 빵, 라면)은 이렇게 가공 과정에서 비타민, 미네랄 등의 영양분이 대부분 제거됩니다. 그리고 식이섬유가 제거되어 혈당을 빠르게 올립니다. 식이섬유는 마치 속도

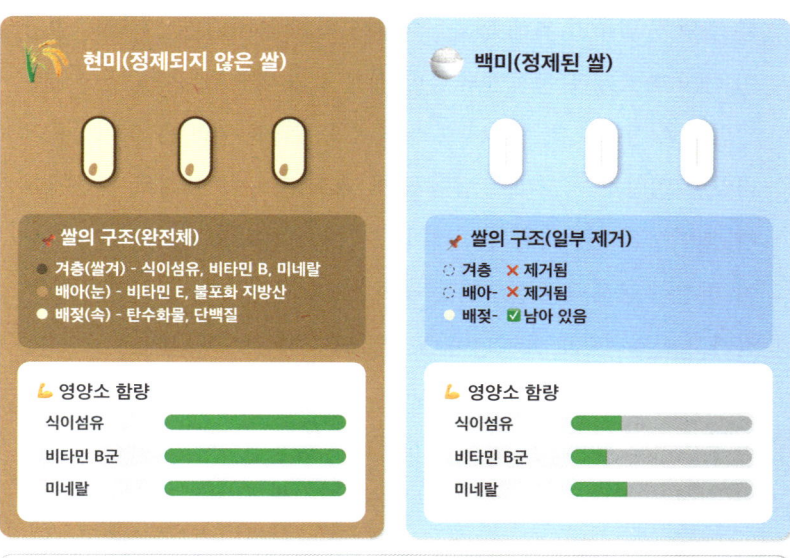

현미(정제되지 않은 쌀)

🍚 **쌀의 구조(완전체)**
- 겨층(쌀겨) - 식이섬유, 비타민 B, 미네랄
- 배아(눈) - 비타민 E, 불포화 지방산
- 배젖(속) - 탄수화물, 단백질

💪 **영양소 함량**
- 식이섬유
- 비타민 B군
- 미네랄

백미(정제된 쌀)

🍚 **쌀의 구조(일부 제거)**
- 겨층 ✗ 제거됨
- 배아 ✗ 제거됨
- 배젖 ☑ 남아 있음

💪 **영양소 함량**
- 식이섬유
- 비타민 B군
- 미네랄

🌾 덜 정제된 곡물 vs 정제된 곡물

☑ **덜 정제됨(추천)**
- 🌾 **곡류**
  통밀파스타, 현미, 보리, 퀴노아
- 🍚 **빵**
  통밀빵
- 🥣 **시리얼**
  오트밀(압착 귀리), 위트빅스

⚠ **정제됨(비추천)**
- 🌾 **곡류**
  파스타, 흰쌀밥, 떡
- 🍚 **빵**
  흰 빵, 흰 베이글
- 🥣 **시리얼**
  콘플레이크, 오트밀(퀵오트)

그림 4-5 　정제가 덜 된 곡물과 정제된 곡물

제한 구역의 과속 방지턱과 같습니다. 과속 방지턱이 없는 도로에서는 차가 쌩쌩 달리듯, 식이섬유가 없는 정제된 탄수화물은 소화와 흡수가 빠르게 진행되어 혈당이 급격히 치솟습니다. 급격히 오른 혈당을 낮추기 위해 인슐린이 과도하게 분비되고, 그 결과 혈당이 다시 빠르게 떨어지면서 금방 배가 고파지게 됩니다.

반대로 정제가 최소화된 통곡물(현미, 잡곡빵, 귀리)은 식이섬유와 다양한 영양소가 그대로 남아 있어 소화·흡수가 천천히 진행됩니다. 식이섬유라는 과속 방지턱이 곳곳에 설치되어 있어서 탄수화물이 천천히 분해되고 흡수되는 것이죠. 그 결과 혈당이 완만하게 올라가고 안정적으로 유지되며, 포만감도 오래 지속됩니다.

이렇게 섭취한 탄수화물은 우리 몸에 들어오면 포도당으로 분해되어 먼저 즉각적으로 필요한 에너지로 사용됩니다. 하지만 활동량이 적어서 에너지가 남게 되면 간과 근육에 글리코겐이라는 형태로 일부 저장되고, 그것마저 넘치면 지방조직에 지방으로 전환되어 축적됩니다.

문제는 정제된 곡물이나 단순당을 섭취했을 때입니다. 이 경우 혈당이 급격히 상승하고, 이에 대응하여 췌장에서 인슐린이 과도하게 분비됩니다. 인슐린이 급격하게 상승하면 포도당을 급하게 각 조직에 공급하게 되지요. 평소 활동량이 많아서 포도당을 당장 에너지로 다 써버리면 다행이지만 현대인의 활동량은 많지 않기 때문에 결국 잉여 포도당이 생깁니다. 그런데 근육이 포도당을 흡수하는 것은 마치 좁은 빨대로 물을 마시는 것과 같습니다. 조금씩, 그리고 천천히 흡수한다는 뜻이지요. 근육이 미처 흡수하지 못한 포도당은 지방조직이 흡수합니다. 그런데 지방조직은 매우 넓은 빨대로 포도당을 흡수해버려요. 결국 신체 활동으로 소비할 수 있는 에너지와 근육 성장에는 한계가 있기 때문에, 급격하게 흡수한 탄수화물은 상당수가 지방조직으로 이동하여 체지방이 쌓이게 되지요.

이렇게 빠르게 공급된 포도당을 모두 소모하고 나면 혈당이 급격히 떨어지면서 다시 배고픔을 느끼게 됩니다. 이런 혈당의 급격한 변동이 반복되면 인슐린 저항성이 생기고, 이는 결국 식욕 증가와 내장지방의 증가로 이어집니다. 비만이 악화되는 거죠. 즉, 단순당이라는 폭죽발전기를 사용하면 에너지가 순간적으로 공급되지만 남는 에너지가 폐기물, 즉 체지방으로 변해버리는 것입니다.

반면 정제되지 않은 곡물은 천천히 소화되어 혈당을 완만하게 상승시키므로 인슐린이 적정량 분비되고, 혈당도 안정적으로 유지되어 오랫동안 포만감을 느낄 수 있습니다. 더군다나 포도당이 천천히, 긴 시간 공급되므로 근육에도 안정적으로 탄수화물을 공급할 수 있지요. 근육이 포도당을 흡수하는 빨대는 좁고, 영양분이 부족할 때는 근손실이 일어나기 쉽기 때문에, 천천히 흡수되는 탄수화물을 섭취하는 것이 근 성장에도 유리하고 체지방 증가 방지에도 유리합니다.

그렇다면 단순당 섭취를 줄이려면 어떻게 해야 할까요? 간단합니다. 각 식품의 영양정보에서 당류 성분이 많은 식품을 피하면 됩니다. 예시 그림을 함께 보면서 설명드리겠습니다. (그림 4-6)

다음 그림은 햇반의 영양정보입니다. 한 공기당 총 210g의 햇반이 들어 있는데, 그중에서 탄수화물은 62g입니다. 당류는 탄수화물에 포함됩니다. 이 햇반에 당류는 0g으로 되어 있으니 당류가 들어

영양정보	총 내용량 210 g 305 kcal
총 내용량 당	1일 영양성분 기준치에 대한 비율
나트륨 0 mg	0 %
탄수화물 62 g	19 %
당류 0 g	0 %
지방 3.4 g	6 %
트랜스지방 0 g	
포화지방 0 g	0 %
콜레스테롤 0 mg	0 %
단백질 6 g	11 %

그림 4-6 햇반의 영양정보

있지 않다는 뜻이네요. 밥과 같은 곡식은 단순당이 아닌 복합탄수화물이기 때문에 햇반에 들어 있는 62g이 모두 복합탄수화물이며, 단순당은 없다는 뜻입니다.

이번에는 다른 예시를 보겠습니다. (그림 4-7)

다음 그림은 탄산음료의 영양정보입니다. 이 음료수는 한 병에

영양정보		총 내용량 300 ml 136 kcal
나트륨 28 mg 1 %	탄수화물 34 g 10 %	당류 34 g 34 %
지방 0 g 0 %	트랜스지방 0 g	포화지방 0 g 0 %
콜레스테롤 0 mg 0 %	단백질 0 g 0 %	
1일 영양성분 기준치에 대한 비율(%)은 2,000 kcal 기준이므로 개인의 필요 열량에 따라 다를 수 있습니다.		

그림 4-7 탄산음료의 영양정보

300ml인데, 한 병에 34g의 탄수화물이 들어 있습니다. 두 병만 마셔도 밥 한 공기에 해당하는 탄수화물을 먹게 되는 것이지요. 더군다나 당류가 34g 들어 있다고 되어 있으니 이 음료에 있는 모든 탄수화물은 당류라는 뜻입니다. 그러면 우리 몸에서 탄수화물 34g이 매우 빠르게 흡수되어 인슐린 저항성을 유발하게 되지요. 더군다나 당류는 흡수가 빨라서 금방 다시 배가 고파집니다. 그래서 실제로 탄수화물을 밥을 통해 섭취할 때보다 음료수와 같은 단순당으로 섭취하면 훨씬 더 많이 먹게 되는 것이지요. 즉, 영양정보에서 가급적 당류가 적은 음식을 선택하는 것이 중요합니다.

우리가 실제로 먹는 탄수화물 중에서는 공산품이 아닌 식품들도 있습니다. 집에서 쌀로 직접 지어먹는 밥이나 고구마, 과일 등이 그 대표적인 예시이지요. 이런 식품들에 들어 있는 탄수화물 정보는 어떻게 알 수 있을까요? 앞서 열량에 대해 설명할 때 언급했던 '농업진흥청 국가표준식품성분표'의 식품별 영양정보에서 탄수화물에 대한 정보도 제공합니다.

미정이(15세, 여)는 중학생이 되면서부터 체중 관리에 어려움을 겪어온 학생이었습니다. 키 158cm, 체중 65kg, 체질량지수 26.0kg/m², 허리둘레 80cm로 비만과 복부 비만에 해당했습니다. 검사 결과에서 공복 혈당은 112mg/dL로 높았고, MRI에서 지방간 소견도 관찰되었습니다.

미정이는 건강에 관심이 많아 나름대로 몸에 좋다는 음식을 찾아 먹으려고 노력했습니다. 쌀 음료와 식혜는 우리 전통 음식이니 건강할 것이라 생각해 하루에 2~3병씩 마셨고, 장 건강에 좋다는 요거트도 매일 2~3개씩 섭취했습니다. 운동 후에는 단백질이 근 성장에 좋다는 말을 듣고 단백질 초콜릿바를 간식으로 즐겨 먹었습니다. 견과류는 지방이 많은 음식이라는 이야기를 듣고 살이 찔 것 같아서 가급적 먹지 않았습니다. 그런데 이렇게 건강을 위해 노력하는데도 체중은 계속 늘어만 갔고, 체력도 점점 더 떨어지는 것 같았습니다.

진료실을 찾은 미정이와 어머니는 "건강한 음식만 먹으려고 노력하는데 왜 살이 빠지지 않는지 모르겠다"고 호소했습니다. 영양사 선생님과의 상담을 통해 식품의 영양표시를 자세히 살펴보게 되었고, 미정이는 깜짝 놀랐습니다. 쌀 음료 한 병에는 각설탕 7개에 해당하는 당류가 들어 있었고, 식혜 역시 한 캔에 각설탕 5개 분량의 당분이 포함되어 있었습니다. 전통 음식이라는 이미지 때문에 건강할 것이라 생각했지만, 실제로는 가당음료와 다름없었던 것입니다. 요거트도 한 개에 각설탕 4개 분량의 첨가당이 들어 있었으며, 그동안 즐겨먹던 단백질 초콜릿바는 단백질 함량은 3g에 불과한 반면 당류는 15g이나 들어 있어 사실상 초콜릿과 다를 바 없는 간식이었습니다. 게다가 견과류에 지방 함량이 높은 것은 사실이지만, 트랜스지방은 없으며, 포화지방도 거의 없어 대부분이 건강에 유익한 불포화지방이라는 것도 알게 되었습니다.

"몸에 좋을 것 같은 느낌보다 영양표시를 보는 것이 중요합니다"라는 영양사 선생님의 조언을 들은 미정이는 식습관을 크게 바꾸기로 결심했습니다. 우선 쌀 음료와 식혜를 완전히 끊고, 목이 마를 때는 물이나 보리차, 무가당 탄산수를 마시기로 했습니다. 요거트는 무가당 플레인 요거트를 선택하되, 단맛이 필요할 때는 신선한 과일을 직접 넣어 먹기로 했습니다. 단백질 초콜릿바 대신 삶은 계란, 무설탕 두유, 견과류 등 건강한 간식을 선택했습니다.

영양표시 읽는 법을 익힌 미정이는 마트에서 장을 볼 때도 스스로 제품을 비교하며 현명한 선택을 할 수 있게 되었습니다. 1회 제공량당 당류 함량을 확인하여 "저당", "무가당"이라는 표시가 있는 제품을 우선적으로 골랐습니다. 또한, 지방 중에서도 트랜스지방이나 포화지방이 많은 음식은 가급적 피했습니다.

이렇게 숨어 있는 당류를 줄이고 진짜 영양이 있는 자연식품 위주로 식단을 바꾼 지 6개월 만에, 키가 1cm 자라는 동안 체중은 2kg 감소했고 허리둘레는 3cm나 줄었습니다. 공복 혈당도 94mg/dL로 정상 범위로 돌아왔으며, 지방간도 호전되었습니다.

무엇보다 미정이는 "이제는 제품을 고를 때 광고나 이미지가 아니라 영양표시를 먼저 본다"며 자신감을 보였습니다. 예전처럼 막연히 건강할 것 같은 느낌으로 음식을 선택하는 것이 아니라, 정확한 정보를 바탕으로 현명한 선택을 할 수 있게 된 것입니다.

당지수: 탄수화물이 흡수되는 속도

그런데 앞서서 정제된 곡물과 정제되지 않은 곡물은 흡수 속도가 다르다고 했습니다. 그렇다면 어떤 음식의 흡수 속도가 얼마나 더 빠른지 어떻게 알 수 있을까요? 이러한 탄수화물의 흡수 속도를 객관적으로 나타낸 개념이 당지수(Glycemic index, GI)입니다. 당지수는 특정 음식을 먹었을 때 혈당이 얼마나 빠르게 상승하는지를 숫자로 표현한 것입니다. 즉, 당지수가 높을수록 흡수가 빠른 음식입니다. 정제된 밀가루로 만든 식빵을 기준값 100으로 삼아, 다른 음식들의 혈당 상승 속도를 비교합니다. 당지수가 70 이상이면 높은 당지수 음식, 55~70이면 중간 당지수 음식, 55 이하면 낮은 당지수 음식으로 분류합니다. (그림 4-8)

당지수가 높은 음식은 혈당을 급격하게 올렸다가 떨어뜨려 인슐린 저항성을 유발하고 체지방 축적을 촉진합니다. 따라서 소아 비

당지수별 혈당 변화 패턴

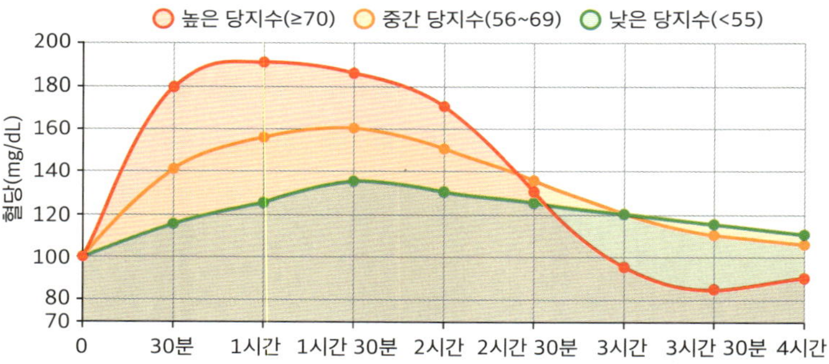

높은 당지수(≥70)	중간 당지수(56~69)	낮은 당지수(<55)
• 흰 빵, 식빵	• 파스타	• 과일(사과, 오렌지 등)
• 흰쌀밥	• 잡곡밥	• 비전분 채소(시금치, 브로콜리, 양배추, 오이, 토마토, 버섯, 피망, 대부분의 쌈 채소)
• 감자, 감자튀김	• 옥수수	
• 콘플레이크	• 고구마	• 통곡물(현미밥, 보리밥 등)
• 가당음료(콜라, 사이다 등)	• 통밀빵	• 우유
• 라면, 과자, 케이크		• 콩

그림 4-8 당지수별 음식 종류

만 관리에서는 당지수가 낮은 음식 위주로 식단을 구성하는 것이 중요합니다. 통곡물을 주식으로 하고, 채소와 콩류를 충분히 섭취하며, 간식으로는 과일이나 무설탕 요거트를 선택하는 것이 좋습니다. 반면 흰쌀밥, 정제된 밀가루로 만든 빵, 시리얼, 가당음료 등 높은 당지수 식품은 가급적 피해야 합니다.

제로음료는 괜찮을까?

가당음료의 당지수가 높아서 해롭다면 제로음료, 즉 설탕 대신 인공감미료로 단맛을 낸 음료는 정말 다이어트에 도움이 될까요? 많은 사람들이 "칼로리가 없으니까 살이 안 찌겠지"라고 생각하며 제로음료를 선택합니다. 실제로 인공감미료는 설탕보다 수백 배 단맛이 강해서 아주 적은 양만 사용해도 단맛을 낼 수 있고, 칼로리도 거의 없습니다. 아스파탐, 수크랄로스, 스테비아 같은 인공감미료가 대표적이죠. 겉으로 보기엔 완벽한 대안처럼 보입니다.

하지만 최근 연구들은 조금 다른 이야기를 하고 있습니다. 우리 몸은 단맛을 느끼면 곧 열량이 들어올 것이라고 예상하고 인슐린을 분비할 준비를 합니다. 그런데 인공감미료는 단맛만 주고 실제 열량은 주지 않습니다. 이렇게 되면 우리 몸은 마치 약속된 택배가 오지 않은 것처럼 혼란스러워하고, 오히려 더 많은 단 음식을 찾게 만들 수 있습니다. 실제로 일부 연구는 인공감미료가 식욕을 증가시키고, 장내 미생물 구성을 변화시켜 당 대사에 나쁜 영향을 줄 수 있다고 보고했습니다. 2023년 세계보건기구(WHO)는 체중 조절을 위해 인공감미료를 사용하지 말 것을 권고하기도 했습니다.

그렇다고 제로음료가 무조건 나쁘다는 것은 아닙니다. 매일 단 탄산음료를 여러 잔씩 마시던 사람이 이 음료를 물로 바로 바꾸기 어렵다면, 제로음료가 중간 다리 역할을 할 수는 있습니다. 다만 제로음료를 마신다고 해서 살이 빠지는 것은 아니며, 가능하면 물이나 탄산수, 혹은 설탕이 들어가지 않은 차로 바꿔가는 것이 가장 좋습니다. 제로음료는 '괜찮은 선택'이 아니라 '차선책'이라고 생각하는 것이 맞습니다.

식이섬유:
소화되지 않지만 꼭 필요한 탄수화물

과일은 과당이 들어 있어서 맛이 단 음식인데, 왜 당지수가 낮고 혈당을 천천히 올리는 것일까요? 바로 식이섬유 때문입니다. 과일에도 통곡물처럼 식이섬유가 들어 있어서 혈당을 천천히 올리게 합니다.

식이섬유는 탄수화물의 일종이지만 우리 몸의 소화 효소로는 분해되지 않아 에너지원으로 사용되지 않습니다. 그렇다면 왜 필요할까요? 바로 분해되지 않는다는 점에 답이 있습니다. 분해가 되지 않으니 다른 탄수화물처럼 혈당을 높이지도 않고 장에서 그대로 남아 다른 음식에 영향을 주는 것이지요. 즉, 식이섬유는 에너지를 내지는 않지만 우리 몸에 여러 가지 중요한 역할을 하게 됩니다.

식이섬유는 크게 두 종류로 나뉩니다.

수용성 식이섬유는 물에 녹는 성질을 가지고 있으며, 과일, 귀리, 보리, 콩류 등에 많이 들어 있습니다. 수용성 식이섬유는 물과 만나면 젤리처럼 끈적끈적한 형태가 되는데, 마치 고속도로에 과속 방지턱을 설치한 것과 같습니다. 위장관을 천천히 이동하면서 탄수화물의 소화 흡수 속도를 늦춰주어 혈당이 급격히 치솟는 것을 막아줍니다. 또한 장에서 콜레스테롤을 꼭 붙잡고 함께 몸 밖으로 나가는 청소부 역할도 합니다. 불용성 식이섬유는 물에 녹지 않으며, 통곡물, 채소, 견과류의 껍질 등에 많이 들어 있습니다. 불용성 식이섬유는 물을 만나면 스펀지처럼 부풀어 오릅니다. 장 속에서 부피가 커지면서 대변을 부드럽게 만들고, 마치 빗자루로 쓸듯이 장을 자극하여 배변 활동을 원활하게 합니다.

식이섬유가 비만 관리에 특히 중요한 이유는 여러 가지입니다.

첫째, 식이섬유가 풍부한 음식은 오래 씹어야 하므로 급하게 먹을 수가 없습니다. 식이섬유가 많이 들어 있는 나물을 잔뜩 입에 넣어 먹으면 생각보다 오래 씹어야 삼킬 수 있게 되죠. 천천히 먹다 보면 뇌가 "배부르다"는 신호를 보낼 시간이 생겨 과식을 막아줍니다.

둘째, 위장에서 부피를 차지하면서도 열량은 거의 없어서, 마치 제로 칼로리 쿠션을 배 속에 채워 넣은 것과 같습니다. 적은 열량으로도 배부름을 느낄 수 있는 것이죠.

셋째, 2장에서 유익한 장내 미생물이 적고 해로운 미생물이 많으면 비만이 심해진다고 했었죠? 식이섬유는 장내 유익균의 먹이가 되어 장 건강을 개선하고 포만감을 충분히 느끼게 합니다.

넷째, 탄수화물을 감싸 안아서 소화가 되기 어렵게 만듭니다. 소화가 잘 안 되니 흡수도 느려져서 혈당도 천천히 올라가고 안정적으로 유지되죠. 그래서 인슐린 저항성 개선에 도움이 됩니다. 마치 당지수가 낮은 음식을 먹는 효과와 비슷해지는 것입니다. 즉, 당지수가 높은 흰쌀밥도 야채와 함께 먹으면 당지수가 낮은 현미밥처럼 흡수가 느려집니다. 그래서 같은 밥과 반찬을 먹더라도 채소와 곁들여서, 특히 채소 반찬을 먼저 먹고 이어서 밥을 먹으면 혈당 상승과 인슐린 저항성을 개선할 수 있습니다. (그림 4-9)

소아청소년의 식이섬유 권장 섭취량은 하루 20~30g입니다. 하지만 정확히 몇 g을 먹었는지 일일이 계산하기는 현실적으로 어렵습니다. 중요한 것은 많은 아이들이 이 권장량에 훨씬 못 미치게 섭취하고 있다는 사실입니다. 흰쌀밥 위주의 식사에 채소 반찬을 적게 먹고, 간식으로 과일 대신 과자를 선택하는 식습관이라면 하루 10g도 채우기 어렵습니다.

다행히 식이섬유는 상한 섭취량이 따로 없습니다. 즉, 많이 먹어도 건강에 해롭지 않다는 뜻이죠. (물론 갑자기 너무 많이 먹으면 일시적으로 배가 불편할 수는 있습니다.) 따라서 g 단위로 계산하기보다는, 식이섬유가 풍부한 음식을 의식적으로 충분히 먹는 습관을 들이는

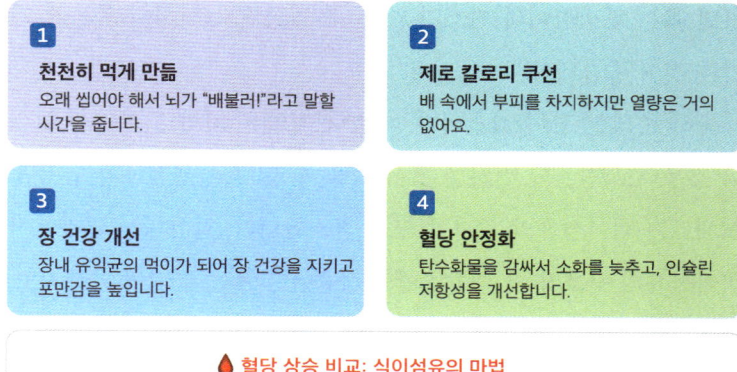

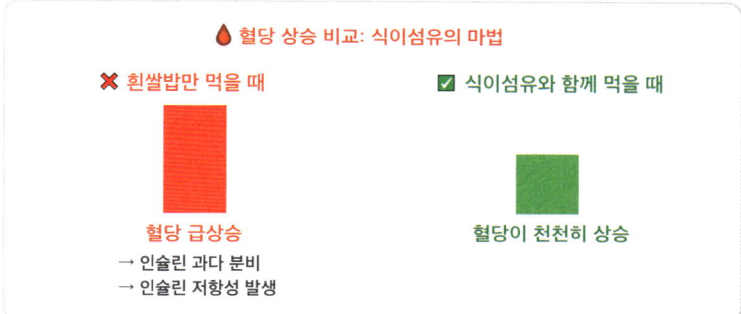

그림 4-9 식이섬유가 비만 관리에 중요한 이유

것이 중요합니다.

식이섬유를 충분히 섭취하려면 다음과 같은 방법을 실천하면 됩니다. 흰쌀밥 대신 현미밥이나 잡곡밥을 먹고, 정제된 밀가루 빵 대신 통곡물 빵을 선택합니다. 매 끼니마다 다양한 색깔의 채소를 충분히 먹고, 껍질째 먹을 수 있는 과일은 가급적 껍질을 벗기지 않고 먹습니다. 간식으로는 견과류나 과일을 선택하고, 콩이나 두부 같은 콩류 반찬을 자주 먹습니다. 다만 식이섬유를 갑자기 많이 섭취

하면 복부 팽만감이나 가스가 생길 수 있으므로 서서히 양을 늘려가는 것이 좋습니다.

특히 주의할 점이 있습니다. 채소나 과일을 믹서로 갈아서 주스나 스무디로 만들면 편하게 많이 먹을 수 있다고 생각하기 쉽지만, 실제로는 식이섬유의 효과가 크게 감소합니다. 갈아내는 과정에서 식이섬유의 구조가 파괴되어 혈당 상승을 늦추는 능력이 약해지고, 액체 상태가 되면서 소화 흡수 속도가 빨라지기 때문입니다. 사과를 그냥 먹을 때와 사과 주스로 마실 때를 비교해보면, 주스는 같은 양의 사과를 훨씬 빨리 섭취할 수 있지만 혈당도 훨씬 빠르게 올라갑니다.

또한 통째로 씹어 먹는 과정 자체가 중요합니다. 씹는 동안 시간이 걸리므로 뇌가 포만감을 느낄 시간이 생기고, 침과 섞이면서 소화가 천천히 시작됩니다. 반면 주스는 씹지 않고 빨리 마시게 되어 과식하기 쉽고, 금방 다시 배고픔을 느끼게 됩니다. 따라서 채소와 과일은 가능한 한 원래의 형태 그대로, 통째로 씹어 먹는 것이 식이섬유의 장점을 최대한 활용하는 방법입니다.

단백질: 성장과 조직 구성의 핵심

단백질은 우리 몸의 구조를 이루는 가장 기본적인 구성 성분입니다. 뼈, 근육, 피부, 머리카락, 손톱은 물론 혈액 속 헤모글로빈,

면역을 담당하는 항체, 화학 반응을 촉진하는 효소, 신체 기능을 조절하는 호르몬까지 모두 단백질로 만들어집니다. 단백질은 약 20종류의 아미노산이 다양하게 연결되어 만들어지는데, 이 중 9가지는 우리 몸에서 만들 수 없어서 반드시 음식을 통해 섭취해야 하는 '필수아미노산'입니다.

소아 비만에서 단백질이 중요한 이유는 근육량 증가와 키 성장에 필수적이기 때문입니다. 특히, 사춘기 때 근육량이 급격히 증가하는데, 근육조직의 주성분이 바로 단백질입니다. 단백질이 부족하면 성장이 지연되고 면역력이 약해지며, 상처 회복도 느려집니다.

운동과 단백질의 관계도 매우 중요합니다. 운동을 하면 근육 섬유에 미세한 손상이 생기는데, 이를 회복하는 과정에서 근육이 더 강하고 크게 성장합니다. 이때 단백질과 탄수화물이 충분히 공급되어야 근육 회복과 성장이 효과적으로 이루어집니다. 특히 운동 직후 30분~2시간 이내에 단백질을 섭취하면 근육 합성이 가장 활발하게 일어나므로 이 시간대를 '단백질 골든타임'이라고 부르기도 합니다.

단백질의 출처는 동물성과 식물성으로 나뉩니다. 동물성 단백질은 고기, 생선, 달걀, 우유 등에서 얻을 수 있으며, 9가지 필수아미노산을 다량 함유하고 있어 '완전 단백질'이라고 합니다. 소화 흡수율도 높아 효율적인 단백질 공급원이지만, 포화지방이 함께 들어 있어 열량이 높을 수 있습니다. 식물성 단백질은 콩, 두부, 견과류 등에 풍부하며, 대부분 필수아미노산 중 일부가 부족한 '불완전 단백질'이지만, 열량이 낮고 식이섬유와 미네랄이 풍부합니다.

소아청소년의 단백질 권장 섭취량은 체중(kg)당 0.8~0.9g입니다. 하루 섭취 열량 중 적정 비율은 10~20% 정도입니다. 체중이 80kg인 민석이의 경우 하루에 64~72g의 단백질이 필요합니다. 다만, 운동선수처럼 근육량을 빠르게 늘려야 하거나 급성 질환이 있는 경우는 단백질이 체중(kg)당 1.5~2.0g까지 필요하기도 합니다. 체중을 고려하지 않은 연령별 단백질 권장 섭취량은 다음 표와 같습니다. (표 4-2)

실제로 음식으로 환산하면 어떻게 될까요? 밥 1공기에는 약 5g

연령(세)		권장 섭취량(g/일)
1~2		20
3~5		25
남자	6~8	35
	9~11	50
	12~14	60
	15~18	65
여자	6~8	35
	9~11	45
	12~14	55
	15~18	55

표 4-2 소아청소년의 단백질 권장 섭취량
2020 한국인 영양소 섭취 기준

의 단백질이 들어 있으므로 하루 3공기를 먹으면 15g을 섭취하게 됩니다. 육류나 생선은 100g당 약 20g의 단백질을 함유하고 있고, 달걀 1개에는 약 7g의 단백질이 들어 있습니다. 따라서 육류나 생선 50~100g 정도를 반찬으로 먹으면 한 끼에 10~20g의 단백질을 얻을 수 있고, 이를 하루 세 끼 먹으면 30~60g을 섭취하게 됩니다. 여기에 밥과 다른 식품에 들어 있는 단백질과 합하면 소아청소년은 권장량을 충족할 수 있습니다.

지방: 필수 영양소이지만 종류가 중요하다

지방은 오랫동안 '살찌게 하는 나쁜 영양소'로 오해받아왔지만, 사실 우리 몸에 꼭 필요한 필수 영양소입니다. 지방은 세포막의 주요 구성 성분이며, 성호르몬, 성장과 관련된 여러 호르몬의 원료가 됩니다. 또한 비타민 A, D, E, K 같은 지용성 비타민은 지방이 있어야 흡수될 수 있습니다. 지방은 피부 아래에 축적되어 체온을 유지하고, 장시간 운동할 때는 탄수화물이 고갈된 후 에너지원으로 사용됩니다.

다만 지방은 1g당 9kcal의 열량을 내는데, 이는 탄수화물이나 단백질(1g당 4kcal)의 2배 이상입니다. 따라서 같은 양을 먹어도 열량 섭취가 크게 늘어나 체중 증가로 이어지기 쉽습니다. 그런데 지방의 종류에 따라 건강에 미치는 영향이 크게 다르므로, 얼마나 먹느냐보다 어떤 지방을 먹느냐가 더 중요합니다.

지방은 크게 불포화지방, 포화지방, 트랜스지방으로 나뉩니다. 불포화지방은 우리 몸에 이로운 지방입니다. 주로 식물과 생선에 많이 들어 있습니다. 올리브유, 아보카도, 견과류, 등푸른 생선이 대표적인 음식이죠. 불포화지방은 LDL-콜레스테롤(나쁜 콜레스테롤)을 낮추고 HDL-콜레스테롤(좋은 콜레스테롤)을 높여 혈관 건강을 개선합니다. 특히 고등어, 연어, 참치 같은 등푸른 생선에 많은 오메가-3 지방산은 다가불포화지방산의 일종으로, 우리 몸에서 만들 수 없어 반드시 음식으로 섭취해야 하는 '필수지방산'입니다. 오메가-3 지방산은 뇌 발달, 신경계 기능, 시력 발달에 중요한 역할을 하며, 염증을 억제하고 심혈관 건강을 증진시킵니다.

포화지방은 주로 육류나 유제품에 많이 들어 있으며, 삼겹살, 갈비, 버터, 우유, 치즈, 생크림 등이 대표적입니다. 포화지방을 과다 섭취하면 혈액 속 LDL-콜레스테롤이 증가합니다. LDL-콜레스테롤은 혈관 벽에 쌓여 동맥경화증을 일으키고, 이는 결국 심근경색이나 뇌졸중 같은 심혈관 질환의 원인이 됩니다. 동맥경화는 성인이 되어서 갑자기 생기는 것이 아니라 소아청소년기부터 서서히 시작되므로, 어릴 때부터 포화지방 섭취를 조절하는 것이 중요합니다.

트랜스지방은 가장 위험한 지방입니다. 자연적으로 소량 존재하기도 하지만, 문제가 되는 것은 액체 식물성 기름을 고체로 만드는 과정에서 인공적으로 생성되는 트랜스지방입니다. 마가린, 쇼트닝이 대표적이며, 이를 사용한 과자, 빵, 튀김, 도넛, 냉동식품 등에 많이 들어 있습니다. 트랜스지방도 LDL-콜레스테롤은 높이고 HDL-콜레스테롤은 낮춰서 심혈관 질환 위험을 크게 증가시킵니다. 실제로 미국 식약처(FDA)는 2018년부터 인공 트랜스지방을 식품에 사용하는 것을 전면 금지했습니다. 대부분의 영양소는 각자 우리 몸에 주는 이득이 있으며, 과잉 섭취시에 주는 해로운 영향도 더러 있으나, 트랜스지방은 우리 몸에 주는 이득이 전혀 없고 해악이 매우 큽니다. 즉, 절대 먹지 말아야 할 백해무익한 영양소라는 뜻입니다.

2세 이상 소아청소년의 지방 섭취 권장량은 다음과 같습니다. 총 하루 총 열량 중 지방은 20~35%, 포화지방은 10% 미만으로 제한, 트랜스지방은 가능한 한 섭취하지 않기(특히 인공 트랜스지방은 완전히 피하기), 그리고 포화지방을 줄이는 대신 불포화지방의 비중을 늘리는 것이 바람직합니다.

영양소 간의 상호작용

탄수화물, 단백질, 지방, 이 세 가지 영양소는 서로 독립적으로 작용하는 것이 아니라 긴밀하게 상호작용합니다. 가장 중요한 개념이 바로 '단백질 절약 효과'입니다. 탄수화물을 충분히 섭취하면 우리 몸은 에너지원으로 탄수화물을 우선 사용하고, 단백질은 본래의 역할인 조직 구성과 성장에 집중할 수 있습니다. 반대로 탄수화물 섭취가 부족하면 단백질이 에너지원으로 분해되어 사용되므로, 아무리 단백질을 많이 먹어도 근육 성장에 제대로 쓰이지 못합니다.

또한 지방은 호르몬 생성에 필수적이므로, 지방 섭취가 너무 부족하면 성장호르몬, 성호르몬 등의 분비에 문제가 생겨 성장과 발달에 악영향을 줄 수 있습니다. 특히 여학생의 경우 지방 섭취가 극도로 부족하면 월경이 불규칙해지거나 멈추는 무월경이 나타날 수 있습니다.

흔한 오해 바로잡기

"탄수화물은 살만 찌게 한다"는 생각은 잘못된 것입니다. 탄수화물은 뇌와 신체의 필수 에너지원이며, 특히 성장기 청소년에게는 절대 부족해서는 안 되는 영양소입니다. 또한, 근 성장에도 중요한 역할을 합니다. 문제는 정제된 탄수화물과 과도한 섭취량입니다. 통곡물처럼 저당지수 탄수화물을 적정량 섭취하면 근 성장을 유도하고 체력을 유지하여 체중 조절에 오히려 도움이 됩니다.

"단백질만 많이 먹으면 근육이 바로 생긴다"는 것도 오해입니다. 근육 성장은 운동 자극, 충분한 단백질, 적절한 탄수화물, 충분한 수면이라는 네 가지 요소가 모두 갖춰져야 일어납니다. 운동 없이 단백질만 과다 섭취하면, 사용되지 못한 단백질은 결국 지방으로 전환되어 축적됩니다.

"지방은 무조건 나쁘다"는 생각도 잘못되었습니다. 지방은 필수 영양소이며, 특히 불포화지방은 심혈관 건강, 뇌 발달, 호르몬 생성에 꼭 필요합니다. 중요한 것은 종류입니다. 견과류, 올리브유, 등 푸른 생선의 몸에 좋은 불포화지방은 적극적으로 섭취하고, 트랜스지방과 과도한 포화지방만 피하면 됩니다.

미량 영양소(미네랄, 비타민)

영양소 중에서는 탄수화물, 단백질, 지방과 같이 많은 양이 필요한 주요 영양소도 있지만 소량으로도 우리 몸에 중요한 역할을 하는 영양소들도 있습니다. 이러한 영양소를 미량 영양소라고 합니다. 흔히 말하는 미네랄이나 비타민이지요. 미량 영양소는 이름 그대로 아주 적은 양만 필요하지만, 우리 몸에서 하는 역할은 정말 큽니다. 마치 컴퓨터에서 작은 칩 하나가 전체 시스템을 좌우하는 것처럼 말이에요.

우선 칼슘과 인은 뼈를 구성하는 주요 성분입니다. 따라서, 칼슘과 인이 부족하면 뼈가 약해지고 성장이 제대로 되지 않을 수가 있어요. 비타민 D는 칼슘과 인이 뼈에 잘 흡수되도록 도와주는 열쇠 역할을 합니다. 아무리 칼슘을 많이 먹어도 비타민 D가 부족하면 뼈가 약해질 수 있어요. 또한 비타민 D는 근육 기능에도 중요한 역할을 해서 부족하면 근력이 떨어지고 성장 속도도 느려집니다.

아연은 성장호르몬이 제대로 만들어지고 작용하는 데 꼭 필요한 영양소입니다. 아연이 부족하면 성장호르몬 분비가 줄어들어 키 성장이 제대로 안 될 수 있어요. 또한 아연은 상처 치유와 면역 기능에도 중요해서, 부족하면 자주 아프게 되고 회복도 느려집니다.

철분은 온몸에 산소를 운반하는 헤모글로빈을 만드는 데 필요합니다. 철분이 부족하면 근육에 산소 공급이 제대로 되지 않아 근육 성장이 어려워지고, 쉽게 피로해져서 운동하기도 힘들어집니다. 특히 성장기에는 혈액량이 늘어나면서 철분 필요량이 급격히 증가하기 때문에 더욱 중요합니다.

비타민 A는 세포 분열과 성장에 관여하며, 면역 기능을 강화해 감염을 막아줍니다. 비타민 C는 콜라겐 합성에 필수적이어서 뼈와 연골, 혈관 형성에 중요한 역할을 하죠. 비타민 B군은 에너지 대사에 관여해 음식에서 얻은 에너지를 실제로 사용할 수 있게 도와줍니다.

소아 비만과 미량 영양소 결핍의 악순환

특히 소아 비만인 친구들은 이런 미량 영양소가 부족한 경우가 많습니다. 왜 그럴까요? 바로 열량은 높지만 영양소는 부족한 음식을 주로 먹기 때문입니다. 햄버거, 피자, 과자, 탄산음료, 라면과 같은 초가공식품들은 칼로리는 높지만 비타민이나 미네랄은 거의 들어 있지 않아요. 마치 연료만 가득하고 엔진오일은 부족한 자동차와 같습니다.

더 심각한 문제는 이런 가공식품들이 오히려 몸속 미량 영양소를 소모시킨다는 점입니다. 예를 들어 설탕이 많은 음식을 먹으면 이를 대사하기 위해 비타민 B_1이 더 많이 필요하게 됩니다. 트랜스지방이 많은 튀김을 먹으면 이를 해독하기 위해 비타민 E와 셀레늄 같은 항산화 영양소가 많이 소모되죠. 결국 나쁜 음식을 먹을수록 몸속 영양소는 더욱 부족해지는 악순환이 발생합니다.

겉으로는 살이 쪘지만 실제로는 영양실조 상태인 '숨겨진 기아' 상태가 되는 거예요. 이런 상태에서는 아무리 많이 먹어도 몸이 계속 영양소를 요구하기 때문에 식욕이 멈추지 않고, 결국 더 살이 찌게 됩니다. 또한 미량 영양소 부족으로 인해 에너지 대사 효율이 떨어져 같은 양을 먹어도 더 쉽게 살이 찌는 체질로 바뀌게 됩니다.

음식 속 파이토케미칼의 놀라운 힘

그럼 영양제를 먹으면 될까요? 물론 영양제도 도움이 되지만, 음식으로 먹는 것이 훨씬 좋습니다. 그 이유 중 하나가 바로 '파이토케미칼' 때문입니다.

파이토케미칼이란 식물(Phyto)이 자신을 보호하기 위해 만드는 천연 화학물질(Chemical)을 말합니다. 식물은 움직일 수 없기 때문에 해충, 세균, 바이러스, 자외선 같은 위험으로부터 자신을 지키기 위해 특별한 물질들을 만들어냅니다. 이런 물질들이 바로 파이토케미칼이에요.

토마토의 빨간색을 만드는 라이코펜, 당근의 주황색을 만드는 베타카로틴, 블루베리의 보라색을 만드는 안토시아닌, 브로콜리의 쓴맛을 내는 설포라판 등이 모두 파이토케미칼입니다. 이런 물질들은 우리 몸에 들어와서도 강력한 항산화, 항염, 항암, 면역 강화 작용을 합니다. 예를 들어 라이코펜은 활성산소를 제거해 세포 손상을 막고, 설포라판은 간에서 해독 효소를 활성화해 독성 물질을 제거합니다. 안토시아닌은 혈관을 보호하고 뇌 기능을 향상시키죠.

우리가 아직 모르는 영양소들의 세계

더 놀라운 사실은 우리가 아직 모르는 영양소들이 엄청나게 많다는 것입니다. 긴 인류 역사에서 음식의 어떤 성분, 즉 영양소가 부족하면 질병에 걸린다는 것을 처음으로 알게 된 것은 1905년입니다. 불과 100년 만에 필수영양소가 모두 발견되고, 영양소 결핍에 의한 질병들이 밝혀진 것이지요. 실제로 최근까지도 새로운 영양소들이 계속 발견되고 있어요.

예를 들어 2020년대 들어서 주목받고 있는 '에르고티오네인(ergothioneine)'은 버섯, 간 등에서 발견되는 항산화 아미노산으로,

세포 손상 방지와 노화 예방에 놀라운 효과가 있다는 것이 최근에야 밝혀졌습니다. 또 다른 새로운 영양소인 '피롤로퀴놀린퀴논(PQQ)'은 미토콘드리아 기능 개선, 신경 보호, 대사 조절 등에 관여하는 것으로 확인되어 "차세대 미량 영양소"라고 불리고 있어요.

이런 새로운 영양소들은 기존의 비타민이나 미네랄과는 다른 '조건부 필수 영양소'로 분류되며, 우리 몸의 건강 유지에 중요한 역할을 한다는 것이 점점 밝혀지고 있습니다. 새로운 한국인 영양소 섭취 기준 개정 과정에서도 이런 새로운 영양소들에 대한 논의가 활발하게 이루어지고 있어요.

문제는 이렇게 새롭게 발견되는 영양소들은 당연히 기존 영양제에는 들어 있지 않다는 점입니다. 영양제는 우리가 이미 알고 있는 몇 가지 영양소만 넣어서 만들기 때문에, 아직 발견되지 않았거나 최근에 발견된 영양소들은 포함되지 않죠.

반면 자연식품에는 우리가 아직 이름도 모르는 수천 가지의 생리활성 물질들이 들어 있습니다. 과학자들은 하나의 사과에만 해도 수백 종류의 서로 다른 화합물이 들어 있을 것이라 추정합니다. 이 중에서 우리가 제대로 연구한 것은 아직 극히 일부에 불과합니다.

음식의 시너지 효과 vs 영양제의 한계

이처럼 음식 속에는 우리가 아직 모르는 수많은 영양소들이 함께 들어 있어서 서로 협력하는 놀라운 시너지 효과를 만들어냅니다. 예를 들어 시금치에는 철분뿐만 아니라 비타민 C, 엽산, 베타카로틴이 함께 들어 있어요. 비타민 C는 철분 흡수를 3~4배 높여주고, 엽산은 적혈구 형성을 도우며, 베타카로틴은 항산화 작용을 합니다. 이 모든 성분이 함께 작용하기 때문에, 단순히 철분 알약을 먹는 것보다 훨씬 효과적으로 빈혈을 예방하고 치료하는 데 도움이 됩니다.

견과류의 경우도 마찬가지입니다. 아몬드에는 비타민 E만 있는 것이 아니라 마그네슘, 구리, 망간, 섬유질, 불포화지방, 각종 파이토케미칼, 그리고 우리가 아직 이름도 모르는 수많은 생리활성 물질들이 함께 들어 있어요. 이들이 모두 협력해서 비타민 E의 항산화 효과를 극대화하고, 심혈관 건강을 종합적으로 보호합니다.

반면 영양제는 하나 또는 몇 개의 성분만 고농축해 넣는 방식이기 때문에, 이런 시너지 효과를 기대하기 어렵습니다. 더구나 새롭게 발견되는 영양소들은 영양제에 반영되기까지 오랜 시간이 걸리는데, 그 사이에 또 다른 새로운 영양소들이 계속 발견되고 있어서 영양제는 항상 뒤처질 수밖에 없습니다.

재미있는 연구 결과를 하나 소개해볼게요. 음식으로 오메가-3를 섭취한 사람들(주로 생선을 많이 먹는 사람들)은 심혈관 질환 위험이 낮아집니다. 하지만 오메가-3 보충제만 먹은 사람들을 대상으로 한 대규모 임상시험에서는 그런 효과가 뚜렷하지 않거나 오히려 심장 질환과 같은 부작용이 나타나는 경우도 있었습니다.

생선을 먹을 때는 오메가-3와 함께 고품질 단백질, 비타민 D, 셀레늄, 아이오딘, 타우린 같은 다른 영양소들도 함께 섭취하게 되는데, 이들이 모두 협력해서 건강에 도움을 주는 것이죠. 또한 생선을 먹는 사람들은 보통 채소와 과일 섭취도 많고 가공식품 섭취는 적은 건강한 식단을 유지하는 경우가 많아서, 이런 전반적인 식습관이 건강 효과에 기여하는 것으로 보입니다.

과다 섭취의 위험성

또한 음식으로 먹으면 너무 많이 먹어서 독성이 생길 위험도 거의 없습니다. 비타민 A가 많이 들어 있는 당근을 아무리 많이 먹어도 비타민 A 중독이 되기는 어렵지만, 비타민 A가 들어 있는 보충제를 너무 많이 먹으면 두통, 구토, 간 손상, 가려움증이나 피부 질환 같은 부작용이 나타날 수 있습니다.

칼슘과 비타민 D도 마찬가지입니다. 음식으로 섭취하는 칼슘은 많이 먹어도 우리 몸에서 적정 상태로 유지가 되지만 보충제로 섭취하면 과잉 상태가 되어 칼슘뇨나 콩팥에 돌을 만들 수 있어요. 그리고 비타민 D도 햇빛이나 음식을 통해 흡수하면 과잉 상태가 되지 않지만 보충제로 섭취하면 과잉 상태가 되어 칼슘 과잉 섭취와 비슷한 현상을 일으킬 수 있죠. 자연이 만든 음식에는 우리 몸을 보호하는 안전장치가 이미 내장되어 있는 셈입니다.

초가공식품의 유혹: 편리함 속에 숨겨진 위험

앞서 우리는 자연 그대로의 음식, 즉 원재료의 모습이 그대로 보이는 음식이 얼마나 중요한지 배웠습니다. 과일, 채소, 통곡물, 생선, 살코기처럼 자연에서 온 음식들은 우리 몸에 필요한 영양소를 풍부하게 담고 있습니다. 그런데 우리 주변을 둘러보면 이런 자연식품과는 정반대편에 있는 음식들이 훨씬 더 많습니다. 편의점 진열대를 가득 채운 컵라면, 과자, 탄산음료, 햄버거 같은 음식들. 바로 '초가공식품'입니다.

초가공식품(ultra-processed foods)은 공장에서 여러 가지 첨가물과 정제된 성분들을 넣어 만드는 바람에 원래 재료의 모습이 거의 남아 있지 않은 식품을 말합니다.

초가공식품의 가장 큰 문제는 당과 염분이 많이 들어 있고 열량밀도가 매우 높다는 것입니다. 사과 100g에는 열량이 50kcal가 들어 있지만, 감자칩 100g에는 500kcal 이상이 들어 있습니다. 똑같은 양을 먹어도 칼로리는 10배 차이가 나는 것이지요. 마치 작은 가방 안에 벽돌을 가득 채운 것처럼, 적은 양을 먹어도 우리 몸에는 과도한 열량이 쌓이게 됩니다. 또한 초가공식품에는 첨가당이 많고 식이섬유는 거의 없어서, 먹어도 금방 배가 고파지고 또 먹고 싶어지는 악순환이 반복되기 쉽습니다.

특히 성장기 아동과 청소년은 초가공식품에 더욱 취약합니다. 초가공식품은 우리 혀를 사로잡도록 설계되었습니다. 짜고, 단맛이 강하게 나도록 만들어져서 한 번 먹으면 계속 생각나게 만듭니다. 그리고 우리 뇌의 보상회로를 과도하게 자극해서 도파민 중독에 빠지게 만듭니다. 그래서 초가공식품을 많이 먹는 사람들은 식욕 조절이 더 어려워지고, 배가 부른데도 계속 먹고 싶어지는 것입니다.

초가공식품의 문제는 단순히 체중 증가에만 그치지 않습니다. 초가공식품을 많이 먹을수록 대사증후군, 2형 당뇨병, 심혈관 질환 같은 만성 질환의 위험이 높아지고, 내장지방이 더 많이 쌓이게 됩니다.

더 심각한 문제는 초가공식품이 우리 몸에 정말 필요한 영양소를 희석시킨다는 것입니다. 하루에 먹을 수 있는 음식의 양은 한정되어 있는데, 그 공간을 초가공식품으로 채워버리면 정작 필요한 단백질, 비타민, 미네랄이 들어갈 자리가 없어집니다. 마치 책가방에 만화책만 가득 넣어서 교과서를 넣을 공간이 없는 것과 같습니다. 초가공식품은 칼로리는 높지만 영양가는 낮아서 '빈 칼로리'라고도 부릅니다.

지금까지 탄수화물, 단백질, 지방이라는 세 가지 주요 영양소부터 시작해서, 당지수의 개념, 식이섬유의 중요성, 비타민과 미네랄의 역할까지 많은 내용을 배웠습니다. 많은 내용이 있었지만, 사실 핵심은 간단합니다. 가급적 충분히 먹어야 할 영양소, 적절하게 먹어야 할 영양소, 가급적 피해야 할 영양소. 이 세 가지만 기억하면 됩니다.

자연 음식을 통해 섭취하는 식이섬유, 비타민, 미네랄은 충분히 먹어야 합니다. 이런 영양소들은 야채, 과일, 통곡물에 많이 들어 있으며, 칼로리는 낮으면서 포만감을 주고 몸의 여러 기능을 돕습니다.

당지수가 낮은 탄수화물, 단백질, 불포화지방은 적절하게 먹어야 합니다. 잡곡밥, 귀리와 같은 복합탄수화물, 닭가슴살이나 생선 같은 단백질, 올리브유나 견과류 같은 불포화지방은 우리 몸에 꼭 필요하지만 과하지 않게, 균형 있게 섭취해야 합니다.

그리고 당지수가 높은 탄수화물, 단순당, 트랜스지방은 가급적 피해야 합니다. 흰쌀밥, 흰 빵 같은 정제된 곡물, 탄산음료나 과자의 설탕, 튀김이나 가공식품의 트랜스지방은 인슐린 저항성을 일으키고 비만을 악화시키기 때문입니다.

이때 중요한 것은 인공적인 식품이나 영양제보다 자연적인 음식으로 영양소를 섭취하는 것이 우리 몸을 가장 건강하게 만들어 준다는 것입니다. 오케스트라에서 바이올린, 피아노, 플루트가 제각각 연주를 잘하는 것도 중요하지만, 서로 호흡을 맞추어 조화를 이룰 때 비로소 아름다운 교향곡을 완성하듯, 여러 영양소가 함께 어우러져야 우리 몸이라는 무대에서 가장 건강한 음악을 만들어 냅니다.

규호(14세, 남)는 키 161cm, 체중 68kg, 체질량지수 26kg/m², 허리 둘레 87cm로 비만과 복부 비만에 해당하는 아이였습니다. 공복 혈당도 117mg/dL로 높았고 지방간도 있었습니다.

규호는 체질량지수 자체도 높았지만 특히 복부 비만과 인슐린 저항성에 의한 고혈당, 지방간이 함께 나타난 상태였습니다. 본인은 적게 먹는데 왜 자꾸 살이 찌는지 모르겠다고 했습니다. 식단을 확인해보니 아이스크림이나 과자, 콜라, 라면을 먹은 후 총 열량을 줄이기 위해 끼니를 거르는 경우가 잦았습니다. 미량 영양소가 없고 당지수가 높은 초가공식품을 주로 섭취하는 식사가 반복되면서 인슐린 저항성과 복부 비만이 악화되는 상태였습니다. 더군다나 흡수가 빠른 탄수화물을 주로 섭취하니 포만감이 오래가지 않아 배고픔을 참지 못하고 폭식을 하게 되는 경우도 있었습니다.

규호에게는 "적게 먹는 것보다 잘 먹는 게 중요하다"라는 조언을 해주었습니다. 우선 끼니를 거르지 않고 건강한 자연 음식을 많이 먹도록 했습니다. 정제된 흰쌀밥 대신 현미와 보리를 섞은 잡곡밥을 먹도록 했고, 샐러드에는 올리브유를 곁들이도록 했습니다. 식당에서도 튀김보다는 구이나 찜을 선택하게 했으며, 야식이 당길 때는 저지방 우유 한 잔으로 허기를 달래도록 했습니다. 식이섬유가 풍부한 채소와 통곡물 섭취를 늘리자 포만감이 오래가고 군것질도 줄었습니다. 가당음료를 탄산수나 보리차로 바꾸고, 과자와 라면 대신 삶은 고구마와 견과류, 과일을 간식으로 선택하도록 했습니다. 이렇게 초가공식품을 멀리하며 자연식 위주의 식단을 유지하자, 석 달 만에 키가 1cm 크는 동안 체중이 1kg 줄고 허리둘레는 3cm 감소했습니다. 그리고 혈당이 99mg/dL로 정상 수치가 되었습니다. 전보다 체력이 좋아지고 집중력도 높아졌습니다. 무엇보다 전처럼 억지로 배고픔을 참지 않아도 되어 지속적으로 다이어트를 이어가고 있습니다.

- 탄수화물은 성장기 뇌와 몸의 필수 연료로, 단순당보다는 통곡물과 같은 당지수가 낮은 복합 탄수화물을 우선으로 섭취하는 것이 좋습니다.

- 식이섬유는 포만감을 높이고 인슐린 저항성을 개선합니다.

- 단백질은 근육 형성에 필수적이며 하루에 체중(kg)당 0.8~0.9g을 섭취하는 것이 적절합니다.

- 지방은 총 열량의 20~35% 범위에서 섭취하되, 포화지방은 줄이고 트랜스지방은 피하며, 불포화지방은 적극적으로 섭취하는 것이 좋습니다.

- 칼슘, 비타민 D, 철, 아연 등 미량 영양소는 음식으로 섭취하는 것이 원칙이며, 자연식품의 파이토케미칼은 영양제보다 강력한 시너지 효과를 냅니다.

- 초가공식품은 에너지 밀도와 첨가당이 높고 영양가는 낮아 비만과 대사질환의 위험을 높이므로 섭취를 줄여야 합니다.

신호등 식사법

"그런데 선생님, 그럼 저는 구체적으로 뭘 어떻게 먹어야 해요? 탄수화물, 단백질, 지방을 골고루 다 먹어야 한다는 건 알겠는데… 실제로 어떤 음식을 먹어야 할지 모르겠어요."

유정이 태블릿을 가볍게 터치하며 화면을 돌려 보여준다.

"좋은 질문이에요. 영양소를 이해하는 것도 중요하지만, 그걸 실천하는 게 더 중요하죠. 그래서 오늘은 민석이한테 딱 맞는 식사법을 알려줄게요. 혹시 '신호등 식사법'이라는 거 들어본 적 있나요?"

민석과 미현이 동시에 고개를 젓는다. 유정이 컬러풀한 자료를 펼친다. 신호등 모양 안에 여러 음식 사진들이 빼곡하다.

"음식을 신호등처럼 세 가지 색으로 나누는 거예요. 초록불 음식은 저열량이고 영양소가 풍부한 음식들이에요. 예를 들어 채소, 과일, 생선, 닭가슴살 같은 것들이죠. 이런 음식은 많이 먹어도 괜찮아요. 노란불 음식은 영양소는 좋은데 열량이 좀 높은 음식들이에요. 밥, 빵, 우유 같은 거죠. 적당히 먹으면 돼요. 빨간불 음식은 열량, 당, 지방이 높은 음식들이죠. 치킨, 피자, 라면 같은 거예요. 이건 가능하면 피하거나 아주 가끔만 먹는 게 좋아요."

민석이 화면 속 빨간불 음식들을 바라보며 멋쩍은 표정으로 말한다.

"제가 좋아하는 건 다 빨간불이네요…."

유정이 부드럽게 웃으며 말한다.

"괜찮아요. 처음부터 완벽하게 할 필요는 없어요. 오늘 하나, 내일 하나씩 바꿔가면 돼요. 그리고 신호등 식사법 말고도 여러 방법이 있어요."

유정이 화면을 넘기며 새로운 이미지를 보여준다. 올리브유, 토마토, 생선이 알록달록하게 펼쳐진 사진이다.

"첫 번째는 지중해식이에요. 채소, 과일, 견과류, 통곡물, 올리브유를 많이 먹고, 생선이나 닭고기는 적당히, 당류나 붉은 고기는 적게 먹는 거예요."

민석이 화면을 빤히 쳐다본다.

"생각보다 맛있어 보이는데요?"

"그렇죠? 건강한 음식이 맛없다는 건 편견이에요. 두 번째는 저탄수화물 식이예요. 밥, 빵을 많이 줄이고 고기, 생선 위주로 먹는 건데, 이건 조심해야 해요. 필수 영양소를 제한하다 보니 성장기 어린이의 경우 키 성장이 저해될 수도 있고 여러 부작용도 있어서 주치의 선생님이랑 꼭 상담해야 해요."

유정이 다음 화면으로 넘긴다.

"세 번째는 저당지수 식이예요. 혈당을 천천히 올리는 음식 위주로 먹는 거예요. 예를 들어 흰 빵보다는 통곡물 빵, 흰쌀밥보다는 현미밥."

민석이 고개를 끄덕이며 묻는다.

"여러 가지 방법이 있네요. 그럼 저는 어떤 방법으로 다이어트를 하면 되나요?"

"꼭 한 가지 방법만 고집할 필요는 없어요. 사실 신호등 식사법과 지중해식, 저당지수 식이는 서로 비슷한 부분이 많거든요. 세 가지를 함께 활용하면서 자신에게 맞는 방법을 찾아가면 더 좋아요."

미현이 고개를 끄덕이며 묻는다.

"그럼 어떻게 알 수 있어요? 우리 아이한테 이 방법이 맞는지 안 맞는지요?"

유정이 진지한 표정으로 대답한다.

"아주 중요한 질문이예요. 식사법이 민석이한테 맞는지 판단하는 기준은 네 가지예요. 첫째, 다이어트를 하면서도 키가 잘 자라는지. 둘째, 체중이 유지되거나 천천히 줄어드는지. 너무

급격하게 빠지는 건 좋지 않아요. 셋째, 허리둘레가 줄어드는
지. 넷째, 컨디션과 건강 상태가 좋아지는지. 피곤하지 않고 활
력이 생기고, 비만 합병증 검사 소견이 개선되는지 봐야 해요."

영양소의 역할을 이해했다면, 이제는 구체적으로 '무엇을 어떻게
먹을 것인가'를 생각해야 합니다. 소아 비만을 관리하려면 단순히
'적게 먹기'가 아니라 '똑똑하게 먹기'가 필요합니다. 이제부터 똑
똑하게 먹기 위한 여러 가지 식사법을 소개하겠습니다.

신호등 식사법:
빨강, 노랑, 초록으로 나누는 음식

결국 비만을 극복하는 식단의 핵심은 간단합니다. 좋은 음식을
많이 먹고 나쁜 음식은 가급적 줄이는 것입니다. 비만이 심한 경우
배고픔을 참기는 어렵습니다. 따라서, 그 배고픔을 어떤 음식으로
채우느냐가 중요합니다. 빨간불 음식으로 채우면 순간은 맛있지만
금세 다시 배가 고프고, 살은 계속 찝니다. 하지만 초록불 음식으로
채우면 포만감도 오래 가고, 영양소도 충분히 섭취되며, 건강해져
서 살이 덜 찌는 체질이 됩니다.

이것은 마치 집을 지을 때 좋은 자재를 쓰는 것과 같습니다. 튼튼
한 벽돌과 좋은 시멘트로 지은 집은 오래 가지만, 부실한 자재로 지

은 집은 금방 무너집니다. 우리 몸이라는 집도 마찬가지입니다. 좋은 음식이라는 튼튼한 자재로 매일매일 우리 몸을 새로 짓는다고 생각해보세요.

이렇게 좋은 음식과 나쁜 음식을 직관적으로 구분하기 쉽도록 미국의 레너드 엡스타인(Leonard Epstein) 박사가 신호등 식사법이라는 식단을 개발했습니다. 이 방법은 음식을 교통 신호등처럼 세 가지 색깔로 분류합니다. 복잡한 영양 계산 없이도 아이들이 직관적으로 이해하고 실천할 수 있어서 소아 비만 관리에 오랫동안 활용되어왔습니다. (그림 4-10)

초록불 음식은 저열량이면서 식이섬유가 풍부하고, 트랜스지방이 없으며 영양소가 가득한 음식입니다. 비전분 채소(상추, 배추, 브로콜리, 시금치, 당근, 오이, 토마토 등), 과일(사과, 배, 딸기, 블루베리 등), 생선(고등어, 연어, 참치 등), 닭가슴살, 두부, 해조류 등이 여기에 해당합니다. 이런 음식들은 칼로리 밀도(단위 무게당 열량)가 낮아서 배부르게 먹어도 총 섭취 열량은 적습니다. 예를 들어 브로콜리 100g은 약 344kcal인 반면, 초콜릿 100g은 약 546kcal입니다. 초록불 음식은 '가도 좋다', 즉 자유롭게 먹어도 된다는 의미입니다.

노란불 음식은 영양소는 풍부하지만 열량이 다소 높은 음식입니다. 밥, 빵, 국수, 전분 채소(감자, 고구마), 우유, 치즈, 요구르트, 견과류, 달걀, 살코기(소고기, 돼지고기의 기름기 적은 부위) 등이 여기에 속합니다. 이런 음식들은 성장기 아이들에게 필요한 단백질, 칼슘, 철분, 비타민 등을 제공하지만, 지나치게 많이 먹으면 체중이 증가

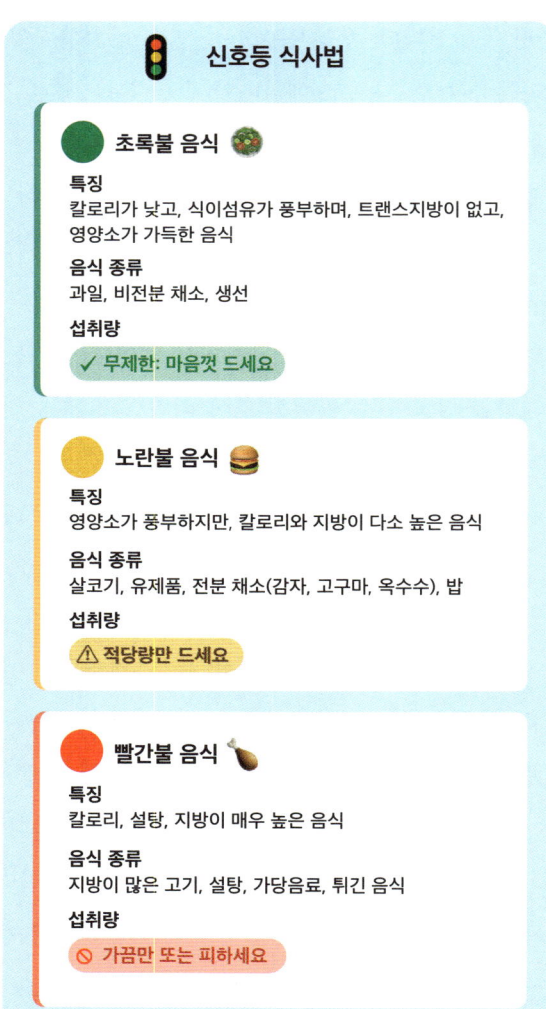

그림 4-10 신호등 식사법

할 수 있습니다. 따라서 하루 권장량을 지키면서 적당한 양을 먹어야 합니다. 예를 들어 밥은 한 공기(210g)가 약 300kcal이므로, 하루 2~3공기 정도가 적당합니다. 노란불 음식은 '조심해서 가라', 즉 양을 조절해서 먹으라는 의미입니다.

빨간불 음식은 열량, 단순당, 지방이 높고, 특히 트랜스지방이 많은 음식입니다. 치킨, 피자, 햄버거, 라면, 과자, 케이크, 도넛, 탄산음료, 아이스크림, 초콜릿, 사탕, 패스트푸드 등이 여기에 해당합니다. 대부분 앞서 설명했던 초가공식품에 해당하는 음식들이죠. 빨간불 음식은 '멈춰라', 즉 가능하면 피하거나 아주 가끔만 먹으라는 의미입니다.

신호등 식사법의 장점은 세 가지입니다. 첫째, 아이들이 쉽게 이해할 수 있습니다. "이 음식은 무슨 색일까?"라고 생각하는 것만으로도 건강한 선택을 할 수 있게 됩니다. 둘째, 부모도 쉽게 적용할 수 있습니다. 복잡한 칼로리 계산 없이도 장을 볼 때나 식사를 준비할 때 신호등 색깔을 떠올리면 됩니다. 셋째, 금지보다는 선택에 초점을 맞춥니다. "빨간불 음식은 절대 먹으면 안 돼"가 아니라 "초록불 음식을 더 많이 먹고, 빨간불 음식은 줄이자"는 긍정적인 메시지를 전달합니다. 즉, 억지로 굶는 것이 아니라, 건강한 음식으로 배를 든든하게 채우는 식사법입니다.

저탄수화물 식이:
밥과 빵을 제한하는 식사법

전통적인 신호등 식사법은 전체적인 영양소의 밸런스, 즉 열량, 단순당, 지방 및 트랜스지방, 식이섬유를 종합적으로 고려하여 음식을 선택합니다. 그런데 이렇게 여러 가지를 고려하는 것이 때로는 어려울 수 있습니다. 그래서 조금 더 간단한 식사법을 몇 가지 소개하겠습니다.

저탄수화물 식이(Low carbohydrate diet)는 탄수화물 섭취를 크게 줄이는 식사법입니다. 전체적인 열량 섭취를 제한하지는 않으나 탄수화물의 비율을 줄이고, 대신 단백질과 지방의 비율을 높입니다. 일반적인 소아 식단에서는 탄수화물이 총 열량의 45~60%를 차지하지만, 저탄수화물 식이에서는 탄수화물 섭취량을 하루 총 열량의 40% 이하로 하고, 경우에 따라 10~20%까지 제한하기도 합니다. 쉽게 말하면 밥, 빵, 국수, 감자 같은 탄수화물 음식을 최대한 줄이고, 대신 고기, 생선, 계란, 치즈, 채소 위주로 먹는 것입니다.

저탄수화물 식이의 원리는 다음과 같습니다. 탄수화물 섭취를 줄이면 혈당이 낮게 유지되고, 이에 따라 인슐린 저항성도 개선이 됩니다. 앞서 2장에서 인슐린 저항성은 식욕 증가와 내장지방 증가의 원인이라는 것을 배웠죠. 또한 탄수화물 대신 단백질과 지방을 많이 먹으면 포만감이 오래 유지되어 총 열량 섭취가 줄어드는 효과도 기대할 수 있습니다. 실제로 소아 비만 환자에게 이러한 저탄수화물 식이가 체중, 체질량지수, 인슐린 저항성 개선에 도움이 된다는 대규모 연구들도 발표되었습니다.

하지만 저탄수화물 식이를 성장기 소아청소년에게 적용할 때 여러 가지 주의할 점이 있습니다.

첫째, 영양 불균형의 위험입니다. 탄수화물을 극단적으로 제한하면 통곡물, 과일에 들어 있는 식이섬유, 비타민 B군, 비타민 C, 칼슘, 철분 등이 부족해질 수 있습니다. 특히 식이섬유 부족은 변비를 일으키기 쉽고, 장내 미생물 균형에도 부정적인 영향을 줄 수 있습니다.

둘째, 성장 저해의 위험입니다. 앞서 말씀드린 비타민이나 무기질의 부족뿐만 아니라 탄수화물의 부족도 성장에 영향을 줍니다. 탄수화물은 성장기 아이들에게 중요한 에너지원입니다. 탄수화물이 부족하면 몸은 에너지를 만들기 위해 단백질을 분해하게 됩니다. 이렇게 단백질이 에너지로 사용되면 근육과 뼈를 만드는 데 쓸 단백질이 부족해져서 성장이 저해될 수 있습니다.

셋째, 이상지질혈증의 위험입니다. 탄수화물을 적게 먹으니 그만큼 지방을 많이 섭취하게 되므로 이론적으로는 혈액 내 콜레스테롤, 특히 LDL-콜레스테롤 수치가 올라갈 위험이 있습니다.

넷째, 지속 가능성의 문제입니다. 저탄수화물 식이는 밥, 빵, 국수 같은 주식을 제한해야 하므로 일상생활에서 실천하기 어렵습니다. 특히 한국처럼 밥을 주식으로 하는 문화권에서는 장기간 유지하기가 더욱 어렵습니다.

따라서 비만 개선을 목적으로 저탄수화물 식이를 할 경우 극단적인 저탄수화물 식이보다는 '적당한 저탄수화물 식이(탄수화물을 총 열량의 40% 정도로 유지)'가 보다 안전하고 현실적인 대안이 될 수 있습니다. 실제로는 이렇게 열량의 비율을 숫자로 따지기보다는 탄수화물을 줄이려는 노력을 꾸준히 하는 것을 권합니다.

　　한국인의 식단에는 탄수화물 비중이 매우 높습니다. 밥이 주식이며, 감자나 고구마를 반찬으로 만들어서 먹기도 합니다. 라면이나 국수와 같은 면 음식도 많고, 떡국이나 떡볶이처럼 떡을 재료로 한 식사도 있습니다. 라면에 떡을 넣어서 먹은 후에 밥을 말아먹기도 하죠. 그리고 식후에는 과일을 먹기도 합니다. 탄수화물을 지나치게 많이 먹는 것 자체도 문제지만, 한꺼번에 많이 먹는 것이 더 문제입니다. 과잉 탄수화물은 결국 인슐린 저항성과 내장지방 축적을 유도하기 때문이지요. 따라서, 저탄수화물 식이를 실생활에 적용할 때는 '탄수화물을 한꺼번에 많이 먹지 않는 것'에 초점을 맞추는 것이 좋습니다. 예를 들어, 떡국을 먹을 경우에는 흰쌀밥을 말아먹지 않도록 합니다. 과일은 밥을 먹은 직후보다는 식사가 끝나고 활동을 조금 한 후에 먹는 것을 권합니다. 감자나 고구마는 반찬으로 먹기보다는 간식으로 먹습니다.

　　저탄수화물 식이는 영양 불균형 및 성장 저해, 이상지질혈증과 같은 위험이 있으므로 적극적으로 시행할 경우 반드시 주치의와 상담하면서 조심스럽게 진행해야 합니다. 정기적인 성장과 영양 상태 평가가 필요하며, 경우에 따라 주기적인 혈액 검사를 통해 부작용이 발생하지 않는지 확인이 필요합니다.

저당지수 식이:
혈당을 천천히 올리는 지혜

극단적인 저탄수화물 식이는 부작용이 있으므로 저는 탄수화물 섭취를 어느 정도 조절하면서 저당지수 식이(Low glycemic index diet)를 함께하는 것을 권합니다. 당지수는 앞서 설명했듯이, 섭취한 탄수화물이 얼마나 빠르게 흡수되어 혈당을 올리는지를 나타내는 지표입니다.

즉, 저당지수 식이는 혈당을 천천히 올리는 음식 위주로 먹는 식사법입니다. 이는 탄수화물의 전체 양 자체를 제한하지는 않으므로 저탄수화물 식이와는 다릅니다. 저탄수화물 식이가 탄수화물의 '양'을 제한하는 식사라면, 저당지수 식이는 탄수화물의 '질'에 초점을 맞춘 식사법이지요. 탄수화물의 양이 과도하지 않도록 신경 쓰면서 동시에 질 좋은 탄수화물을 선택한다면 인슐린 저항성과 비만을 더욱 효과적으로 개선할 수 있습니다.

저당지수 식이는 극단적인 영양소의 제한이 없고 모든 영양소를 골고루 섭취할 수 있어서 성장에 지장을 주지 않습니다. 그리고 밥, 빵을 완전히 끊는 것이 아니라 현미밥, 통밀빵으로 바꾸는 것이므로 비교적 일상생활에서 실천하기 쉽습니다.

당지수가 낮은 음식과 높은 음식을 일일이 외울 필요는 없습니다. 그리고 단 음식을 무조건 피해야 하는 것은 아닙니다. 사과나 포도와 같은 과일은 달지만 당지수가 낮습니다. 당도보다 중요한 것은 가공의 정도입니다. 가공이 많이 된 음식보다는 가공이 덜 된 자연적인 음식을 선택하면 됩니다. 이는 앞서 설명했던 식이섬유와 관련이 있습니다. 식이섬유는 당의 흡수를 천천히 만들어주는 고마운 영양소입니다. 흰쌀밥은 도정 과정에서 식이섬유가 제거되지만, 현미밥은 식이섬유가 그대로 남아 있습니다. 흰 밀가루로 만든 식빵보다 통밀빵이 좋은 이유도 같습니다. 과일 주스보다 과일을 그대로 먹는 것이 좋은 이유 역시 주스로 만드는 과정에서 식이섬유가 상당 부분 제거되기 때문입니다. 자연 그대로의 모습에 가까울수록 식이섬유가 풍부하고, 따라서 당지수가 낮다고 이해하시면 됩니다.

당지수를 낮추는 또 다른 방법도 있습니다. 같은 음식이라도 조리 방법이나 함께 먹는 음식에 따라 당지수가 달라집니다. 예를 들어 감자를 먹을 때 삶은 감자보다는 구운 감자의 당지수가 더 높습니다. 감자를 으깨서 매시트포테이토로 만들면 당지수가 더 올라갑니다. 조리 시간이 길고 으깨거나 갈수록 당지수가 높아집니다. 반대로 감자를 삶아서 식힌 다음 먹으면 당지수가 낮아집니다. 이는 감자의 전분이 식는 과정에서 '저항성 전분(resistant starch)'으로 변하기 때문인데, 저항성 전분은 소화가 천천히 되어 혈당을 천천히 올립니다.

또한 탄수화물을 단백질, 지방, 식이섬유와 함께 먹으면 당지수가 낮아집니다. 예를 들어 흰쌀밥을 단독으로 먹을 때보다는 채소와 고기를 함께 먹을 때 당지수가 더 낮아집니다. 이는 단백질과 지방이 소화 속도를 늦추고, 식이섬유가 탄수화물의 흡수를 지연시키기 때문입니다. 따라서 밥을 먹을 때 반찬을 골고루 먹는 것이 중요합니다. 특히, 밥보다 채소나 고기 반찬을 먼저 먹으면 더 효과가 좋습니다. 야채를 듬뿍 넣어서 비빔밥으로 만들어 먹어도 당지수가 낮아지겠죠.

식초도 당지수를 낮추는 효과가 있습니다. 식초에 포함된 초산이 소화와 대사에 영향을 주기 때문입니다. 초산은 위에서 음식이 소장으로 넘어가는 속도를 늦추고, 소장에서 당 흡수를 억제합니다. 또한 인슐린 반응을 개선해 혈당 조절에 긍정적인 영향을 줍니다.

당지수 개념이 아직 어렵게 느껴진다면, 직접 혈당 변화를 보며 몸으로 익히는 방법도 있습니다. 바로 연속혈당측정기를 활용하는 것입니다. 연속혈당측정기는 USB 정도 크기의 작은 기계를 팔이나 배에 부착하여 24시간 연속 혈당을 측정하는 의료기구입니다. 측정된 혈당 정보는 스마트폰으로 전송되어 시간에 따른 혈당의 변화를 그래프로 확인할 수 있습니다. 본래 당뇨병 환자의 혈당 관리를 위해 사용하지만, 최근에는 비만 환자의 다이어트 목적으로 사용하기도 합니다. 국내에서는 덱스콤, 리브레, 가디언, 케어센스 에어 등의 제품이 판매되고 있으며, 각 제품의 홈페이지나 의료기상사에서 구매할 수 있습니다. 다음 그림은 실제로 연속혈당측정기를

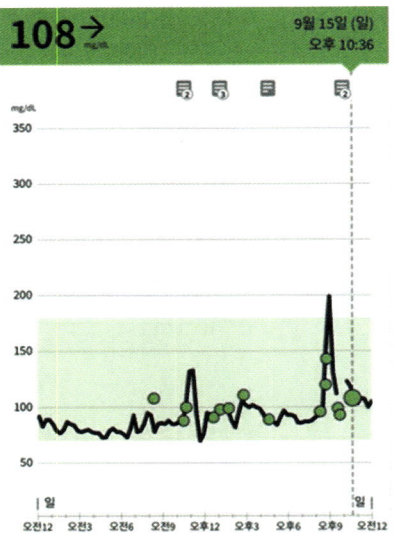

그림 4-11 연속혈당측정기 활용의 예시

활용한 예시입니다. (그림 4-11)

　연속혈당측정기 화면에서는 혈당 곡선의 변화가 크지 않고 완만하게 유지되는 것이 좋습니다. 이 그림에서 오전 10시 전까지는 혈당이 100mg/dL 이하로 유지됐는데, 오전 10시에서 11시 사이에 혈당이 약 140mg/dL까지 급격하게 상승했다가 떨어졌습니다. 흰쌀밥이 포함된 아침 식사를 했기 때문입니다. 점심때는 닭가슴살 샐러드와 위트빅스(통곡물 시리얼), 견과류를 섭취한 후 바로 운동을 하여 혈당의 급격한 변화가 나타나지 않았습니다. 저녁 8시경에 크림빵을 섭취하여 혈당이 200mg/dL까지 급격하게 상승했다가 떨어지는 것을 확인할 수 있습니다. 이러한 방법을 이용하면 어떤 음식을 먹을 때 혈당이 급격하게 변하는지 직접 눈으로 보며 파악할 수 있고, 혈당을 안정적으로 유지하기 위해 운동을 하게 되는 효과도 있습니다.

지중해식:
올리브유와 채소의 조화

저탄수화물 식이와 저당지수 식이가 영양소에 초점을 맞춘 식사법이라면, 이번에 소개할 지중해식은 음식의 종류에 초점을 맞추는 식사법입니다.

지중해식(Mediterranean Diet)은 이탈리아, 그리스, 스페인 같은 지중해 연안 국가들의 전통적인 식사법입니다. 1960년대 미국의 생리학자 앤셀 키스(Ancel Keys)가 지중해 지역 사람들의 심혈관 질환 발생률이 유독 낮다는 사실에 주목하면서 세계적으로 알려지기 시작했습니다. 이후 수많은 연구들이 지중해식의 건강 효과를 입증했고, 유네스코에서는 지중해식을 인류무형문화유산으로 지정하기도 했습니다. 2023년 발표된 연구에서는 소아청소년을 대상으로 한 여러 연구들을 종합 분석한 결과, 지중해식이 일반 식이에 비해 체질량지수와 허리둘레를 더 효과적으로 줄인다는 결과를 보고했습니다.

지중해식의 핵심 원칙은 다음과 같습니다. (그림 4-12)

가급적 적게 섭취할 것: 붉은 고기(소고기, 돼지고기, 양고기 등), 가
공육(햄, 소시지), 당류(설탕, 사탕, 케이크 등)

적당히 섭취할 것: 가금류(닭고기, 오리 등), 달걀, 요거트

자주 섭취할 것: 생선, 해산물

매 끼니마다 섭취할 것: 과일, 야채, 통곡물(현미, 귀리, 통밀빵), 올
리브유, 콩류, 견과류, 씨앗류

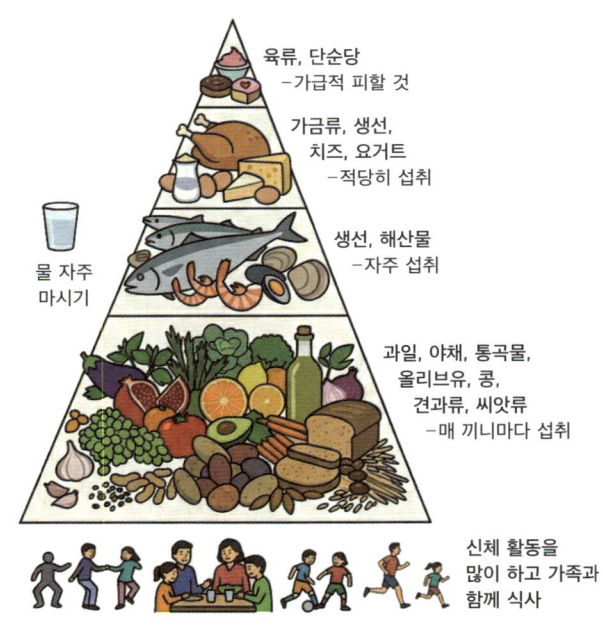

그림 4-12 지중해식 피라미드

Circulation Research. 2019 Mar;124(5):779-798

위와 같이 섭취 빈도에 따라 음식을 나누고, 물을 자주 마십니다. 식사는 가급적 혼자 하기보다는 가족과 함께 하고, 신체 활동을 자주 합니다.

지중해식의 가장 큰 특징은 올리브유를 주요 지방 공급원으로 사용한다는 점입니다. 올리브유는 불포화지방이 풍부하여 나쁜 콜레스테롤(LDL)을 낮추고 좋은 콜레스테롤(HDL)을 높이는 효과가 있습니다. 또한 폴리페놀 같은 항산화 물질도 들어 있어 염증을 줄이고 혈관 건강을 개선합니다. 올리브유는 샐러드 드레싱, 요리용 기름, 빵에 찍어 먹는 용도 등으로 다양하게 활용할 수 있습니다.

지중해식의 두 번째 특징은 채소와 과일을 많이 먹는다는 점입니다. 하루 5회 이상, 총 400~600g 정도의 채소와 과일을 섭취합니다. 이를 통해 식이섬유, 비타민, 무기질을 충분히 섭취하게 됩니다.

세 번째 특징은 생선을 자주 먹는다는 점입니다. 일주일에 2회 이상 생선을 먹는데, 특히 정어리, 고등어, 연어 같은 지방이 많은 생선을 선호합니다. 이런 생선에는 불포화지방이 풍부하여 뇌 발달, 심혈관 건강, 염증 억제에 도움이 됩니다.

네 번째 특징은 붉은 고기와 가공육을 적게 먹는다는 점입니다. 붉은 고기는 가급적 적게 먹고, 대신 닭고기나 생선으로 단백질을 섭취합니다. 붉은 고기, 특히 가공육의 다량 섭취는 대장암, 심혈관 질환의 위험을 높인다는 연구 결과가 많습니다.

지중해식의 또 다른 장점은 지속 가능성입니다. 극단적인 제한이 없고 다양한 음식을 즐길 수 있어서 오래 유지하기 쉽습니다. 실제로 많은 연구에서 다른 식이요법보다 지중해식을 따르는 사람들의 순응도가 다른 식이요법보다 높게 나타났습니다. 아이들도 맛있게 먹을 수 있고, 가족 전체가 함께 실천할 수 있다는 점도 큰 장점입니다.

실제 식단 예시: 간단하고 맛있게

지금까지 알아본 신호등 식사법, 저탄수화물 식이, 저당지수 식이, 지중해식 같은 식사법들 중에서 딱 하나만 골라야 하는 것은 아닙니다. 진짜 중요한 건 이 식사법들의 핵심 원리를 이해하고, 적절하게 병합하여 자신에게 딱 맞는 식사법을 찾아가는 것입니다.

계속 강조하지만, 무조건 적게 먹는 방식은 오래 지속할 수 없습니다. 마치 숨을 참는 것처럼, 잠깐은 버틸 수 있어도 결국엔 폭발하고 말죠. 그보다는 좋은 음식을 충분히 먹으면서 몸속의 인슐린 저항성과 장내 미생물 불균형을 개선하고, 운동을 통해 근육을 늘리며 체지방을 줄이는 것, 즉 체중계 숫자가 아니라 진짜 건강한 몸을 만드는 것이 목표가 되어야 합니다.

실제로 저도 배고픔을 억지로 참으면서 다이어트하지 않습니다. 오히려 건강한 음식을 배부르게 먹습니다. 혼자 식사할 때는 간단하게 통곡물 시리얼인 위트빅스나 오트밀에 샐러드를 곁들여서 먹습니다. 샐러드에는 닭가슴살이나 연어와 양상추에 냉동 블루베리,

냉동 아보카도, 견과류를 넣고, 올리브유를 뿌려 먹습니다. 그리고 후식으로는 무설탕 요거트에 과일을 조금 넣어서 먹습니다. 가족과 함께할 때는 조금 더 다양한 재료로 요리해서 먹습니다.

이제부터 제가 실제로 먹는 음식 예시를 보여드리겠습니다. 물론 사람마다 입맛도 다르고 상황도 다르기 때문에 꼭 똑같이 따라 하실 필요는 없습니다. 제 식사를 참고해서 여러분만의 건강한 식사법을 만들어보시기 바랍니다. 신호등 식사법, 저탄수화물 식이, 저당지수 식이, 지중해식의 장점들을 섞어서 자신에게 딱 맞는 나만의 레시피를 만들어보는 것이죠. 한식도 좋고 양식도 좋지만 요즘 학생들은 학업 때문에 간단하게 식사를 해야 하는 상황이 많으므로 그에 맞춰서 식사 시간이 오래 걸리지 않는 음식 위주로 보여드리겠습니다. (그림 4-13, 그림 4-14, 그림 4-15)

이런 식단들의 공통점은 네 가지입니다. 첫째, 가공식품을 최소화하고 자연 그대로의 식재료를 사용합니다. 둘째, 단백질, 좋은 지방, 식이섬유가 균형 있게 들어 있습니다. 셋째, 복잡한 조리법이 필요 없고 누구나 쉽게 만들 수 있습니다. 넷째, 맛있습니다. 건강한 식사가 맛없다는 편견을 깨는 것이 중요합니다.

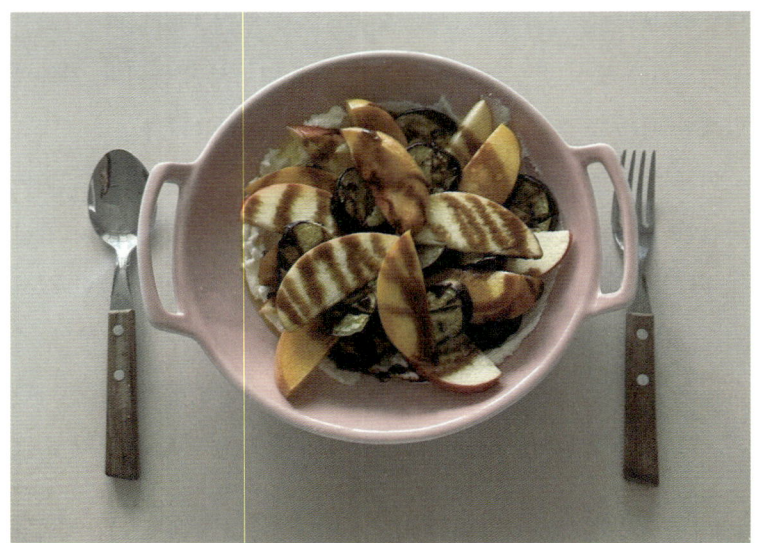

그림 4-13　지중해식 샐러드: 구운 가지, 복숭아, 사과를 적당한 크기로 썰어 리코타 치즈 위에 올리고 올리브유와 발사믹 소스를 살짝 두른 요리입니다. 리코타 치즈는 다른 치즈에 비해 지방 함량이 낮으면서도 단백질과 칼슘이 풍부합니다. 가지는 열량이 매우 낮고 식이섬유가 풍부하며, 복숭아와 사과는 식이섬유와 비타민이 풍부합니다. 올리브유는 건강한 지방인 불포화지방이 풍부하며, 발사믹 소스의 식초가 소화 속도를 늦춰서 포만감을 오래 느끼게 합니다. 지중해식 식사의 대표적인 메뉴로, 통곡물 빵이나 무설탕 요거트와 함께 브런치나 가벼운 아침 식사로 먹기 좋습니다.

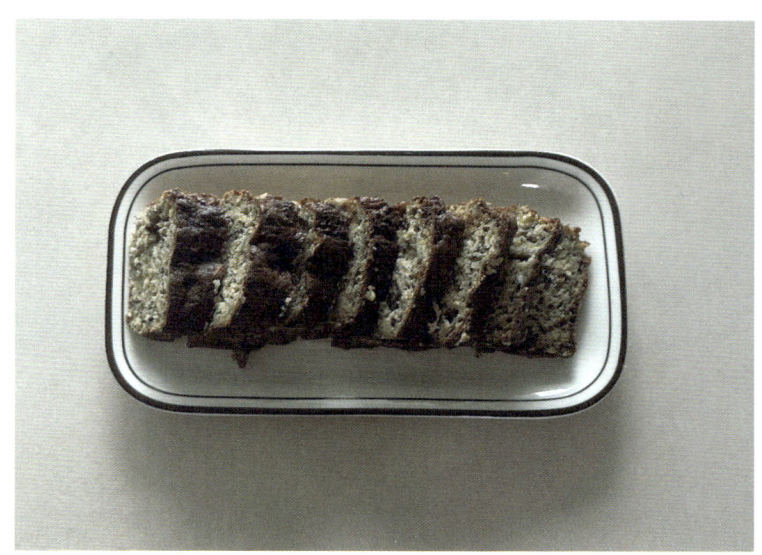

그림 4-14 바나나 월넛 브레드: 바나나 3개, 계란 3개, 아몬드가루 160g, 베이킹파우더 6g, 베이킹소다 4g, 그릭요거트 60g, 올리브유 50g, 스테비아 40g, 소금 2g, 다진 호두 120g(선택 사항으로 시나몬 2g)을 섞어 에어프라이어에 넣고 160도로 10분 예열한 후 160도 30분, 150도 10분 총 40분간 구운 빵입니다. 일반 밀가루 대신 아몬드가루를 사용하여 당지수가 낮고, 설탕 대신 스테비아를 사용해 열량을 줄였으며, 바나나의 자연스러운 단맛을 추가했습니다. 아몬드가루는 단백질, 불포화지방과 식이섬유가 풍부하고, 호두는 불포화지방과 비타민 E가 풍부합니다. 그릭요거트는 단백질이 풍부하면서 장내 미생물을 건강하게 만들어줍니다. 일반 빵보다 포만감이 높고 혈당을 천천히 올려 저당지수 식이에 적합하며, 무설탕 아몬드유나 저지방 우유와 함께 아침 식사나 간식으로 먹기 좋습니다.

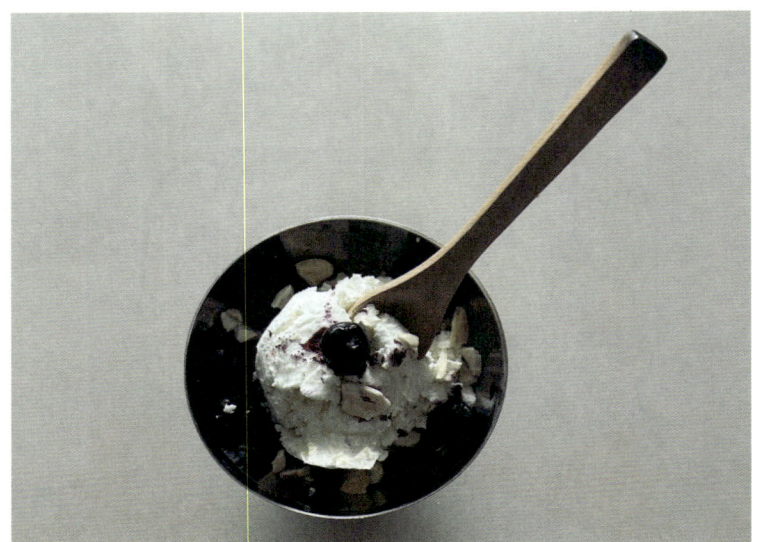

그림 4-15 그릭요거트 베리 볼: 무설탕 그릭요거트에 블루베리, 슬라이스 아몬드를 뿌린 디저트입니다. 블루베리를 매번 사는 것이 번거로우면 냉동 블루베리를 사서 냉동실에 넣어두었다가 약간만 녹여서 먹어도 맛있습니다. 설탕을 넣지 않아도 블루베리의 자연스러운 단맛과 요거트의 상큼한 신맛이 조화를 이루어 충분히 맛있습니다. 신호등 식사법의 초록불 음식이자 저당지수 음식으로, 단백질과 건강한 지방이 균형 있게 들어 있어 아침 식사나 운동 후 간식으로 먹기 좋습니다.

윤지(15세, 여)는 비만 관리를 위해 병원에 내원한 중학생이었습니다. 키 162cm, 체중 68kg, 체질량지수 25kg/m²(95~99백분위수)로 비만에 해당하고, 허리둘레가 82cm로 복부 비만 상태였습니다. 공복 혈당이 116mg/dL로 당뇨병 전단계였고, MRI에서 지방간 소견도 있었습니다.

윤지는 다이어트의 의지가 충분히 있는 학생이었습니다. 어머니가 칼로리를 계산해 식단을 짜주면 처음엔 잘 따라가지만, 곧 심한 배고픔을 참지 못하고 야식을 먹게 되는 악순환이 반복되었습니다. 윤지의 가장 큰 문제는 '배고픔'이었습니다. 따라서 음식의 '양'보다 '질'을 바꾸는 접근을 하기로 했습니다.

윤지에게는 '신호등 식사법'을 소개했습니다. 초록불 음식(채소, 과일)은 마음껏, 노란불 음식(살코기, 밥)은 적당히, 빨간불 음식(튀김, 과자, 탄산음료)은 최소화하는 방법입니다. 매 끼니마다 신호등 색깔만 떠올리면 되니 간단했습니다. 특히 초록불 음식은 배부를 때까지 먹어도 되어서 죄책감 없이 식사할 수 있었습니다.

한 달 후 체중이 0.5kg 줄고 허리둘레도 1cm 줄었지만 아침 식사 후 포만감이 오래 가지 않아 오전 쉬는 시간에 매점에 가서 빵도 사먹고 점심때 과식을 하게 되었습니다. 이때 '저당지수 식이'를 시작했습니다. 아침 식사를 흰쌀밥 대신 현미밥이나 잡곡밥으로 바꾸고, 밥숟가락을 뜨기 전에 채소 반찬을 충분히 먹으니 혈당이 안정적으로 유지되고 포만감이 오래 지속되었습니다.

외식 때는 '지중해식 식단'의 원칙을 활용했습니다. 크림 파스타 대신 올리브유를 뿌린 해산물 파스타를, 삼겹살 대신 회를 선택하는 식이었습니다. 무조건 참는 것이 아니라 조금 더 건강한 것을 선택하는 방식이었습니다.

윤지는 이 세 가지 방법을 상황에 따라 적절히 섞어 사용했습니다. 6개월 후 키가 1cm 클 동안 체중이 3kg 줄고, 허리둘레는 4cm가 줄어서 78cm가 되었습니다. 체중보다도 건강 상태가 더 개선되어 공복 혈당도 98mg/dL로 정상이 되고, 지방간도 사라졌습니다. 체력도 좋아져서 공부할 때도 전보다 덜 피곤하게 되었습니다. 무엇보다 음식을 두려워하지 않고 스스로 선택할 수 있게 되었다는 점이 가장 큰 변화였습니다. 다이어트의 성공은 얼마나 많이 참느냐가 아니라, 얼마나 현명하게 선택하느냐에 달려 있습니다.

닥터송의 메시지

- 신호등 식사법: 초록불 음식(채소, 과일)은 마음껏, 노란불 음식(살코기, 유제품, 밥)은 적당히, 빨간불 음식(튀김, 과자, 가당음료)은 최소한으로 먹습니다.

- 저탄수화물 식이: 저탄수화물 식이는 밥, 빵, 면류 같은 탄수화물을 줄이고 단백질과 지방의 비율을 높이는 식사법입니다.

- 저당지수 식이: 혈당을 천천히 올리는 음식 위주로 먹는 방법으로, 흰쌀밥보다는 현미밥, 흰 빵보다는 통곡물 빵처럼 당지수가 낮은 음식을 선택합니다.

- 지중해식: 지중해식 식사는 채소, 과일, 통곡물, 콩류, 견과류를 많이 먹고, 올리브유와 같은 건강한 지방과 생선을 자주 먹으며, 붉은 고기와 가공식품은 적게 먹는 방법입니다.

- 한 가지 식사법만 하는 것보다는 여러 가지 식사법을 조합하여 자신에게 맞는 식단을 찾아가는 것이 좋습니다.

식탁 위의 작은 습관들

민석이 조심스럽게 입을 연다.

"선생님, 영양소도 배우고 식단도 배웠는데… 솔직히 말하면 제일 걱정되는 건 따로 있어요."

"뭐가 걱정되죠?"

유정이 부드럽게 묻는다.

"식욕이요. 저는 배가 안 고픈데도 자꾸 뭔가 먹고 싶어져요. 특히 스트레스 받을 때나 심심할 때요. 식단을 아무리 잘 짜도 제가 식욕을 못 이기면 소용없잖아요."

민석의 목소리에 걱정이 묻어난다. 유정이 고개를 끄덕이며 의자를 당겨 앉는다.

"민석이 말대로 식욕과 식탐을 이기는 건 정말 어려운 일이에요. 선생님도 인정해요. 하지만 조절하는 데 도움을 주는 몇 가지 팁이 있어요."

유정은 종이를 펼쳐놓고 하나씩 적기 시작한다.

"첫 번째, 아침 챙겨 먹기!"

"저 맨날 아침 안 먹고 학교 가는데… 그런데 아침 안 먹으면 한 끼 굶으니까 다이어트에 도움이 되는 것 아닌가요?"

"아침을 거르면 점심때 과도하게 배가 고파져서 폭식하기 쉬워요. 게다가 그 허기짐이 저녁까지 가기도 하죠. 그리고 두 번째는 천천히 먹기. 우리 뇌가 '배부르다'는 신호를 받는 데는 15분 이상 걸려요. 급하게 먹으면 포만감을 느끼기 전에 너무 많이 먹게 되거든요."

민석이 고개를 끄덕인다.

"세 번째는 일찍 자기. 잠을 충분히 자지 못하면 더 배고프고 덜 배부르게 느껴져요. 그리고 밤늦게까지 깨어 있으면 야식 먹을 확률도 높아지고요."

"선생님, 자세하게 알려주셔서 감사해요. 그런데 제가 이걸 다 할 수 있을까요?"

유정이 민석의 눈을 바라보며 따뜻하게 미소 짓는다.

"한꺼번에 다 하려고 하지 말고 하나씩 천천히 해보는 거예요. 완벽하게 하려고 하지 말고, 조금씩 나아지는 걸 목표로 하면 돼요."

민석의 표정이 조금 밝아진다.

"그리고 실수해도 괜찮아요. 어제 야식을 먹었다고 오늘도 포기할 필요는 없어요. 시작이 반이라는 말이 있죠? 다이어트의 의지를 가지고 여기까지 온 것만 해도 반은 성공한 거예요."

유정이 민석의 어깨를 토닥인다.

"선생님, 감사합니다. 한번 해볼게요."

"그래, 민석이라면 충분히 할 수 있어요. 힘들 때는 언제든 다시 와요. 응원할게요!"

민석은 유정의 격려를 안고 상담실을 나선다. 창밖으로 햇살이 따스하게 비춰든다. 민석의 마음속에도 작은 희망의 빛이 스며든다.

다이어트를 하겠다고 마음먹으면 대부분 '뭘 먹어야 하나'에만 집중합니다. 하지만 실제로는 '어떻게 먹느냐'도 똑같이 중요합니다. 영양소와 식단에 대해 아무리 많이 알아도, 식욕과 식탐을 조절하지 못하면 다이어트는 실패하기 쉽습니다.

식욕을 완벽하게 없앨 수는 없습니다. 우리 뇌는 생존을 위해 음식, 특히 고열량 음식을 찾도록 설계되어 있기 때문입니다. 하지만 식욕을 조절하는 데 도움을 주는 구체적인 방법들이 있습니다. 같은 음식을 먹더라도 먹는 방법에 따라 포만감이 달라지고, 결국 총 섭취량도 달라지기 때문입니다. 지금부터 실제 식사 시간에 바로 활용할 수 있는 구체적인 방법들을 소개하겠습니다.

아침 식사 챙겨 먹기

아침은 하루를 시작하는 연료와 같습니다. 그런데 많은 학생들이 시간이 없다는 이유로 아침을 거릅니다. 아침 식사를 거르면 오전 동안 활동에 필요한 에너지를 지방조직에서도 꺼내서 사용하지만 근육에서도 꺼내서 사용하기 때문에 근손실도 일어납니다. 나중에 음식이 들어오면 지방조직은 금세 다시 회복하지만 근육은 상대적으로 회복이 더딘 편입니다.

더군다나 이렇게 지방조직이나 근육에서 꺼내서 사용하는 에너지가 아침 식사에서 얻는 에너지를 모두 보완할 수 없기 때문에 오전 동안 집중력이 떨어져서 학업 효율이 낮아질 수 있습니다. 또한 몸에서 에너지를 아끼기 위해 신진대사를 낮추고, 점심때 과도하게 배가 고파져서 폭식을 하게 됩니다. 아침 결식으로 인한 공복감은 저녁까지 이어져서 저녁도 더 많이 먹게 될 수 있습니다. 결과적으로 아침을 거르는 습관은 오히려 살이 찌기 쉬운 체질을 만들 수 있습니다.

따라서 아침 식사를 잘 챙겨먹는 것은 비만 조절뿐만 아니라 건강, 그리고 학업 효율을 높이기 위해 필수적입니다. 아침 식사는 다른 끼니보다도 잘 챙겨먹어야 합니다. 특히 탄수화물과 함께 식이섬유가 풍부한 야채나 과일, 그리고 단백질과 불포화지방을 함께 먹어야 포만감이 오래 갑니다.

시간이 없다면 간단하게라도 먹는 것이 좋습니다. 통곡물 시리얼과 우유 한 잔, 그리고 계란과 견과류, 사과와 같은 과일을 골고루 먹는 것이 중요합니다. 이렇게 간단하지만 탄수화물, 단백질, 지방이 골고루 갖춰진 식사를 하면 오전 시간 동안 학습 효율도 더 올라가고 장기적으로 비만 개선에도 도움이 됩니다.

천천히 먹기

빨리 먹는 습관은 비만의 주요 원인 중 하나입니다. 우리 몸은 음식을 먹기 시작한 후 15~20분 정도가 지나야 '배부르다'는 신호를 제대로 받습니다. 음식이 위장에 들어가면 PYY와 GLP-1과 같은 포만감 호르몬이 분비되어 뇌의 식욕중추에 '이제 그만 먹어도 된다'는 메시지를 보냅니다.

한 연구에서 비만 청소년들에게 아이스크림을 천천히 먹게 했더니, 빨리 먹었을 때보다 PYY와 GLP-1 같은 포만감 호르몬이 더 많이 분비되는 것을 확인했습니다. 즉, 천천히 먹으면 같은 양을 먹어도 더 빨리 배부름을 느낄 수 있다는 뜻입니다.

따라서 한 입 먹고 나서 숟가락을 내려놓고, 음식을 충분히 씹고, 천천히 삼키는 습관을 들여보세요. 급하게 먹으면 포만감 신호가 오기 전에 이미 과식하게 됩니다. 식사 시간을 최소 20분 이상 가지는 것을 목표로 하세요.

일찍 자기

2장에서 설명했듯이 수면과 비만은 밀접한 관계가 있습니다. 잠을 충분히 자지 못하면 식욕을 조절하는 호르몬에 문제가 생깁니다. 수면이 부족하면 식욕을 증가시키는 그렐린 호르몬은 늘어나고, 포만감을 주는 렙틴 호르몬은 줄어듭니다. 쉽게 말해, 잠을 적게 자면 더 배고파집니다.

그래서 밤늦게까지 깨어 있으면 야식을 먹을 가능성이 높아집니다. 야식은 대부분 과자, 라면, 치킨 같은 고열량 음식이고, 이는 곧바로 체중 증가로 이어지기 쉽습니다.

초등학생은 하루 9~11시간, 중고등학생은 하루 8~10시간의 수면이 필요합니다. 특히 밤에 많이 자는 것이 비만 개선과 성장에 중요합니다. 잠을 잘 자는 것도 다이어트의 중요한 일부입니다.

식사 전 물 한 컵 마시기

식사 전에 물 한 컵을 마시는 것도 식사량을 줄이는 데 도움이 됩니다. 물은 칼로리가 없으면서도 위를 채워주기 때문에 식사량을 자연스럽게 줄일 수 있습니다. 물을 충분히 마시는 것은 지중해식의 요소이기도 합니다.

한 연구에 따르면, 식사 전에 물을 마신 비만 환자들이 그렇지 않은 사람들보다 체중 감량률이 44% 더 높다고 보고했습니다. 또한, 식사 전 물 섭취가 식사 시 열량 섭취를 23%가량 줄일 수 있다는 연구도 있었습니다.

작은 그릇 사용하기

같은 양의 음식이라도 큰 그릇에 담으면 적어 보이고, 작은 그릇에 담으면 많아 보입니다. 이는 우리 뇌가 시각 정보를 바탕으로 양을 판단하기 때문입니다. 작은 접시에 음식을 담으면 심리적으로 '충분히 먹었다'는 만족감을 더 쉽게 느낄 수 있습니다. 큰 그릇에 음식을 담으면 무의식 중에 더 많이 담게 되고, 결국 더 많이 먹게 됩니다.

소스 없이 먹기

대부분의 소스에는 설탕, 지방, 소금이 많이 들어 있어 열량이 높습니다. 따라서 가급적 소스는 먹지 않고 대신 올리브유나 참기름, 들기름을 활용하는 것이 좋습니다. 불가피하게 소스를 먹어야 하는 경우에는 소스를 따로 작은 접시에 덜어 놓고 찍어 먹으면 소스 사용량을 크게 줄일 수 있습니다. 소스를 음식 위에 직접 부으면 생각보다 훨씬 많은 양이 들어가기 때문입니다. 이 작은 습관 하나만으로도 단순당 섭취량을 상당히 줄일 수 있습니다.

음식을 남겨도 괜찮다

과거 경제적으로 어려운 시절에는 음식을 남기는 것이 나쁜 일이었습니다. 하지만 지금은 상황이 다릅니다. 배가 부른데도 '아깝다'는 이유로 억지로 먹는 것은 음식을 아끼는 게 아니라 자신의 건강을 해치는 행위입니다. 부모는 아이가 스스로 식사량을 조절하고, 배가 부르면 밥을 남길 수 있다고 가르쳐야 합니다. 이는 과식하지 않고 자율적인 조절 능력을 배우는 중요한 과정입니다.

식사일기 쓰기

자신의 식습관을 객관적으로 파악하려면 식사일기를 써보는 것이 좋습니다. 하루 동안 무엇을 먹었는지, 언제 먹었는지, 그때 기분이 어땠는지를 기록하다 보면 자신도 몰랐던 문제 패턴을 발견할 수 있습니다. 예를 들어 스트레스를 받을 때마다 과자를 찾는다거나, 밤늦게 야식을 자주 먹는다거나 하는 습관을 깨닫게 됩니다.

식사일기를 쓸 때는 다음 5W1H 항목들을 기록하면 좋습니다.

When(언제): 식사와 간식을 먹은 시간을 정확히 기록하세요. 항상 일정한 시간에 식사하는 것이 중요합니다. 식사를 거르면 나중에 과도하게 배가 고파져서 폭식하기 쉽습니다. 예를 들어 "오전 7시 30분 아침", "오후 12시 점심", "오후 4시 간식", "오후 7시 저녁", "밤 10시 야식"처럼 구체적으로 적어보세요. 며칠간 기록하다 보면 간식을 주로 언제 먹는지, 야식을 얼마나 자주 먹는지 패턴을 발견할 수 있습니다.

Where(어디서): 어디서 먹었는지 기록하세요. 식탁에서만 식사하고, TV나 컴퓨터를 보면서 먹지 않는 것이 중요합니다. 다른 일을 하면서 먹으면 얼마나 먹었는지 인식하지 못해 과식하게 됩니다. "집 식탁", "학교 급식실", "방 책상", "거실 소파", "편의점", "패스트푸드점"처럼 장소를 적다 보면, 어느 장소에서 과식하는 경향이 있는지 알 수 있습니다. 또한 외식이나 배달 음식을 얼마나 자주 먹는지도 파악할 수 있습니다.

Who(누구와): 누구와 함께 먹었는지 기록하세요. 가족이나 친구와 함께 식사하는 것이 좋습니다. 혼자 먹으면 양 조절이 어렵고 빨리 먹게 됩니다. "엄마, 아빠, 동생과 함께", "친구들과", "혼자"처럼 적어보세요. 혼자 먹을 때 더 많이 먹거나 빨리 먹는 경향이 있는지 확인할 수 있습니다.

What(무엇을): 먹은 음식의 종류와 양을 최대한 구체적으로 기록하세요. "밥 한 공기, 된장찌개 한 그릇, 김치, 계란말이 3조각"처럼 자세히 적는 것이 좋습니다. 며칠간 기록하다 보면 자신이 특정 음식(과자, 라면, 탄산음료 등)을 얼마나 자주 먹는지, 고지방이나 고열량 음식을 얼마나 섭취하는지, 과일과 채소는 충분히 먹는지 등을 알 수 있습니다.

Why(왜): 이것이 가장 중요한 항목입니다. 왜 먹었는지, 그때 기분이 어땠는지 기록하세요. "배가 고파서", "심심해서", "스트레스 받아서", "화가 나서", "친구들이 먹으니까", "TV 광고를 보고", "습관적으로"처럼 솔직하게 적어보세요. 정말 배가 고파서 먹었는지, 아니면 감정 때문에 먹었는지 구분하는 연습이 필요합니다. 진짜 배고픔이 아니라면 과감하게 음식을 거부하는 연습을 해야 합니다. 이를 통해 '가짜 식욕'의 패턴을 파악할 수 있습니다.

How(어떻게): 어떻게 먹었는지 기록하세요. "천천히 씹으면서 20분 동안", "급하게 5분 만에", "TV 보면서", "스마트폰 하면서", "친구들과 수다 떨면서"처럼 적어보세요. 천천히 여유 있게 먹었는지, 급하게 먹었는지, 다른 일을 하면서 먹었는지 확인할 수 있습니다. 급하게 먹거나 다른 일을 하면서 먹으면 포만감을 제대로 느끼지 못합니다.

이렇게 5W1H를 며칠간 꾸준히 기록하다 보면 자신의 식습관에서 어떤 부분이 문제인지 명확하게 보입니다. 예를 들어 "밤 10시에(When) 방 침대에서(Where) 혼자(Who) 과자 한 봉지를(What) 스트레스 받아서(Why) 유튜브 보면서(How) 먹었다"라고 기록했다면, 이것이 바로 고쳐야 할 습관임을 알 수 있습니다. 식사일기를 쓰는 행위 자체가 자신의 식습관을 되돌아보게 만들어, 무의식적인 과식을 줄이는 데 도움이 됩니다.

　다만 식사일기에 지나치게 집착하는 것은 조심해야 합니다. 매 끼니마다 칼로리를 계산하고, 조금이라도 계획과 어긋나면 죄책감을 느끼고, 음식을 먹을 때마다 불안해한다면 오히려 스트레스가 높아지고 식이장애의 위험이 커질 수 있습니다. 식사일기는 자신의 패턴을 파악하고 건강한 습관을 만들기 위한 도구일 뿐, 자신을 감시하고 처벌하는 수단이 되어서는 안 됩니다. 식사일기가 부담스럽거나 스트레스가 된다면 잠시 쉬어 가거나, 일주일에 2~3일만 기록하는 식으로 부담을 줄이는 것이 좋습니다. 건강한 식습관은 즐겁고 지속 가능해야 한다는 것을 잊지 마세요.

가짜 식욕 다스리기

　많은 사람들이 배가 고프지 않은데도 자꾸 무언가를 먹고 싶어 합니다. 특히 스트레스를 받거나 심심할 때, 기분이 우울할 때 그런 경향이 더 두드러집니다. 이것이 바로 '가짜 식욕'입니다. 진짜 배고픔이 아니라 감정 때문에 생기는 식욕이죠.

　우리 뇌에는 '보상 학습 시스템'이 있습니다. 스트레스를 받았을 때 과자를 먹고 기분이 좋아졌던 경험이 반복되면, 뇌는 그 기억을 학습합니다. 이는 달고 자극적인 음식이 뇌에서 도파민이라는 즐거움을 주는 호르몬을 분비하도록 하기 때문입니다. 그러면 다음부터는 스트레스를 받으면 자동으로 과자를 찾게 됩니다. 특히 케이크나 과자 같은 초가공식품은 즉각적으로 강한 도파민 반응을 일으켜 즉각적인 쾌감을 주기 때문에 뇌가 더 선호하게 됩니다.

가짜 식욕을 이기는 가장 좋은 방법은 '멈춰서 알아차리기'입니다. 무의식적으로 간식에 손이 갈 때, 잠시 멈춰서 스스로에게 질문해보세요. "내가 지금 진짜로 배가 고픈 걸까, 아니면 다른 이유가 있을까?" 이 짧은 멈춤만으로도 많은 것이 달라집니다. 식탐을 포함한 여러 가지 충동적인 갈망은 실제로 그 행동을 하지 않았을 때 대부분 30분 이내에 소실됩니다. 조금만 참고 다른 일을 하다 보면 자연스럽게 사라지는 것이죠. 충동을 대체할 때는 가급적 즐거운 일로 하는 것이 좋습니다. 좋아하는 운동이나 가족과의 대화, 취미 활동 등 기분을 전환할 수 있는 일로 그 시간을 채우면 가짜 식욕을 더욱 효과적으로 이겨낼 수 있습니다.

이럴 때 특히 효과적인 방법이 바로 운동입니다. 가짜 배고픔이 올 때 10~15분 정도만 가볍게 걷거나 스트레칭을 하면, 음식 생각에서 벗어날 수 있습니다. 운동을 하면 우리 뇌에서 도파민이 분비되는데, 이는 즐거움과 만족감을 주는 호르몬입니다. 따라서 가짜 배고픔이 찾아왔을 때 음식 대신 운동을 하면, 음식으로 얻으려던 도파민을 운동을 통해 대신 얻을 수 있습니다. 이렇게 되면 음식에 대한 갈망이 줄어들고, 건강한 방법으로 뇌의 보상 회로를 충족시킬 수 있는 것입니다.

또한 운동을 하면 우리 몸의 교감신경이 활성화됩니다. 교감신경은 우리 몸이 긴장하거나 활동할 때 작동하는 신경계인데, 이 신경이 활성화되면 자연스럽게 식욕이 억제됩니다. 이는 우리 몸이 운동이라는 중요한 활동에 집중하기 위해 소화 활동을 잠시 미루기 때문입니다. 이러한 작은 습관이 쌓이면 가짜 배고픔을 조절하는 능력이 점점 향상됩니다.

가족과 함께하는 식사

마지막으로 강조하고 싶은 것은 가족의 역할입니다. 소아 비만 관리는 아이 혼자서는 절대 성공할 수 없습니다. 가족 전체가 함께 식습관을 바꿔야 합니다.

부모가 먼저 모범을 보여야 합니다. 부모가 야식을 먹고 탄산음료를 마시면서 아이에게만 "너는 먹지 마"라고 하는 것은 효과가 없습니다. 오히려 아이는 억울함과 박탈감을 느끼게 됩니다. 반대로 부모가 채소를 많이 먹고 통곡물을 선택하며 물을 마시는 모습을 보이면, 아이도 자연스럽게 따라 하게 됩니다.

가족이 함께 식사를 준비하는 것도 좋은 방법입니다. 장을 볼 때 아이와 함께 가서 신호등 식사법을 적용해보고, 요리를 할 때 아이에게 채소를 씻거나 샐러드를 만드는 일을 맡겨보세요. 아이는 자신이 먹는 음식에 관심을 갖게 되고 책임감도 느끼게 됩니다.

식사 시간은 가족이 함께 모여 대화하는 시간이 되어야 합니다.

TV나 스마트폰을 *끄고*, 오늘 있었던 일, 재미있었던 일, 힘들었던 일을 나누면서 천천히 식사하는 것이 중요합니다. 연구에 따르면 가족이 함께 식사하는 횟수가 많을수록 아이의 비만율이 낮고, 영양 섭취도 더 균형 잡혀 있으며, 정신건강도 더 좋은 것으로 나타났습니다.

비난하거나 강요하지 않는 것도 중요합니다. "너 또 먹니?", "살 빼려면 그거 먹으면 안 돼" 같은 말은 아이의 자존감을 떨어뜨리고 음식에 대한 죄책감을 심어줍니다. 대신 "오늘 채소를 많이 먹었네, 잘했어", "천천히 먹으니까 훨씬 좋아 보여" 같은 긍정적인 피드백이 훨씬 효과적입니다.

결국 소아 비만 관리는 평생 지속할 수 있는 건강한 식습관을 만드는 과정입니다. 그리고 그 여정은 가족 모두가 함께할 때 비로소 성공할 수 있습니다. 신호등 식사법, 지중해식, 저당지수 식이 같은 다양한 방법들은 그 여정을 안내하는 나침반과 같습니다. 어떤 방법을 선택하든, 중요한 것은 아이와 가족에게 맞는 지속 가능한 방법을 찾는 것입니다.

은지(16세, 여)는 식욕을 참기 어려워 병원에 내원한 고등학생이었습니다. 코로나 이후 집에서 온라인 수업을 들으며 운동량은 줄고 야식은 늘어났다고 했습니다. 특히 스트레스를 받을 때마다 과자를 찾았고, 밤늦게까지 스마트폰을 보다가 라면을 끓여 먹는 일이 잦았습니다. 키 158cm, 체중 60kg, 체질량지수 24kg/m², 허리둘레 80cm으로 비만과 복부 비만에 해당하고, 이상지질혈증 소견도 있었습니다.

은지는 영양 상담을 받으며 식단을 배웠지만, 식욕을 참지 못할까 봐 걱정된다고 했습니다. 그래서 식욕을 완벽하게 억제할 수는 없지만, 조절하는 데 도움이 되는 작은 습관들을 알려주었습니다.

우선 첫 주에는 아침 먹기만 목표로 삼았습니다. 제가 추천한 통곡물 시리얼인 위트빅스와 계란, 저지방 우유를 기본으로 하고 제철 과일을 곁들여서 충분히 먹었습니다. 아침을 충분히 먹자 신기하게도 점심때 폭식하는 일이 줄어들었습니다.

둘째 주부터는 천천히 먹기를 연습했습니다. 한 입 먹고 숟가락을 내려놓고, 가족과 대화하며 식사 시간을 20분 이상 유지했습니다. 처음엔 답답했지만, 같은 양을 먹어도 더 배부르다는 걸 느꼈습니다.

셋째 주에는 일찍 자는 습관을 들였습니다. 학원이 9시에 끝나서 집에 와서 잘 준비를 하면 보통 10시가 되는데, 평소에는 자기 전에 유튜브 영상을 1시간 정도 보다가 잤지만 이제 잘 준비를 한 후 바로 침대에 누웠습니다. 일찍 잠자리에 드니 야식을 먹을 일도 없어지고, 수면의 질도 좋아져 다음 날 공부할 때도 덜 피곤했습니다.

가장 큰 변화는 '가짜 식욕'을 구분하게 된 것이었습니다. 과자가 먹고 싶을 때마다 잠깐 멈춰서 "나는 지금 진짜 배가 고픈 걸까?"라고 스스로에게 물었습니다. 대부분 심심하거나 스트레스를 받아서였고, 물을 한 잔 마시거나 가족과 대화를 하면 식욕이 사라졌습니다.

은지의 다이어트를 도와주기 위해 가족들도 함께 다이어트를 했습니다. 원래 은지의 아버님은 거의 매일 야식을 먹으면서 밤늦게까지 TV를 봤는데, 은지를 위해서 야식을 끊고 가족들이 다 같이 일찍 잠에 들었습니다. 그리고 은지가 저녁에 학원에 가지 않는 날에는 가족들이 다 같이 산책을 했습니다. 주말에는 함께 등산을 하기도 했습니다.

6개월 후 은지의 체중은 57kg, 허리둘레는 77cm로 정상 범위가 되었습니다. 이상지질혈증도 개선이 되었습니다. 무엇보다 이전에 하던 거창한 다이어트보다 훨씬 덜 힘들었다고 했습니다. 극단적인 제한이 아니라 작은 습관들을 하나씩 만들어갔기 때문입니다.

닥터송의 메시지

- 아침 식사 챙겨 먹기: 아침을 거르면 점심때 폭식하기 쉽습니다. 아침을 먹으면 하루 종일 식욕 조절이 훨씬 쉬워집니다.

- 천천히 먹기: 우리 뇌가 배부르다는 신호를 받는 데는 15~20분이 걸립니다. 한 입 먹고 숟가락을 내려놓고 천천히 먹는 습관을 들이세요.

- 일찍 자기: 잠이 부족하면 더 배고프고 덜 배부르게 느껴집니다. 초등학생은 하루 9~11시간, 청소년은 하루 8~10시간의 수면이 필요합니다.

- 작은 그릇 사용하기: 작은 그릇에 담으면 심리적으로 '충분히 먹었다'는 만족감을 더 쉽게 느낄 수 있습니다.

- 음식을 남겨도 괜찮다: 배가 부르면 음식을 남기세요. '아깝다'는 이유로 억지로 먹는 것은 건강을 해칩니다.

- 식사일기 쓰기: 언제, 어디서, 누구와, 무엇을, 왜, 어떻게 먹었는지 기록하면 문제 패턴을 발견할 수 있습니다. 다만 지나치게 집착하면 스트레스가 되니 조심하세요.

- 가짜 식욕 다스리기: 무언가 먹고 싶을 때 잠깐 멈춰서 '진짜 배가 고픈 걸까, 아니면 스트레스나 심심함 때문일까?'라고 스스로에게 물어보세요.

- 가족과 함께 식사하기: 혼자 먹으면 양 조절이 어렵고 빨리 먹게 되므로, 가족이나 친구와 함께 식사하는 것이 좋습니다.

5장

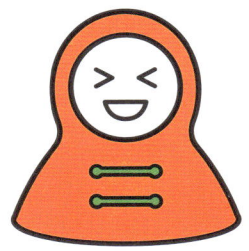

남산 트레킹 클럽: 닥터송과 세 남자

비만을 밀어내는 첫걸음,
NEAT

9월의 햇살은 아직 여름의 여운을 품고 있다. 역에서 출발한 지 10분, 한결과 지호, 민석, 그리고 대우는 어느새 본격적인 남산 등산 코스에 접어든다.

"와, 벌써 숨이 차네. 탄수화물 고프다… 삼촌, 탄수화물의 유혹은 왜 이렇게 참기 힘든 걸까요?"

한결이 뒤를 돌아보며 미소 짓는다.

"하하. 탄수화물을 좋아하는 건 생존 본능이야."

"생존 본능이요?"

"응. 진화론적 관점으로 보면, 인간의 신체는 구석기 시대와 크게 다르지 않아. 그 시대 사람들은 사냥이나 열매 채집으로 음식을 얻었지. 그런데 사냥감이나 열매를 늘 쉽게 얻을 수 있었을까?"

"아니요. 찾기 어려운 날도 있었겠죠?"

"바로 그거야. 언제 음식을 먹을 수 있을지 알 수 없던 시대였어. 냉장고도 없었고. 그래서 탄수화물을 발견하면 바로 먹어야 생존할 수 있었지. 즉, 탄수화물을 싫어하는 사람은 생존하기 어려웠다는 뜻이야."

"아, 그러니까 저는 생존을 위해 본능적으로 탄수화물을 찾는 거군요!"

"그렇지. 게다가 운 좋게 식량을 많이 확보한 날에는 배부르게 먹고 남은 에너지를 지방으로 저장해뒀어야 했어. 이런 생활 방식은 최근까지도 계속됐지. 산업혁명 전까지 인류 대부분은 하루 종일 노동을 해야만 음식을 공급받을 수 있었으니까. 그런데 요즘은 어떻지? 민석이랑 아빠는 음식을 얻기 위해 신체 노동을 하니?"

"아니요. 저는 공부를 하고, 아빠는 학원에서 학생들을 가르쳐요."

"그게 바로 문제야. 인류 30만 년 역사 중 신체 노동 없이 안정적으로 음식을 공급받게 된 건 고작 100년에 불과해. 우리 신체는 탄수화물을 섭취하고 바로 에너지를 소비하도록 설계돼 있는데, 이제 음식은 과잉 공급되고 에너지는 소비하지 않는 시대가 된 거지. 과잉 공급된 에너지는 지방으로 저장되어버려. 과거에는 필요한 대사 과정이었지만 현대에는 저장소가 너무 커져버린 거야."

"아 그렇구나… 그러면 우리도 옛날 사람들처럼 다시 사냥을 하면서 살아야 해요?"

"하하, 그럴 수는 없지. 대신 가능한 범위 안에서 옛날 인류처럼 생활하는 것이 비만 관리에 유리해. 즉, 일상생활 속 신체 활동을 늘려야 한다는 거지."

"일상생활 속 신체 활동이요? 그게 어떤 거예요?"

"민석이가 이미 하고 있는 것. 학교나 독서실에 갈 때 걸어가기. 엘리베이터 대신 계단 이용하기, 집안일 돕기, 스크린타임을 줄이고 몸을 자꾸 움직이는 것! 의학 용어로는 '비운동성 신체 활동에 의한 열량 소모', 영어로는 '니트(NEAT)'라고 하지."

"니트? 그런 사소한 신체 활동도 다이어트에 도움이 돼요?"

"물론이지. 하루 전체 에너지 소비에서 니트가 차지하는 비중은 꽤 커. 청소만 열심히 해도 100kcal를 더 소비할 수 있지."

"오, 한결이 덕분에 우리 집 청소는 이제 민석이 담당이겠네?"

앞서 가던 대우가 뒤를 돌아보며 듣던 중 반가운 소리라는 듯 말한다.

"아빠도 같이 해야지! 삼촌, 청소 말고 차라리 운동을 할래요!"

"하하. 그래, 일상에서 활동량을 늘리는 것도 중요하지만 강도 높은 운동을 병행하는 것도 중요해. 그럼 이제 본격적으로 운동을 시작해볼까?"

한결이 눈앞에 펼쳐진 가파른 나무 계단에 첫 발을 내딛는다. 이제 본격적인 등산이 시작된다.

절약 유전자 가설: 생존을 위한 설계

민석이와 한결의 대화에서 등장한 '생존 본능'이라는 말에는, 현대 비만 문제의 핵심이 숨어 있습니다. 탄수화물을 좋아하고, 가만히 앉아 있는 상태를 편하게 느끼는 것은 수십만 년의 진화 과정에서 만들어진 생존 전략입니다. 이를 설명하는 이론이 바로 '절약 유전자 가설(Thrifty gene hypothesis)'입니다.

이 유전자 가설을 처음 제시한 유전학자 제임스 닐(James Neel)은 이렇게 설명합니다. 인류가 수백만 년 동안 겪었던 주기적인 기근 속에서, 에너지를 효율적으로 저장하고 소비를 최소화하는 유전자를 가진 사람들이 생존에 유리했다는 것입니다.

상상해보세요. 구석기 시대에 두 사람이 있습니다. A는 평소 탄수화물이 풍부한 음식을 좋아하고, 먹은 음식을 빠르게 지방으로 저장하고, 가능한 한 에너지를 아껴 쓰는 사람입니다. B는 탄수화물이 많은 음식을 별로 좋아하지 않고, 먹은 음식을 지방으로 잘 저장하지 못하는 사람입니다. 사냥이 잘 안 되어 며칠 동안 굶어야 하는 상황이 닥쳤을 때, 누가 살아남았을까요? 당연히 A입니다. B는 저장해둔 에너지가 부족해서 생존하기 어려웠겠죠.

이렇게 '절약형 유전자'를 가진 사람들이 선택적으로 살아남아 자손을 퍼뜨렸습니다. 즉, 현대를 살아가는 우리 대부분은 절약형 유전자를 물려받은 셈입니다. 마치 다람쥐가 겨울을 대비해 도토리를 열심히 모으는 것처럼, 우리 몸도 '언제 또 굶을지 모르니 지금 저장해두자'는 본능이 유전자에 새겨져 있는 것이죠. 문제는 이 유전자가 만들어진 환경과 현재 우리가 살고 있는 환경이 완전히 달라졌다는 데 있습니다.

진화적 부조화: 과거의 몸으로 현재를 살다

현생 인류의 역사는 약 30만 년입니다. 그중 29만 년은 사냥과 채집을 하며 살았습니다. 농경이 시작된 것은 약 1만 년 전, 산업혁명은 불과 200년 전의 일입니다. 그리고 우리가 지금처럼 신체 노동 없이 음식을 풍족하게 얻을 수 있게 된 것은 불과 100년도 되지 않았습니다.

지금은 옛날과 달리 음식이 풍부한 시대입니다. 오늘날 우리는 편의점에서 24시간 음식을 구할 수 있고, 배달 앱을 열면 언제든 원하는 음식을 주문할 수 있죠. 하지만 우리 몸의 유전자는 아직도 '기근 시대'에 머물러 있어서, 계속해서 에너지를 저장하려고 합니다. 그래서 현대인들이 비만에 걸리기 쉬운 것입니다.

이 현상을 '진화적 부조화'라고 부릅니다. 과거 환경에서는 생존을 도왔던 대사 시스템이, 현대 환경에서는 오히려 비만과 대사 질환을 만드는 주범이 된 것이죠.

하루 에너지 소비의 구성

산업혁명 이전 시대의 사람들은 대부분 따로 시간을 내어 운동을 할 필요가 없었습니다. 일상생활이 신체 활동으로 가득 차 있었기 때문이지요. 이렇게 의도적인 운동이 아닌, 생활에 필요한 활동으로 소비되는 에너지를 '비운동성 신체 활동에 의한 열량 소모(Non-exercise activity thermogenesis)', 즉 니트(NEAT)라고 합니다.

우리 몸이 하루에 소비하는 전체 에너지는 크게 세 가지로 나뉩니다.

1. **기초대사량:** 심장 박동, 호흡, 체온 유지 등 생명 유지에 필요한 최소한의 에너지로, 가만히 누워만 있어도 소비되는 에너지
2. **음식의 열 효과:** 음식을 소화하고 흡수하고 저장하는 과정에서 소비되는 에너지
3. **활동 에너지 소비:** 몸을 움직여 소비하는 에너지

이 중 활동 에너지 소비는 다시 두 가지로 나뉩니다.

- **운동(Exercise):** 조깅, 수영, 헬스장에서 하는 근력 운동 등 의도적인 운동
- **NEAT:** 걷기, 서 있기, 계단 오르기, 청소하기, 자세 유지하기 등을 포함하는 모든 일상 활동 (그림 5-1)

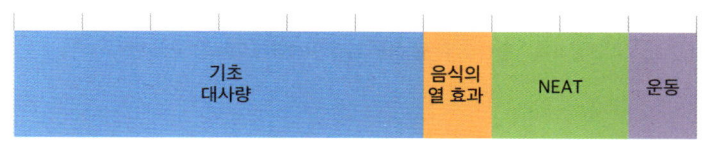

그림 5-1 하루 에너지 소비 구성

위 그림에서 보듯, 하루 에너지 소비에서 가장 큰 비중을 차지하는 것은 기초대사량입니다. 그리고 놀라운 사실은, 많은 사람들이 운동보다 NEAT로 더 많은 에너지를 소비한다는 점입니다. 일주일에 3번, 한 시간씩 헬스장에 가는 것보다, 하루 종일 자주 움직이는 생활습관이 총 에너지 소비에는 훨씬 더 큰 영향을 미칩니다.

실제로 민석이의 하루 열량 균형을 보면서 NEAT의 영향이 얼마나 큰지 알아보겠습니다. (그림 5-2)

그림 5-2 그래프는 삼촌과 함께 남산 등산을 한 민석이의 하루 동안의 열량 균형 그래프입니다.

붉은색 선은 에너지 섭취량을 의미합니다. 음식 속 탄수화물, 단

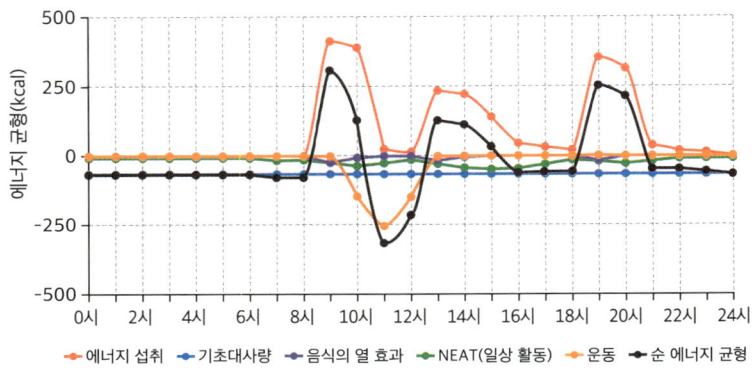

그림 5-2 등산을 한 날 하루 동안 민석이의 에너지 균형 변화

백질, 지방 섭취를 통해 얻는 에너지입니다. 아침 9시, 민석이는 흰쌀밥과 감자 조림, 김치, 오징어젓 반찬으로 아침을 먹습니다. 빨간색 선(에너지 섭취)이 급격히 치솟았다가 빠르게 떨어지는 것이 보입니다. 이는 4장에서 배웠던 고당지수 음식의 특징입니다. 혈당이 급격히 올랐다가 금방 떨어져서, 10시만 되어도 배가 고프고 힘이 빠집니다. 그래서 민석이가 힘이 든다고 한 것입니다. 점심 13시에는 현미밥, 닭가슴살, 채소로 균형 잡힌 식사를 합니다. 이번에는 빨간색 선이 이번에는 완만하게 올라가서 오후 6시까지 비교적 안정적으로 유지되는 것을 볼 수 있습니다. 저당지수 식품과 단백질, 지방이 천천히 흡수되기 때문입니다. 저녁 7시에는 다시 흰쌀밥 위주의 식사를 합니다. 빨간색 선이 중간 정도로 올라갔다가 떨어집니다.

파란색 선은 기초대사량입니다. 이것은 심장 박동, 호흡, 체온 유지 등 생명 유지에 필요한 최소한의 에너지로, 24시간 내내 일정하게 소비됩니다. 따라서 심지어 자는 동안에도 에너지가 소비됩니다. 기초대사량은 전체 에너지 소비의 60~70%를 차지합니다.

보라색 선은 음식의 열 효과입니다. 식사 직후 1~2시간 동안 나타납니다. 음식을 소화하고 흡수하고 저장하는 과정에서 소비되는 에너지로, 섭취한 열량의 약 10% 정도를 차지합니다. 특히 단백질이 많은 식사일수록 음식의 열 효과가 높아집니다.

이제 녹색 선, NEAT를 자세히 살펴보겠습니다. NEAT는 운동이 아닌 일상 활동으로 소비되는 에너지입니다. 민석이의 하루 NEAT를 보면 대부분의 시간 동안 시간당 15~50 kcal 정도밖에 소비하지 않습니다. 특히 오후 시간에 유튜브를 보며 소파에 누워 있을 때는 NEAT가 거의 0에 가깝습니다. 이날은 등산을 했기 때문에 그나마 오전에 소비 열량이 크지만, 평일에는 운동을 별로 하지 않으므로 소비 열량이 더 적어지겠죠.

주황색 선은 운동으로 소비한 에너지입니다. 민석이가 삼촌과 함께 등산을 하면서 2시간 동안 시간당 150~250kcal씩, 총 400~500kcal 정도를 소비했습니다.

검은색 선은 순 에너지 균형입니다. 이는 에너지 섭취에서 모든 에너지 소비(기초대사량 + NEAT + 운동 + 음식의 열 효과)를 뺀 값입니다. 식사 직후에는 0보다 위로 올라가고, 시간이 지나면서 0 아래로 내려갑니다.

중요한 것은 하루 전체의 균형입니다. 검은색 선이 0보다 위에 있는 구간(에너지가 남는 시간)의 면적과 0보다 아래에 있는 구간(에너지가 부족한 시간)의 면적을 비교해야 합니다. 민석이의 경우 위쪽 면적이 더 커서 하루 전체로 보면 에너지가 남습니다. 이렇게 남은 에너지가 지방으로 저장되어 체중이 증가하는 것입니다.

NEAT의 영향

만약 민석이가 하루 종일 조금씩 더 움직인다면 어떻게 될까요? 예를 들어 다음과 같은 변화만 주어도 충분합니다.

- 엘리베이터 대신 계단 이용하기
- 1시간마다 일어나서 5분씩 걷기
- 집안일 돕기
- 독서실에 갈 때 대중교통 대신 걸어서 가기

이렇게 하면 NEAT가 시간당 15~50kcal에서 50~100kcal로 올라갈 수 있습니다. 하루 16시간 활동한다고 가정하면, NEAT를 시간당 35kcal씩만 늘려도 하루에 약 560kcal를 더 소비하게 됩니다. 이는 남산 등산 2시간보다 더 많은 에너지 소비입니다. 즉, 운동을 따로 하지 않아도 운동한 날 못지 않게 열량을 소비할 수 있게 되

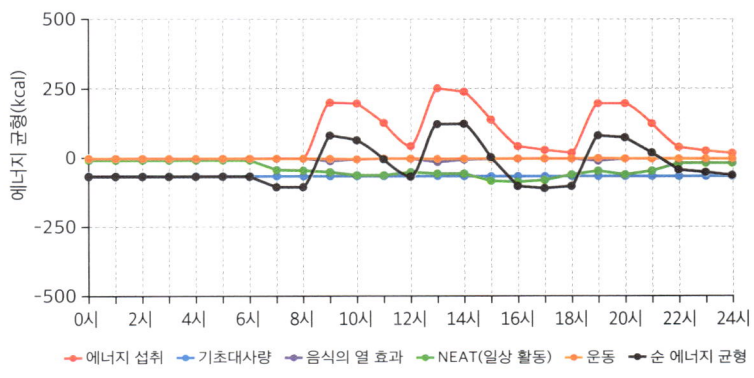

그림 5-3 운동을 따로 하지 않고 NEAT를 늘린 하루 동안 민석이의 에너지 균형 변화

는 것입니다. (그림 5-3)

위 그림은 운동을 따로 하지 않고 NEAT 증가를 통해 하루 동안 신체 활동을 늘린 날의 민석이의 에너지 균형 변화를 보여줍니다. 그림 5-2에 비해 NEAT의 양이 더 늘어난 것을 볼 수 있습니다. 비록 등산한 날처럼 오전 시간 동안 급격한 열량 소비는 없지만, 하루 종일 꾸준하게 열량이 많이 소비되고 있습니다. 그 결과 하루 전체의 순 에너지 균형 역시 그림 5-2와 비슷하게 됩니다. 즉, 따로 시간을 내서 힘든 운동을 하지 않아도 에너지 균형이 비교적 잘 유지되는 셈이지요. 따라서, 2시간 운동으로 500kcal를 소비하는 것도 중요하지만, 운동할 시간이 부족하다면 깨어 있는 하루 16시간 동안 NEAT를 조금씩 늘려서 500kcal을 추가로 소비하는 것도 에너지 과잉에 의한 비만 악화를 막는 현실적인 방법이 될 수 있습니다.

더불어 그림 5-3은 그림 5-2와는 달리 세 끼 식사 모두 흡수가 느린 저당지수 탄수화물, 단백질, 지방을 고르게 포함하고 있습니다. 그로 인해 에너지 섭취 곡선인 빨간색 곡선의 증가폭이 완만하고 지속 시간이 늘어났습니다. 그에 따라 전체적인 순 에너지 균형도 더 안정된 모습으로 바뀌었죠. 이렇게 식사 구성과 NEAT를 함께 조절하면, 과잉 에너지로 인한 체지방 축적과 에너지 부족으로 인한 근손실을 더 줄일 수 있습니다.

한국 학생들에게 NEAT가 특히 중요한 이유

한국 학생들은 하루 중 공부하면서 보내는 시간이 대우 깁니다. 하루 12시간 이상 공부하는 학생들도 있습니다. 그리고 공부하는 시간 대부분을 앉아서 보냅니다.

문제는 이렇게 오래 앉아 있으면:
1. **NEAT가 극도로 낮아집니다:** 하루 종일 의자에 앉아 있으면 NEAT 소비가 거의 0에 가깝습니다.
2. **체지방이 늘어납니다:** 오래 앉아 있으면 몸은 "움직일 필요가 없구나"라고 판단하고, 남는 에너지를 체지방으로 저장합니다.
3. **근육량이 감소합니다:** 움직임이 없으면 근육이 줄어들고, 근육이 줄면 기초대사량도 함께 떨어집니다.

"공부 때문에 운동할 시간이 없어요"라고 말하는 학생들이 많습니다. 하지만 NEAT는 따로 시간을 내지 않아도 늘릴 수 있습니다.

NEAT를 늘리는 실천 방법

일상생활 속에서 NEAT를 늘릴 수 있는 구체적인 방법은 다음과 같습니다.

1. 등하교 방식 바꾸기
- 버스 한 정거장 일찍 내려서 걷기
- 버스 대신 자전거로 등하교하기
- 가까운 거리는 대중교통이나 자가용 대신 걸어가기
- 하루 30분만 더 걸어도 약 150kcal 소비(일주일이면 1,050kcal, 한 달이면 4,500kcal. 체지방 약 0.5kg에 해당)
2. 학교와 학원에서
- 엘리베이터 대신 계단 이용하기(3층 계단 오르기 = 약 10kcal)
- 쉬는 시간마다 복도 한 바퀴 걷기
- 화장실은 다른 층 이용하기
3. 집에서
- 공부할 때 50분 앉아서, 10분은 서서 하기
- 스마트폰 볼 때 앉지 말고 서서 보기

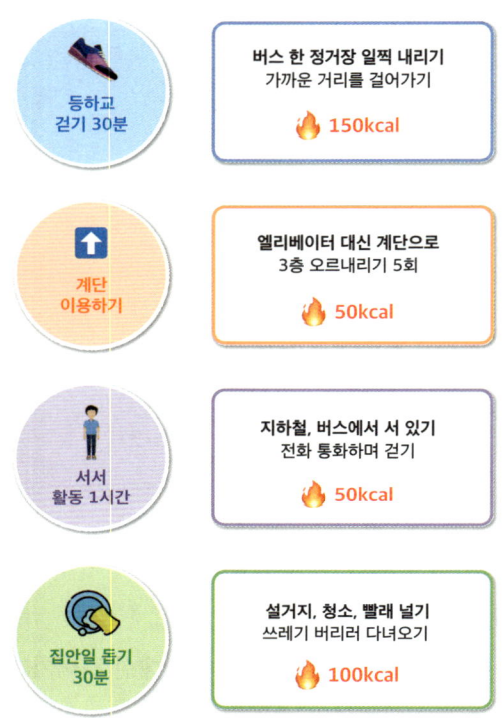

그림 5-4 NEAT를 늘리기 위한 일상 속 작은 실천들

- 전화 통화도 걸으면서 하기
- 집안일 적극적으로 돕기(설거지 15분 = 30kcal, 청소 30분 = 100kcal, 빨래 널기 20분 = 40kcal)
- TV 볼 때 스트레칭이나 제자리 걷기 병행하기

만약 한 학생이 위 그림과 같이 일상 속에서 NEAT을 늘리기 위

한 작은 실천만 해도 하루 총 소비 열량을 350kcal 늘릴 수 있습니다. 밥 1공기와 비슷한 열량이죠. 한 달이면 약 10,500kcal, 체지방으로 환산하면 약 1.5kg에 해당합니다. 특별한 운동 시간을 따로 내지 않고도 말이죠. (그림 5-4)

준혁이(16세, 남)는 고등학교에 진학하면서 비만이 심해져 외래에 내원한 학생이었습니다. 내원 당시 키 172cm, 체중 77kg, 체질량지수 26kg/m², 허리둘레 88cm로 비만과 복부 비만에 해당했으며, 검사 결과 지방간질환, 고혈당 소견도 있었습니다. 중학생 때까지만 해도 친구들과 축구나 농구를 즐겨 했는데, 고등학생이 되면서 학업량이 늘고 학원 일정이 겹치자 운동할 시간이 완전히 사라졌다고 했습니다. 게다가 운동을 못 하고 비만이 되니 체력도 떨어져서 오히려 공부 효율이 점점 더 떨어지는 것 같다고 했습니다.

준혁이에게 시간을 내서 운동을 하기를 권했지만 아침 8시에 등교해서, 학원을 마치고 집에 오면 밤 10시가 되는 빡빡한 일정 속에서, 별도의 운동 시간을 만들기란 불가능에 가까웠습니다. 그래서 준혁이에게 NEAT를 활용한 체중 감량 전략을 제시했습니다. 그리고 가급적 스마트워치에서 하루 1만 보 이상 채우는 것을 목표로 하기로 했습니다.

이후 준혁이는 일상생활 속에서 활동량을 늘려보기로 했습니다. 학원 엘리베이터를 2분간 기다리는 대신 4층까지 계단을 이용했는데, 오히려 1분 만에 도착해 시간을 절약할 수 있었습니다. 겨울철 버스 정류장에서 10분간 추위에 떨며 기다리는 대신 집까지 빠른 걸음으로 15분간 걸었더니, 몸에서 열이 나 추위도 사라지고 숨이 약간 찰 정도로 운동도 되었습니다. 가끔은 집에서 지하철역까지 뛰어가기도 했습니다. 학교에서도 복도를 이동할 때 느릿느릿 걷는 대신 빠른 걸음으로 이동했습니다. 화장실, 교무실을 오가는 모든 순간이 운동 기회가 되었고, 스마트워치를 통해 활동량이 눈에 보이자 동기 부여가 되어서 1만 보를 못 채운 날은 따로 잠깐 시간을 내어 산책을 하기도 했습니다.

3개월 후 체중은 77kg에서 75kg로 2kg 감소했고, 허리둘레는 88cm에서 85cm로 줄어서 정상 범위가 되었습니다. 혈당도 정상 수치로 떨어졌습니다. 흥미로운 점은 시간이 오히려 절약되었다는 것입니다. 엘리베이터와 버스를 기다리던 비생산적인 시간이 활동적인 시간으로 전환되었고, 신체 활동량이 늘어나니 체력도 좋아졌습니다. 준혁이의 사례는 바쁜 학업 일정 속에서도 특별한 시간을 내지 않고, 오히려 시간을 절약하면서 건강을 되찾은 성공적인 사례였습니다.

닥터송의 메시지

- 신체 활동 중 운동을 제외한 일상생활 속 활동에 의한 열량 소모를 '비운동성 신체 활동에 의한 열량 소모(Non-exercise activity thermogenesis, NEAT)라고 합니다.

- 하루 열량 소모량 중 신체 활동에 의한 열량 소모는 약 30%이며, 그중 NEAT가 상당 부분을 차지합니다.

- NEAT의 증가만으로도 하루 열량 소비량을 상당히 증가시킬 수 있습니다.

숨이 차오를 때
시작되는 변화

"운동 시간 30분. 칼로리 소비 223킬로칼로리. 평균 맥박수 분당 113회."

스마트워치의 안내음이 차분하게 흘러나온다.

대우가 숨을 고르며 주변을 둘러본다.

"와, 죽을 맛이네. 한결아, 얼마나 더 가야 되냐?"

"형, 이제 3분의 1 정도 왔어. 힘내!"

"뭐? 반도 안 왔다고?"

대우의 눈이 동그래진다. 마치 수학 시험지에서 뒷장이 더 있다는 걸 뒤늦게 발견한 학생처럼.

"아니, 이게 말이 되나… 저기 벤치 있네. 일단 좀 쉬고 가자. 제발."

대우는 나무 그늘 아래 벤치를 발견하고는 거의 쓰러지듯 앉는다. 민석도 따라가며 물병 뚜껑을 연다.

"아빠, 여기 진짜 남산 맞지? 남산이 이렇게 높은 산이었어?"

반면, 지호는 여전히 팔팔한 기운으로 주변을 돌아다니고, 한결은 느긋한 표정으로 스트레칭을 한다.

대우가 허벅지를 두드리며 한숨을 내쉰다.

"후… 숨도 좀 차고, 허벅지에 피가 막 쏠리는 느낌이야. 뭔가 허벅지가 빵빵해지는 것 같은데, 이거 괜찮은 거야?"

한결이 웃으며 고개를 끄덕인다.

"형, 그게 바로 좋은 신호야. 근육에 혈액이 몰리면서 인슐린 저항성이 개선되고 있다는 증거지. 운동할 때 근육으로 혈액이 많이 가면, 근육이 포도당을 더 잘 흡수하게 돼. 그래서 혈당 조절도 좋아지고 인슐린도 더 효과적으로 작동하게 되는 거야."

"와, 이 와중에 인슐린 저항성. 넌 천상 교수다, 진짜. 그런데 정말 이렇게까지 운동을 해야 하는 거야? 그 NEAT인가 뭔가만 해도 칼로리를 태울 수 있는 거 아냐?"

한결은 나무 그늘 아래 서서 말한다.

"형, NEAT로도 열량 소비를 늘릴 수는 있지만 열량이 비만의 전부는 아니야. NEAT만으로는 이미 쌓인 내장지방을 줄이거나 비만의 핵심 요소인 인슐린 저항성을 크게 개선하기는 어려워. 지금처럼 숨이 찰 정도로 운동을 하면 이미 진행된 비만을 개선하는 데 있어서 NEAT보다 더 큰 효과가 있지. 단순히 체중이 낮아지는 것 이상으로 여러 가지 비만 합병증들이 개선돼. 그리고 지방은 줄고 근육은 늘어나서 기초대사량이 올라가고, 무엇보다 장기적으로 요요 현상 방지에도 좋아."

"그럼 힘을 내볼게요, 삼촌. 그래도 3분의 2나 남았다니… 갈 수 있겠죠?"

민석이 위를 올려다보며 중얼거린다.

한결이 민석의 어깨를 가볍게 두드리며 따뜻한 미소를 짓는다.

"당연하지. 천천히 가도 괜찮아. 여기까지 온 것만으로도 정말 대단한 거야. 자, 물 충분히 마시고 5분만 더 쉬었다가 다시 천천히 가보자!"

앞서 이야기한 NEAT는 분명 체중 감량의 좋은 출발점입니다. 하지만 NEAT만으로는 한계가 있습니다. 계단 오르기나 집안일처럼 가벼운 활동들은 칼로리를 소모하는 데는 도움이 되지만, 근육을 키우거나 이미 쌓인 내장지방을 없애고 인슐린 저항성을 개선하는 데는 충분하지 않습니다. 진짜 변화를 만들려면 중등도 강도 이상의 운동, 즉 숨이 찰 정도의 강도로 몸을 움직이는 시간이 필요합니다. 이번 장에서는 왜 운동이 단순한 칼로리 소모를 넘어서 우리 몸에 근본적인 변화를 일으키는지 살펴보겠습니다.

운동은 에너지 소비량을 높입니다

운동은 식단 조절과 더불어 비만 치료의 가장 기본적인 축입니다. 비만은 에너지 섭취가 소비를 초과할 때 발생하며, 이러한 에너지 불균형이 장기간 지속되면 체내 지방이 축적되어 체중이 증가하게 됩니다. 운동은 바로 이 섭취 에너지와 소비 에너지의 불균형을 회복시키는 역할을 합니다.

앞서 설명했듯이 우리 몸이 하루 동안 소비하는 총 에너지 소비량은 크게 세 가지로 구성됩니다. 기초대사량(생명 유지를 위해 필요한 최소한의 에너지), 음식의 열 효과(음식을 소화하고 흡수하는 데 쓰이는 에너지), 그리고 신체 활동으로 소비되는 에너지입니다. 운동은 이 중 신체 활동 에너지 소비를 직접적으로 증가시켜 총 에너지 소비량을 높입니다. 섭취된 에너지보다 소비된 에너지가 많아지면, 체내 저장 에너지원(글리코겐, 단백질, 지방 등)이 순차적으로 분해되어 에너지원으로 사용됩니다. 이 과정에서 시간이 경과함에 따라 지방의 이용 비율이 점차 증가합니다. 운동량이 늘어나면 지방세포에 저장되어 있던 중성지방이 분해되어 에너지로 사용됩니다. 이러한 과정이 꾸준히 이어지면 지방세포의 크기가 점차 줄어듭니다.

지방세포 1kg에는 약 7,000kcal의 에너지가 저장되어 있습니다. 만약 운동으로 하루 500kcal를 추가로 소비한다면, 이론적으로 2주 만에 약 1kg의 지방을 감량할 수 있습니다. 500kcal를 소비하는 운동은 성인 기준으로 약 1시간의 조깅이나 자전거 타기, 혹은 1시간

반 정도의 빠른 걷기에 해당합니다. 다만, 실제로 체중을 감량할 때는 지방과 함께 근육도 줄어들게 된다는 점은 고려해야 합니다. 게다가 우리 몸에서는 체중을 일정하게 유지하려는 경향이 있어서 이러한 체중 변화는 실제로는 기초대사량의 감소, 수분 변화, 섭취량 조절 등 다양한 요인에 따라 달라지기는 합니다.

놀라운 사실은, 고강도 운동을 하고 나면 운동이 끝난 뒤에도 계속해서 칼로리가 소모된다는 것입니다. 달리기를 하고 나면 운동을 마쳐도 한동안 숨을 헐떡이게 되지요? 왜 그런 것일까요? 고강도 운동을 할 때는 몸이 필요로 하는 산소량이 급격하게 늘어나는데, 실제 산소 공급은 이를 따라가지 못합니다. 그래서 운동이 끝난후에 부족했던 산소를 보충하면서 추가로 에너지를 소비하게 됩니다. 마치 빚을 갚듯이 말이죠. 이를 '운동 후 초과 산소 섭취(EPOC, Excess post-exercise oxygen consumption)'라고 부르는데, 덕분에 운동이 끝나고도 몇 시간 동안 평소보다 높은 대사율이 유지됩니다. 실제로 여러 연구에서 유산소 운동은 비만 소아청소년들의 체중, 체질량지수, 허리둘레, 체지방률을 감소시킬 수 있다고 보고했습니다.

운동은 호르몬과 대사를 바꿉니다

운동이 우리 몸에 미치는 영향은 단순히 칼로리를 소모하는 수준을 넘어섭니다. 운동은 지방세포와 근육세포뿐 아니라 호르몬 시스템 전체를 재조정하는 역할을 합니다. 비만 아동은 인슐린 저항성을 비롯한 여러 호르몬의 불균형 상태에 놓여 있습니다. 이러한 호르몬 불균형은 비만을 심화시키는 악순환을 만들어내는데, 운동은 바로 이 악순환을 끊어내는 열쇠가 됩니다. 이제 운동이 어떤 호르몬들에 영향을 줘서 우리 몸을 건강하게 만들어주는지 하나하나 알아보도록 하죠.

인슐린 저항성: 비만의 핵심 원인

2장에서 인슐린 저항성이 비만의 원인이라고 설명했던 것 기억하시나요? 인슐린은 췌장에서 분비되어 혈액 내 포도당을 우리 몸의 각 조직으로 전달하는 호르몬입니다. 그런데 인슐린 저항성이 생기면 혈액 속 포도당과 같은 영양소가 근육으로 가는 길은 점점 좁아지고, 체지방으로 가는 길은 점점 넓어집니다. 마치 근육 방향 차선은 막히고 지방 방향 차선만 활짝 열린 것과 같습니다. 결국 같은 양을 먹어도 근육은 늘지 않고 지방만 계속 쌓이는 악순환이 반복되는 것이죠. 게다가 인슐린 저항성에 의해 혈액 속 인슐린 농도가 높아지면, 이 인슐린이 뇌에 신호를 보내서 뇌에서 식욕을 증가시킵니다. 더 먹게 되고, 더 살이 찌는 구조가 만들어지는 것입니다.

그런데 운동은 인슐린 저항성을 개선합니다. 어떻게 인슐린 저항성을 개선하는지 그림을 보면서 함께 알아보도록 하죠. (그림 5-5)

운동을 하면 근육세포는 마치 스마트폰 배터리가 빠르게 닳듯이 ATP라는 에너지를 급속도로 소모합니다. 이때 세포 안에서는 "에너지가 부족해!"라는 신호가 발생하고, 이를 감지하는 AMPK라는 '에너지 감지 센서'가 활성화됩니다. 이 센서는 마치 화재경보기처럼 위기를 감지하고 즉시 대응 체계를 가동시킵니다.

활성화된 AMPK는 PGC-1α라는 '총괄 매니저'를 깨웁니다. 이

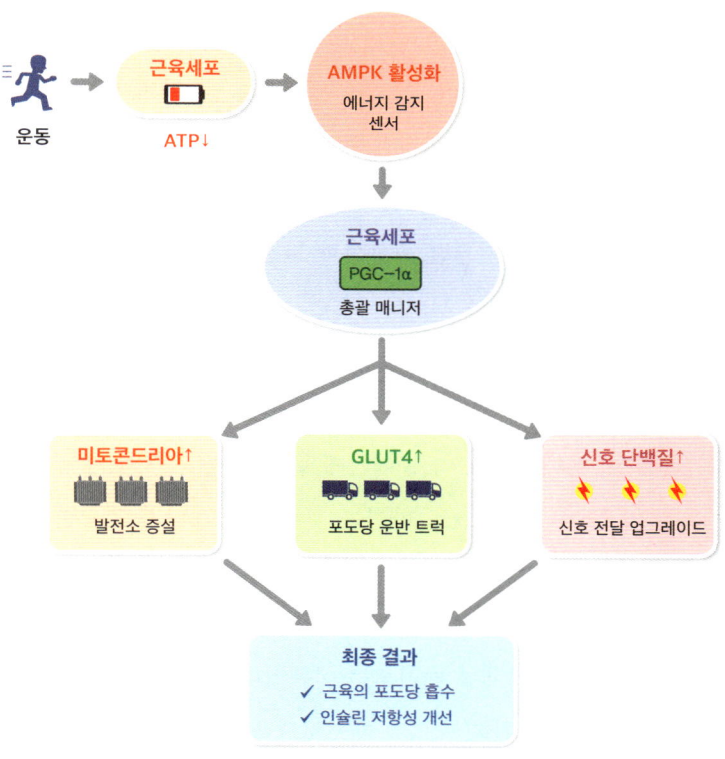

그림 5-5 　운동이 인슐린 저항성을 개선하는 과정

매니저는 근육세포를 업그레이드시키는데, 세포 안의 발전소인 미토콘드리아를 늘리고, GLUT4라는 포도당 운반 트럭의 수를 증가시키며, 인슐린 신호를 전달하는 단백질들도 증가시킵니다. 마치 공장에 발전기를 추가 설치하고, 운송 트럭을 늘리며, 통신 장비를 업그레이드하는 것과 같죠.

운동을 꾸준히 하면 이런 변화들이 쌓여서 근육의 인슐린 반응 시스템이 민감해집니다. 낡은 전화선을 광케이블로 교체한 것처럼 신호 전달이 빨라지고, 적은 양의 인슐린으로도 충분한 효과를 낼 수 있게 됩니다. 결과적으로 근육이 포도당을 더 잘 흡수하게 되어 근육이 커지고, 췌장도 무리하게 인슐린을 많이 만들 필요가 없어져 우리 몸의 인슐린 저항성이 개선됩니다. 실제로 여러 연구에서 운동이 비만 아동의 인슐린 저항성과 혈당을 개선할 수 있다고 보고했습니다.

즉, 운동을 하면 인슐린 저항성이 개선되면서 영양소가 근육으로 가는 길이 넓어지게 됩니다. 그 결과 같은 음식을 먹어도 지방보다는 근육이 상대적으로 더 늘어나게 됩니다. 즉, 체지방은 덜 늘고 근육은 더 늘어나는 체질로 바뀌는 것입니다. 게다가 인슐린 저항성이 개선되면 식욕도 줄어들고 체지방도 덜 만들게 됩니다.

이것이 바로 운동이 단순한 칼로리 소모를 넘어서 우리 몸의 영양소 분배 시스템 자체를 개선하는 이유입니다. 즉, 운동은 우리 몸의 세포를 '인슐린 친화적'으로 재프로그래밍하는 가장 강력한 자연 치료법입니다. 게임에서 캐릭터를 레벨업시키듯이, 운동을 통해 몸속 세포들을 업그레이드하여 살이 덜 찌는 체질이 될 수 있는 것입니다.

렙틴과 아디포넥틴: 식욕과 대사의 조절자

2장에서 지방세포가 분비하는 렙틴이 포만감을 느끼게 하고 식욕을 억제하는 역할을 한다고 했던 것, 기억하시나요? 그런데 비만이 지속되면 렙틴이 많이 분비됨에도 불구하고 뇌가 이 신호를 제대로 받아들이지 못하는 렙틴 저항성이 생깁니다. 마치 방 안에서 계속 노크 소리가 들려도 무감각해져서 문을 열지 않는 것과 같습니다. 결국 렙틴이 아무리 많아도 포만감을 느끼지 못하고 계속 먹게 되는 것이죠.

지방세포에서 분비되는 또 다른 호르몬으로는 아디포넥틴이 있습니다. 아디포넥틴은 포만감을 느끼게 하고, 근육에서 포도당 흡수를 할 수 있도록 도와주는 역할을 합니다. 그런데 비만이 심해지면 아디포넥틴 농도도 낮아져서 식욕 억제가 잘 안 되고 근육의 포도당 흡수 능력도 떨어집니다. 즉, 근 성장도 잘 안 되고, 포만감 호르몬 시스템이 고장 나서 충분히 먹어도 계속 배고픈 상태가 되는 것입니다.

그런데 운동은 이러한 호르몬 불균형을 개선합니다. 실제로 여러 연구에서 운동이 비만 아동의 렙틴 저항성을 개선하고, 아디포넥틴 분비를 개선한다는 것을 보고했습니다. 즉, 운동이 고장 난 호르몬 시스템을 개선하여 포만감을 더 잘 느끼게 해주는 것입니다.

코르티솔: 스트레스 호르몬의 조절

코르티솔 역시 2장에서 비만의 원인이 되는 호르몬이라고 설명했었습니다. 코르티솔은 스트레스 상황에서 우리 몸이 위기를 넘길 수 있도록, 에너지를 빠르게 공급하는 데 필요한 호르몬입니다. 적절한 수준의 코르티솔은 우리 몸에 필요하지만, 만성적으로 높은 코르티솔 수치는 복부 비만을 유발하고, 근육 손실을 촉진하며, 인슐린 저항성을 악화시킵니다. 즉, 만성적인 스트레스는 코르티솔 분비를 증가시켜서 비만을 더 심화시키는 방향으로 작용합니다.

규칙적인 운동은 스트레스 호르몬인 코르티솔의 분비 조절에 긍정적인 영향을 미칩니다. 고강도 운동 직후에는 운동에 필요한 에너지를 공급하기 위해 일시적으로 코르티솔이 올라가지만, 이는 고강도 운동에 적응하기 위해 필요한 과정이라 문제가 없습니다. 장기적으로 규칙적인 운동을 하면 우리 몸에서 스트레스 조절 능력이 향상되어 기저 코르티솔 수치가 낮아집니다. 이 변화는 만성적인 스트레스로 인한 비만과 인슐린 저항성 진행을 억제하는 데 중요한 역할을 합니다.

성장호르몬:
근육을 키우고 지방을 분해하는 호르몬

운동을 하면 성장호르몬 분비도 촉진됩니다. 성장호르몬은 이름 그대로 성장기 아이들의 키 성장에 중요한 역할을 하지만, 그것만이 전부가 아닙니다. 성장호르몬은 근육 성장을 돕고 지방 분해를 촉진하는 역할도 합니다. 특히 고강도 운동은 성장호르몬 분비를 촉진하는 주요 자극제입니다. 고강도 인터벌 트레이닝이나 근력 운동 같은 강도 높은 운동을 하면 성장호르몬 수치가 크게 올라가서 운동 후 회복 과정에서도 지방이 계속 분해됩니다.

근육은 우리 몸의 에너지 소비 공장입니다

운동의 또 다른 핵심 효과는 근육량 증가입니다. 근육은 우리 몸에서 가장 많은 에너지를 소비하는 조직입니다. 지방조직이 에너지를 저장하는 창고라면, 근육은 에너지를 열심히 소비하는 공장입니다. 근육이 많을수록 가만히 있어도 더 많은 칼로리가 소모됩니다. 이것이 바로 기초대사량입니다.

같은 무게의 근육과 지방을 비교하면, 근육은 지방보다 약 3배 정도 많은 에너지를 소모합니다. 따라서 근육량이 증가하면 기초대사량이 올라가서, 같은 식사를 하더라도 지방이 쌓이지 않고 소모되는 비율이 높아집니다. 마치 집에 보일러를 더 크고 효율적인 것으로 바꾸면 같은 연료로 더 따뜻하게 지낼 수 있는 것과 같은 이치입니다. 근육이 늘면 살이 잘 찌지 않는 체질이 되는 것입니다.

근육에서 나오는 건강 신호, 마이오카인

근육은 몸을 움직이는 기능만 하는 것이 아닙니다. 사실 근육은 호르몬을 만들어내는 똑똑한 기관입니다. 운동을 할 때, 근육에서는 '마이오카인(Myokine)'이라는 특별한 물질이 나옵니다. 마이오카인은 우리 몸의 여러 곳으로 신호를 보내서 지방을 태우고, 혈당을 조절하며, 염증을 줄이는 일을 합니다.

예를 들어, 아이리신(Irisin)이라는 마이오카인은 인슐린 저항성을 개선하고, 지방의 성질을 바꾸어 열량을 더 많이 소비하게 만듭니다. 또 인터루킨-6(Interleukin-6)과 같은 마이오카인은 지방 분해를 돕고, 인슐린 저항성을 개선합니다.

체중은 그대로인데 체지방률은 줄어듭니다

근육은 같은 부피의 지방보다 무겁습니다. 그래서 운동을 열심히 하면 근육이 늘고 지방이 줄어들면서 체중은 그대로이거나 오히려 약간 늘어날 수도 있습니다. 하지만 실제로는 체지방률이 개선되고 몸이 훨씬 건강해진 것입니다. 체중계 숫자는 변하지 않았는데 옷은 헐렁해지고 몸매는 탄탄해지는 경험을 하는 이유가 바로 이것입니다. 예를 들어, 지방 3kg이 빠지고 근육 3kg이 늘었다면 체중은 그대로지만, 실제 몸 상태는 훨씬 더 건강해진 것입니다.

심혈관 건강도 좋아집니다

3장에서 비만 관리의 목표는 단순히 체중을 줄이는 것이 아니라 건강해지는 것이라고 강조했었습니다. 운동으로 인한 우리 몸의 변화는 바로 이러한 목표에 딱 맞습니다. 앞서 설명했듯이 운동은 근육을 키우고 호르몬 시스템을 개선하여 체중 감량을 넘어 우리 몸의 균형을 되찾게 해주고 전체적으로 건강해지게 만듭니다.

운동을 꾸준히 하면 지방세포의 크기가 점점 줄어듭니다. 배 주변이나 피부 아래에 있는 지방은 물론이고, 장기 사이에 끼어 있는 위험한 내장지방도 줄어듭니다. 지방세포가 작아지면 그 안에서 나오는 염증을 일으키는 물질이 줄어들어 만성 염증이 완화되고, 인슐린 저항성도 개선됩니다.

이러한 변화 덕분에 운동은 심장과 혈관 건강을 근본적으로 좋아지게 만듭니다. 규칙적인 운동은 혈관 벽의 기능을 개선해서 동맥경화증을 예방하고 혈액 순환을 원활하게 합니다. 혈액 속 지질

상태도 좋아져서 중성지방과 LDL-콜레스테롤은 감소하고, HDL-콜레스테롤은 증가합니다. 이는 심장병이나 뇌졸중 같은 심혈관 질환을 예방하는 데 매우 중요한 변화입니다.

자신감이 생기고 학업 성취도 좋아집니다

운동을 통해 체력과 근력이 좋아지면 계단 오르기, 오래 걷기 같은 일상 활동이 훨씬 편해집니다. 체육 시간도 덜 힘들고, 친구들과 놀 때도 더 즐겁습니다. 근육이 늘어나고 몸이 가벼워지면 자연스럽게 내 몸에 대한 만족감이 높아지고, 자존감도 올라갑니다.

특히 운동을 통해 '나도 할 수 있다'는 성취감을 경험하게 됩니다. 처음에는 힘들었던 운동이 점점 쉬워지고, 몸이 달라지는 걸 느끼면서 자신감이 생깁니다. 이런 긍정적인 경험은 식습관이나 생활습관을 바꾸는 데도 강력한 동기가 됩니다. 비만으로 인해 위축되었던 마음이 회복되고, 운동에 대한 거부감이 사라지면서 건강한 습관이 자연스럽게 자리 잡게 됩니다. 이는 단순한 체중 감량을 넘어, 평생 건강한 삶으로 이어지는 출발점이 됩니다.

게다가 운동은 공부에도 도움이 됩니다. 2장에서 지방조직에서 분비하는 염증 물질은 뇌 기능도 저하시킨다고 했었죠? 운동은 이러한 염증 상태를 개선하여 뇌 기능을 회복시키는 역할을 합니다. 게다가 운동을 하면 뇌로 가는 혈류량이 늘어나고, 뇌에서 새로운 신경세포가 만들어지는 과정이 촉진됩니다. 그 결과 주의 집중력, 문제 해결 능력, 기억력이 모두 향상됩니다. 실제로 여러 연구에서 운동이 아이들의 지능이나 인지 기능의 개선, 학업 성취도에 좋은 영향을 준다고 보고했습니다. 심지어 운동이 ADHD를 가진 학생들의 인지 기능을 개선시킨다는 연구도 있습니다.

요요 현상 방지에도 도움이 됩니다

다이어트를 하면 우리 몸은 체중을 원래대로 되돌리려는 생물학적 반응을 일으킵니다. 이것이 바로 요요 현상의 원인입니다. 체중이 감소하면 몸은 '위기 상황'이라고 판단하고, 에너지 섭취를 늘리는 동시에 에너지 소비를 감소시키는 방향으로 움직입니다. 이를 '대사 적응'이라고 합니다.

체중이 줄면 렙틴과 그렐린 같은 식욕 조절 호르몬의 균형이 깨져 배고픔이 더 강해지고 포만감은 덜 느껴집니다. 동시에 기초대사량이 감소하고, 교감신경계 활동도 줄어들어 에너지 소비가 줄어듭니다. 몸이 총 에너지 소비를 좁은 범위 내로 유지하려고 다양한 방식으로 적응하는 것입니다.

이런 이유로 운동 없이 식이 제한만으로 체중을 줄인 사람들은 강해진 식욕과 낮아진 대사로 인해 체중을 유지하기 어렵습니다. 반면 규칙적으로 신체 활동을 지속하는 사람은 상황이 다릅니다.

운동을 꾸준히 하면 식욕 호르몬 시스템이 개선되어 이전보다 배고 픔을 덜 느끼게 됩니다. 즉, 식욕을 참기가 더 쉬워지는 것입니다.

운동은 뇌가 음식에 반응하는 방식을 바꿔서 식욕을 안정시키는 역할도 합니다. 규칙적인 운동을 하면 치킨이나 피자, 단 음식 같은 자극적인 음식에 대한 갈망은 줄어들고, 건강한 음식도 맛있게 느껴지게 됩니다. 이는 운동을 통해 뇌에서 기쁨과 만족감을 느끼게 하는 '도파민' 시스템의 작동 방식이 바뀌기 때문입니다. 그래서 자극적이지 않은 건강한 음식을 먹어도 만족감을 느끼게 됩니다. 실제로 영국에서 발표된 한 연구에서는 운동을 많이 하는 사람일수록 고열량 음식을 봤을 때 뇌의 반응(특히 보상을 느끼는 부분의 반응)이 약하고, 저지방 음식을 더 좋아하는 것으로 나타났습니다. 이처럼 규칙적인 운동은 뇌가 음식에 반응하는 시스템을 건강하게 재조정해, 자극적인 음식을 찾는 행동을 줄이고, 결과적으로 식단 조절과 체중 유지에 도움이 됩니다.

비만 치료에서 운동은 선택이 아니라 필수입니다. 운동 없이 식이 조절만으로 체중을 줄이는 것은 가능하지만, 그 체중을 유지하는 것은 매우 어렵습니다. 게다가 다이어트의 본질인 건강한 상태 회복에도 한계가 있습니다. 지금까지 살펴본 것처럼 운동은 호르몬 시스템을 정상화하고, 근육을 늘리고, 지방을 태우는 체질을 만들며, 심혈관 건강을 개선하고, 성장과 학업에도 긍정적인 영향을 미칩니다.

닥터송의 메시지

○ 운동하는 시간뿐만 아니라 운동이 끝난 후에도 일정 시간 동안 추가로 칼로리가 소모됩니다.

○ 운동은 인슐린 저항성을 개선하고, 렙틴, 아디포넥틴, 성장호르몬 등의 호르몬을 정상화하여 식욕 조절, 근육 성장, 지방 분해를 돕습니다.

○ 근육은 지방보다 많은 에너지를 소모하며, 운동에 의한 근 성장은 우리 몸을 살이 잘 찌지 않는 체질로 바꿉니다.

○ 운동은 혈압, 콜레스테롤, 내장지방을 개선하여 심혈관 건강을 향상시키고, 뇌 기능과 학업 성취도를 높입니다.

○ 운동은 기초대사량 감소를 막고 근육량을 유지하여 요요 현상을 예방합니다.

유산소와 근력의 하모니,
건강을 만드는 리듬

남산 정상의 팔각정. 민석은 벤치에 앉아 서울 시내를 내려다본다. 땀에 젖은 티셔츠가 등에 찰싹 달라붙어 있지만, 이상하게도 기분은 나쁘지 않다. 아니, 솔직히 말하면 꽤 괜찮다. 마치 긴 시험을 치르고 나서 느끼는, 그 묘한 해방감 같은 것이 가슴속에서 부풀어 오른다.

"형, 생각보다 괜찮았지? 처음엔 힘들어 죽는 줄 알았는데."

"응. 너랑 아빠랑 삼촌이랑 얘기하면서 오르니까 생각보다 재밌더라."

지호의 물음에 민석이 솔직하게 대답한다. 처음엔 지루하고 힘들 줄만 알았는데, 막상 걸으면서 아빠에게 결혼 전 엄마와 연애했던 시절의 이야기도 듣고, 지호가 축구부에서 겪은 일도

들고, 삼촌이 들려주는 병원 이야기도 듣다 보니 시간이 금방 지나갔다. 중간중간 쉬면서 물도 마시고, 바람도 쐬고. 그렇게 걷다 보니 어느새 정상이었다.

한결이 생수병을 건네며 민석 옆에 앉는다.

"민석아, 오늘 느낀 게 바로 운동의 핵심이야."

"네?"

"운동은 무조건 힘들고 괴로운 게 아니야. 즐거워야 계속할 수 있어. 사람들이 흔히 '어떤 운동이 제일 효과가 좋나요?'라고 물어보는데, 사실 가장 좋은 운동은 네가 즐길 수 있는 운동이야. 수영이든, 자전거든, 축구든, 등산이든. 효과를 따지기 전에 재미를 느낄 수 있어야 해. 그래야 꾸준히 할 수 있거든."

대우가 고개를 끄덕인다.

"맞아. 나도 헬스장 등록하고 일주일 만에 관뒀어. 혼자 하니까 너무 지루하더라고."

"그래서 가족이 함께하는 게 중요한 거야. 오늘처럼. 가족끼리 얘기하면서 걸으면 지루하지도 않고, 서로 응원도 되고. 민석이도 오늘 혼자였으면 중간에 포기했을지도 몰라."

민석이 빙긋 웃는다. 맞는 말이다. 혼자였으면 진작에 '에이, 됐다' 하고 돌아섰을 것이다.

"그리고 민석이처럼 체중이 많이 나가는 경우엔 운동할 때 조심해야 할 게 있어. 무리하게 뛰거나 계단을 내려가는 운동은 무릎이나 발목 관절에 부담을 줄 수 있거든. 체중이 실릴 때마다 관절이 받는 충격이 크니까."

"아, 비만이 있으면 운동할 때 부상 위험도 더 높아지는 거군요?"

"응. 그래서 남산이 딱 좋은 거지. 올라올 땐 운동하고, 내려갈 땐 버스 타고 편하게 내려가면 되니까."

한결이 남산 순환버스 정류장을 가리킨다. 민석의 눈이 반짝인다. 내려갈 땐 버스를? 이건 진짜 천국이다.

"게다가 등산은 유산소 운동도 되고, 동시에 하체 근력 운동도 돼. 오르막길 오를 때 허벅지랑 종아리 근육 쓰이는 거 느꼈지?"

"네, 다리가 엄청 뻐근했어요."

"그게 근력 운동이야. 등산은 일석이조지. 그리고 등산의 또하나 재미가 뭔지 알아?"

지호가 손을 번쩍 든다.

"맛있는 거 먹기!"

한결이 지호의 머리를 쓰다듬으며 웃는다.

"정답. 운동하고 나서 먹는 밥이 아주 꿀맛이지. 자, 이제 버스 타고 내려가서 삼촌이 자주 가는 닭 한 마리 집 가자. 오늘 민석이 고생한 거 치하하는 의미로 삼촌이 쏜다!"

"와!"

지호가 환호성을 지른다. 민석도 배에서 꼬르륵 소리가 난다. 땀 흘리고 나니 진짜 배가 고프다. 그것도 엄청나게.

"그럼 출발!"

네 남자는 버스 정류장을 향해 걷는다. 민석은 뒤돌아 서울 시내를 한 번 더 바라본다. 저 아래 어딘가에 자기 집이 있고, 학교가 있고, 평소에 누워 있던 소파가 있다. 그런데 지금 이 순간, 민석은 그 소파보다 이 땀 흘린 벤치가, 이 숨 찬 정상이 더 좋다.

버스 안. 서늘한 에어컨 바람이 땀을 식혀준다. 민석은 창밖을 보며 생각한다. 운동이 이렇게 나쁘지 않을 줄은 몰랐다. 아니, 어쩌면 꽤 괜찮다. 특히 운동의 끝에 닭 한 마리가 기다리고 있다면!

운동이 우리 몸에 좋다는 것은 알겠는데, 그렇다면 구체적으로 어떻게 운동해야 할까요? 한결이 민석에게 등산이 유산소 운동과 근력 운동을 동시에 할 수 있다고 설명했는데, 이 두 운동은 구체적으로 어떻게 다르고, 우리 몸에 어떤 영향을 미치는 걸까요? 이제 비만을 극복하기 위해서 어떤 운동을 선택하고 어떻게 해야 할지 함께 알아보도록 하겠습니다.

유산소 운동 vs 근력 운동

유산소 운동은 이름 그대로 '산소'를 사용해서 에너지를 만드는 운동입니다. 달리기, 수영, 자전거 타기처럼 비교적 약한 강도로 오래 할 수 있는 활동이지요. 이 운동은 지방을 주요 연료로 사용하기 때문에 체지방을 줄이는 데 직접적인 효과가 있습니다. 또한 심장과 폐의 기능을 강화하고, 혈당과 콜레스테롤 수치를 안정시켜 대사 건강을 높입니다.

반면 근력 운동은 근육에 무게나 저항을 주어 힘을 키우는 운동입니다. 스쿼트, 푸시업, 플랭크, 덤벨 운동 등이 대표적입니다. 짧은 시간 안에 강한 힘을 내는 운동이기 때문에, 바로 체중이 줄지는 않지만 근육량과 기초대사량을 늘려 지방이 잘 타는 체질로 바꿔줍니다. 그리고 앞서 말씀드렸듯이 근력 운동은 그 자체로 마이오카인의 분비나 인슐린 저항성 개선을 통해 비만을 완화합니다. 즉 근력 운동을 해서 근육이 늘면 살이 잘 찌지 않는 체질이 됩니다.

유산소 운동과 근력 운동을 함께 해야 하는 이유

올림픽 중계를 보면 운동 종목마다 선수들의 체형이 다르죠? 예를 들어, 마라톤 선수는 체형이 매우 날씬하고 근육의 크기도 크지 않습니다. 반면, 단거리 달리기 선수는 하체 근육이 크게 발달되어 있습니다. 그리고 역도 선수는 근육의 크기 자체가 압도적입니다. 세 종목 다 똑같이 운동을 열심히 할 텐데 왜 근육이나 체형의 차이가 나는 것일까요? 이는 근육을 구성하는 근섬유에도 종류가 있기 때문입니다.

우리의 근육은 성질이 조금씩 다른 여러 종류의 근섬유로 이루어져 있습니다. (그림 5-6)

- **느린근섬유**(Type I)는 산소를 이용해 천천히 움직이는 섬유입니다. 쉽게 피로하지 않아 오래 달리기 같은 유산소 운동에서 주로 쓰입니다. 즉, 마라톤 선수에게 주로 발달하는 근섬유입니다.
- **중간근섬유**(Type IIa)는 빠르게 움직이지만 산소도 사용할 수 있어, 중간 강도의 인터벌 운동에 적합합니다. 즉, 짧은 시간에 폭발적인 힘을 내면서 어느 정도 산소도 필요한 단거리 달리기 선수에게 발달하는 근섬유이지요.
- **빠른근섬유**(Type IIx)는 폭발적인 힘을 낼 수 있지만 금방 피로해집니다. 단시간의 고강도 근력 운동에서 사용됩니다. 순식간에

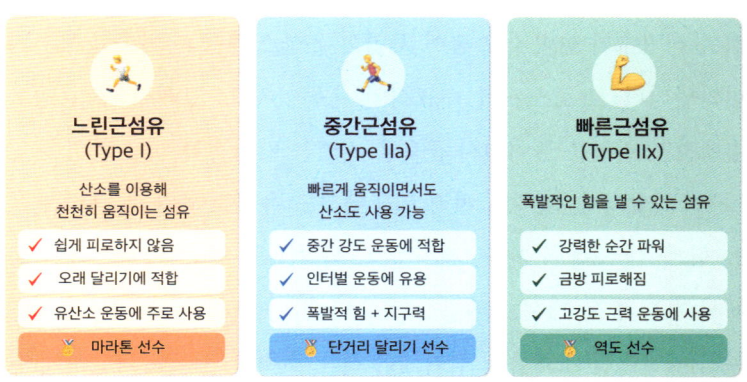

느린근섬유
(Type I)

산소를 이용해
천천히 움직이는 섬유

✓ 쉽게 피로하지 않음
✓ 오래 달리기에 적합
✓ 유산소 운동에 주로 사용

🏅 마라톤 선수

중간근섬유
(Type IIa)

빠르게 움직이면서도
산소도 사용 가능

✓ 중간 강도 운동에 적합
✓ 인터벌 운동에 유용
✓ 폭발적 힘 + 지구력

🏅 단거리 달리기 선수

빠른근섬유
(Type IIx)

폭발적인 힘을 낼 수 있는 섬유

✓ 강력한 순간 파워
✓ 금방 피로해짐
✓ 고강도 근력 운동에 사용

🏅 역도 선수

그림 5-6 근섬유의 종류와 특성

무거운 무게를 드는 역도 선수는 중간근섬유와 함께 이 빠른근
섬유가 주로 발달합니다.

이처럼 운동 강도와 시간에 따라 쓰이는 근육이 다르기 때문에
한 가지 운동만 계속하면 특정 근육만 발달하고 다른 근육은 많이
사용되지 않습니다. 그래서 유산소 운동과 근력 운동, 그리고 저강
도 운동과 고강도 운동을 함께 병행해야 모든 근육이 고르게 자라
고, 몸의 기능이 균형을 이룹니다.

유산소 운동과 근력 운동은 각각의 장점이 다르지만, 사실 완전
히 분리된 운동은 아닙니다. 운동의 강도와 시간, 그리고 휴식의 길
이에 따라 몸의 반응이 달라지기 때문입니다. 예를 들어, 달리기나
자전거 타기처럼 일반적인 유산소 운동도 언덕을 오르거나 강도를
높이면 근육에 강한 부하가 걸려 근력 운동의 성격을 띠게 됩니다.
반대로 근력 운동이라도 쉬는 시간을 거의 두지 않고 빠르게 반복
하면 심박수가 높아지고 숨이 차면서 유산소 운동과 비슷한 효과가
나타납니다. 크로스핏이 대표적인 운동이지요. 그래서 두 운동을
병행하면 지방을 줄이면서 근육을 지키는 이상적인 대사 환경을 만
들 수 있습니다. 실제로 여러 연구에서도 유산소 운동과 근력 운동
을 함께 한 그룹이 체중, 체지방률, 허리둘레, 혈당, 콜레스테롤 등
에서 가장 좋은 개선 효과를 보였습니다. 마치 식단 관리를 할 때도
여러 영양소를 조화롭게 섭취해야 하는 것처럼 운동도 다양하게 할
때 그 효과가 극대화되는 것입니다.

그렇다면 얼마나,
그리고 어떻게 운동해야 할까요?

세계보건기구(WHO)는 소아청소년에게 중강도 이상의 운동을 하루 1시간 이상 할 것을 권장합니다. '중강도 운동'이란 숨이 차지만 옆 사람과 대화가 가능한 정도의 강도를 말합니다. 빠르게 걷기, 가벼운 달리기, 자전거 타기, 줄넘기 등이 여기에 해당합니다. '고강도 운동'은 숨이 많이 차서 대화가 어려운 정도의 강도로, 빠르게 달리기, 축구, 농구, 복싱 같은 운동이 이에 해당합니다.

그렇다면 왜 저강도 운동이 아니라 중강도 이상의 운동을 해야 하는 것일까요? 저강도 운동은 걷기와 같은 일상생활 속 활동과 비슷한 강도의 활동이므로 사실 NEAT를 늘리는 것으로 대체가 가능합니다. 즉, NEAT 이상의 의미를 가지기 어렵다는 뜻이지요. 그리고 저강도 운동은 느린근섬유만 주로 이용하고 중간근섬유나 빠른근섬유는 거의 이용하지 않습니다. 반면, 중강도나 고강도 운동은 중간근섬유나 빠른근섬유를 이용하면서도 중간에 운동 강도가 낮아질 때 느린근섬유도 이용하게 됩니다. 즉, 모든 근섬유를 다양하게 이용하게 되는 것이지요.

그리고 똑같은 거리를 가더라도 뛰어서 가면 걷는 것보다 더 많은 에너지를 쓰게 됩니다. 뛰는 동안 심장이 더 빨리 뛰고 숨이 가빠지면서 몸속에서 산소를 더 많이 사용하게 되기 때문입니다. 이렇게 되면 근육이 더 많이 일하고, 지방이 더 잘 타며, 운동이 끝난 뒤에도 한동안, 몸은 에너지를 계속 써서 열량이 더 소비됩니다. 앞서 설명했던 운동 후 초과 산소 섭취 효과도 기대할 수 있는 것이지요. 이러한 운동을 꾸준히 하면 심폐 기능이 점차 향상되어, 점점 더 강도가 높은 운동을 오래 할 수 있게 되기도 합니다.

하지만 비만이 심한 아이라면 처음부터 중강도 운동을 매일 1시간씩 하기는 어렵습니다. 따라서, 처음에는 너무 욕심을 부리지 말고 저강도 운동을 하루 20분 정도 하는 것으로 시작하는 것을 권장합니다. 운동을 전혀 안 하던 사람이 운동을 시작하면 적은 운동량으로도 효과가 크므로, 가벼운 운동으로 시작해서 점차 강도나 시간을 늘려가는 것이 효과적입니다.

처음에는 저녁 식사를 마친 후 가족들이 다 함께 동네 산책을 하는 것으로 충분합니다. 걷기라고 해도 비만이 심한 사람은 체중이 적은 사람에 비해 감당해야 할 무게가 높으므로 운동의 효과는 더 커집니다. 예를 들어, 표준체중보다 20kg 더 많은 학생은 평소에 20kg짜리 배낭을 메고 걸어 다니는 것과 비슷합니다. 따라서, 걷기만 하더라도 충분한 운동 효과를 기대할 수 있는 것이죠.

즐겁게 할 수 있는 운동을 선택하기

진료실에서 비만 아동의 보호자 분들께서 "아이에게 어떤 운동을 시켜야 하나요" 하고 물어보는 경우가 많습니다. 그때 저는 주로

"아이가 좋아하는 운동을 하면 됩니다"라고 대답합니다. 억지로 시키는 운동은 오래가지 않지만, 스스로 선택하여 본인이 즐길 수 있는 운동은 꾸준히 이어질 가능성이 훨씬 큽니다. 그리고 단조롭고 오래 해야 하는 운동보다는, 다양하고 흥미로운 활동을 선택하는 것이 좋습니다.

예를 들어, 친구들과 즐겁게 할 수 있는 축구, 농구, 피구, 배드민턴뿐만 아니라 에어로빅, 댄스와 같은 취미 활동이 있습니다. 거창한 운동이 아니어도 좋습니다. 술래잡기나 놀이터에서 뛰어 노는 활동도 좋은 운동입니다. 특히 수영이나 자전거 타기는 체중 부하가 적어 관절에 부담이 덜해서 비만 아동에게 매우 좋은 운동입니다.

또한 비만 아동의 장점을 살린 운동 선택도 중요합니다. 비만 아동은 체중이 무겁기 때문에 순발력이나 지구력은 다소 떨어질 수 있지만, 상대적으로 근육량이 많고 힘이 좋은 경우가 많습니다. 그래서 피트니스센터에서 하는 근력 운동을 오히려 재미있게 느끼는 아이들도 있습니다. 날씬한 친구들보다 더 무거운 무게도 들 수 있기 때문이지요. 또한, 야구나 발야구와 같은 운동을 할 때도 다른 친구들보다 공을 멀리 보낼 수 있는 경우가 많기 때문에 이런 운동을 통해 자신감을 얻으면서 꾸준히 운동을 이어갈 수 있습니다.

무엇보다 중요한 건 가족과 친구가 함께하는 것입니다. 가족과 친구가 옆에서 같이 걸어주고, 함께 놀아주면 아이는 훨씬 즐겁게 참여합니다. 특히, 가족과 함께 운동하는 습관은 체중 관리뿐만 아니라 가정의 분위기와 아이의 자존감까지 함께 건강하게 만들어줍니다.

지은이(14세, 여)는 학교 건강검진에서 비만 판정을 받고 진료실에 내원한 학생이었습니다. 첫 내원 당시 키는 161cm, 체중은 70kg, 체질량지수는 27kg/m²(95~99백분위수), 허리둘레는 80cm(95~97백분위수)로 비만과 복부 비만에 해당했습니다. 얼굴빛은 밝지만, 대화 중에 자주 고개를 숙였고 자신감이 없어 보였습니다. 원래는 비만이 아니었는데 중학생이 되면서 생긴 학업 스트레스를 떡볶이, 마라탕과 같은 자극적인 음식으로 해소하면서 비만이 되었다고 했습니다. 그동안 다이어트를 위해서 러닝도 하고 피트니스센터도 다녀보고 줄넘기 학원도 가봤지만 모두 재미가 없고 힘들어서 금세 그만두었다고 했습니다. 그래서 지은이에게 공부하다가 스트레를 풀 때 음식을 먹는 것 말고 또 무엇을 하는지 물어봤습니다. 지은이는 음악과 영상을 좋아했고, 특히 K-pop 댄스 영상을 자주 본다고 했습니다. 그래서 좋아하는 댄스 영상을 보면서 조금씩 따라 해보기를 권했습니다.

댄스에 재미가 붙자, 지은이는 더 본격적으로 해보고 싶어졌습니다. 그래서 방과 후에 친구들과 함께 댄스 학원에 가서 댄스를 더 체계적으로 배우기 시작했습니다. 그리고 열심히 연습한 댄스 실력으로 교내 발표 대회에서 상을 타기도 했습니다.

세 달 뒤 다시 진료실에서 만난 지은이는 이전보다 훨씬 밝은 표정을 하고 있었습니다. 키가 1cm 더 크는 동안 체중은 70kg에서 67kg으로 3kg 줄었고, 허리둘레는 80cm에서 74cm로 감소했습니다. 무엇보다 체력이 더 좋아져서 공부할 때도 집중이 더 잘 되고, 댄스를 할 때도 더 어려운 동작을 잘할 수 있게 되었다고 무척 기뻐했습니다. 예전처럼 다이어트를 위해 억지로 해야 하는 운동이 아니라 친구들과 함께 즐길 수 있는 댄스를 하면서 자연스럽게 비만이 개선되니 행복하다고 했습니다. 그리고 학업의 스트레스를 건강하게 풀 수 있는 방법이 생기니 자연스럽게 자극적인 음식도 멀리하게 되었습니다. 지은이는 이제 학교에서 비만으로 고민하는 주위 친구들에게 댄스 다이어트를 권하면서 건강한 다이어트의 전도사가 되었다고 합니다.

무리한 운동은 조심하세요

고도비만인 경우 뛰는 운동을 하면 무거운 체중 때문에 무릎이나 발목 관절에 큰 부담을 줄 수 있습니다. 부상을 당하면 운동을 못 하게 되어 모처럼 생긴 다이어트 의지가 꺾일 수 있습니다. 따라서 비만 정도가 심하다면 뛰는 운동보다는 체중 부하가 적은 수영이나 자전거 타기 같은 운동이 좋습니다. 만약 농구나 줄넘기처럼 뛰는 운동을 좋아한다면 무릎보호대와 발목보호대를 예방적으로 착용하고 충분히 주의하면서 운동하는 것이 안전합니다.

운동을 할 때는 스트레칭과 준비 운동을 꼭 함께 해야 합니다. 특히 뛰는 운동이나 근력 운동을 할 때는 부상 위험이 높으므로 준비 운동이 더 중요합니다. 스트레칭은 굳어 있는 근육과 관절을 부드럽게 만들어주어 몸의 움직임을 편하게 하고, 다치지 않게 해줍니다. 신경근을 활성화하여 운동 수행 능력을 향상시키기도 합니다. 또한 꾸준히 하면 몸의 균형이 좋아지고 자세도 바르게 만들 수 있습니다. 준비 운동을 할 때, 정지 자세를 유지하는 정적 스트레칭보다는 팔 돌리기나 팔 벌려 뛰기, 가벼운 조깅 등을 겸한 동적 스트레칭을 하는 것이 더 좋습니다. 이렇게 하면 근육이 따뜻해져서 더 잘 움직이고, 운동 중에 다칠 위험이 줄어듭니다.

그리고 무리한 근력 운동은 성장을 방해할 수 있으니 주의해야 합니다. 실제로 고강도 근력 운동을 많이 하는 기계체조 선수들이 유연성 운동 위주인 리듬체조 선수들보다 키 성장이 적었다는 연구 결과가 있습니다. 너무 무거운 무게로 근력 운동을 지속하면 성장 판에 무리가 갈 수 있고, 지나친 에너지 소모로 성장에 필요한 에너지가 부족해질 수 있습니다. 따라서 성장기에는 가벼운 무게나 자기 체중을 이용한 맨몸 운동을 하는 것이 좋습니다.

개인 트레이닝을 권합니다

근력 운동은 우리 몸의 근육과 관절이 어떻게 움직이는지 이해하고, 그 움직임을 정확하게 조절해야 하는 섬세한 운동입니다. 그런데 사람마다 몸의 구조와 관절이 움직이는 범위가 달라서, 똑같은 동작이라도 어떤 사람에게는 안전할 수 있지만 다른 사람에게는 다칠 위험이 있을 수 있습니다.

그래서 근력 운동을 처음 시작할 때는 전문 트레이너의 도움을 받는 것이 매우 중요합니다. 정확한 자세로 운동하면 다칠 위험도 줄어들고, 같은 시간 운동해도 근육이 훨씬 효율적으로 발달합니다. 반대로 잘못된 자세로 계속 운동하면 단순한 통증을 넘어서 인대나

관절이 조금씩 손상되어, 나중에는 만성적인 염증이나 관절 문제로 이어질 수 있습니다.

 20대 시절, 저 역시 전공의 수련을 하면서 불규칙한 생활습관과 수면 부족, 야식으로 인해 복부 비만이 생겼었습니다. 전공의 수련이 끝날 무렵부터 어느 정도 여유가 생겨 근력 운동을 시작하기로 했고, 병원 근처 피트니스센터에 찾아가 근력 운동의 꽃이라 불리는 스쿼트와 유산소 운동의 기본인 러닝을 매일마다 했습니다.

 피트니스센터에서는 개인 트레이닝 프로그램을 권했지만, 비용도 부담이 되고 시간도 맞추기가 번거로워 우선 혼자서 운동을 해보기로 했습니다. 주위에서 운동을 오랫동안 해왔던 친구들이 운동 전 스트레칭을 충분히 해야 한다고 강조했지만, 귀찮기도 하고 스트레칭은 근 성장에 딱히 도움이 안 되는 것 같아 준비 운동은 생략한 채 바로 근력 운동을 시작했습니다.

 그런데 운동을 시작한 다음 날부터 무릎 통증이 생겼습니다. 어느 연예인이 말했던 '운동 후 통증은 신이 주신 선물'이라는 말이 생각나서 통증을 무시하고 운동을 지속했습니다. 그런데 운동을 열심히 하는 것에 비해 다리 근육은 좀처럼 늘지 않고, 오히려 무릎 통증이 점점 심해져서 더 이상 운동을 하지 못할 지경이 되었습니다. 결국 정형외과 진료를 받았고, 슬개대퇴 통증 증후군(Patellofemoral pain syndrome)이라는 진단을 받았습니다. (그림 5-7)

 슬개는 무릎을, 대퇴는 허벅지를 가리키는 해부학 용어입니다. 즉, 슬개대퇴 통증 증후군은 무릎 앞쪽(무릎뼈 주변)에 통증이 나타나는 흔한 운동 관련 부상으로, 주로 계단 오르내리기, 달리기, 쪼그려 앉기, 스쿼트처럼

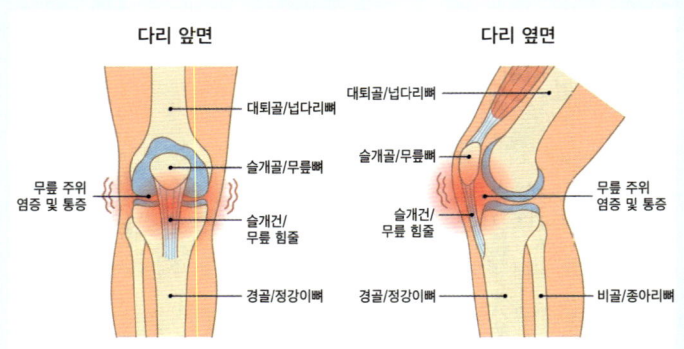

다리 앞면

대퇴골/넙다리**뼈**
슬개골/무릎**뼈**
무릎 주위 염증 및 통증
슬개건/ 무릎 힘줄
경골/정강이뼈

다리 옆면

대퇴골/넙다리뼈
슬개골/무릎뼈
슬개건/ 무릎 힘줄
경골/정강이뼈
무릎 주위 염증 및 통증
비골/종아리뼈

그림 5-7 슬개대퇴 통증 증후군

무릎에 부하가 걸리는 활동을 할 때 통증이 악화됩니다. 청소년과 젊은 성인에게 흔하며, 잘못된 자세의 하체 운동, 과도한 운동, 근력 불균형 등이 주요 원인으로 알려져 있습니다.

저의 경우 스쿼트를 잘못된 자세로 하면서 이러한 슬개대퇴 통증 증후군이 발병했습니다. 스쿼트는 무릎을 굽힌 상태에서 체중을 실어 앉았다가 일어서는 대표적인 하체 운동입니다.

제가 했던 스쿼트는 무릎이 너무 앞으로 나가고, 허리가 굽은 상태에서 상체가 과하게 숙여지는 자세였습니다. 이런 자세에서는 무릎뼈와 넙다리뼈가 맞닿는 부위에 압력이 크게 증가합니다. 여기에 무릎이 안쪽으로 모이면서 무릎뼈가 바깥쪽으로 밀려나면, 관절면의 압력이 한쪽으로 쏠리게 됩니다. 이 잘못된 움직임이 반복되면서 무릎 관절에 과부하가 걸렸고, 결국 슬개대퇴 통증 증후군이 발생한 것입니다.

개인 트레이닝을 받으며 저는 처음으로 스쿼트가 얼마나 정교한 운동인지 알게 됐습니다. 트레이너는 무릎과 발의 정렬을 유지하며 무릎이 과도하게 앞으로 나가지 않게 하여 슬개대퇴 관절의 압박을 줄였습니다. 그리고 허리를 지나치게 굽히지 않고 골반이 뒤로 말리기 전까지만 내려가도록 함으로써 안정된 자세를 만들 수 있었습니다. 또한 발목과 고관절의 유연성, 복압 유지 같은 기본적인 운동의 요소들을 배우며, 스쿼트가 정확한 움직임의 조합으로 이루어진 정교한 운동임을 깨달았습니다. 이후 충분한 준비 운동과 정확한 자세, 점진적 과부하 원칙을 지키며 통증 없이 스쿼트를 다시 시작할 수 있었고, 하체 근육이 균형 있게 발달하면서 운동 효과도 오히려 이전보다 더 좋아졌습니다.

스쿼트는 골반의 기울기나 무릎의 각도가 불과 몇 도만 달라도 엉덩이와 무릎에 가해지는 부하 비율이 크게 바뀝니다. 사람마다 신체에 맞는 자세의 차이가 어느 정도 있으며, 자신에게 맞는 자세에서 벗어난 방식으로 반복하여 운동하면 효과도 별로 없을 뿐만 아니라 관절과 연골에 손상이 누적돼 결국 부상과 염증으로 이어질 수 있습니다. 즉, 근력 운동은 "기계적 정밀함이 필요한 의학적 움직임"이라고 할 수 있습니다.

결국 근력 운동을 제대로 배우는 것은 시간과 돈을 아끼면서도 다치지 않고 운동 효과를 최대한 높이는 가장 현명한 투자입니다. 작은 자세의 차이가 수천 번 반복되면 큰 부상으로 이어질 수 있습니다. 더군다나 요즘 학생들처럼 학업 때문에 운동 시간이 부족한 경우는 짧은 시간 내에 더 큰 효과를 거두기 위해서 전문가의 도움이 더욱 필요합니다. 올바른 자세와 정확한 움직임이야말로 소아비만을 효과적으로 극복하고, 장기적으로 건강하게 오랫동안 운동을 이어갈 수 있는 첫걸음입니다.

준호(16세, 남)는 어깨 부상 이후 비만이 심해져 외래 진료실에 찾아온 고등학생이었습니다. 원래는 비만을 극복하기 위해 세 달 전부터 혼자 헬스장에서 운동을 시작했는데, 두 달 전부터 어깨 통증이 점점 심해지더니 결국 운동을 완전히 중단하게 되었다고 했습니다. 운동을 그만두자 체중은 빠르게 다시 늘었고, 그동안 어렵게 줄였던 체지방률이 금세 되돌아왔습니다. 정형외과에서는 잘못된 자세로 운동을 반복한 데서 비롯된 어깨 충돌 증후군(Shoulder impingement syndrome)이라는 진단을 받은 상태였습니다. 문제는 '운동을 한 것'이 아니라 '운동을 제대로 배우지 못한 것'이었습니다.

저는 준호에게 전문 트레이너와 함께하는 개인 트레이닝을 권했습니다. 혼자 영상을 보며 흉내 내기보다는, 전문가의 지도를 받으며 정확한 자세로 운동하는 것이 필요하다고 설명했습니다. 준호는 처음에는 망설였지만, "한 달만 해보자"는 마음으로 개인 트레이닝을 시작했습니다.

운동 수업에서 트레이너 선생님은 "근력 운동의 정확한 자세는 마치 정교함을 요하는 예술과 같다"라고 설명했습니다. 그리고 준호가 랫풀다운 운동을 할 때 등 근육 전체를 사용하지 못하고 팔근육과 등 근육 일부만을 사용한다는 점을 짚어주었습니다.

랫풀다운은 헬스 기구를 이용해 위에 있는 바를 아래로 당겨서 등 근육을 발달시키는 운동입니다. 이때 등 근육은 매우 많은 근육들이 복합적으로 사용됩니다.

근육은 수축과 이완을 하면서 각 근육에 붙어 있는 뼈를 움직입니다. 예를 들어, 능형근은 견갑골(어깨뼈)과 척추에 붙어 있으므로 수축을 하면 견갑골을 척추 쪽으로 모아줍니다. 등에 있는 여러 근육 중에서 풀업이나 랫풀다운을 할 때 가장 중요한 근육은 광배근입니다. 광배근은 팔에 있는 이두근과 함께 작용하여 팔을 몸통 쪽으로 당기는 힘을 만들어주지요. 랫풀다운을 하면서 팔이 위로 올라가면 양측 견갑골이 각각 바깥쪽으로 벌어지면서 척추로부터 멀어집니다. 이때, 어깨뼈를 가운데로 당겨주면서 지나치게 벌어지는 것을 방지해서 어깨관절을 안정시켜주는 근육이 바로 승모근의 중간부분과 아랫부분, 전거근, 그리고 능형근입니다. 그리고 극하근과 대원근 역시 어깨관절 안정을 도와주는 역할을 하지요. 풀업이나 랫풀다운을 할 때는 이러한 모든 근육을 적절하게 사용해야 합니다. 그런데 준호는 광배근과 팔근육만을 주로 사용하고 승모근과 능형근에 힘을 주지 않는 것이 문제였습니다.

어깨관절은 우리 몸에 있는 다른 관절에 비해 움직임의 각도나 자유도가 크기 때문에, 그만큼 불안정하고 부상도 쉽게 발생합니다. 그래서, 승모근과 능형근, 전거근, 극하근, 대원근에 적절히 힘을 주어 어깨관절이 안정되도록 만들어야 합니다. 준호는 그러한 근육에 힘이 들어가지 않아 견갑골이 불안정해지고 어깨관절이 자꾸 흔들리니까 어깨의 힘줄이 뼈에 자꾸 눌러서 염증이 발생했던 것이지요.

더군다나 운동 전후 스트레칭을 전혀 하지 않는 것도 문제였습니다. 광배근만을 주로 사용하니까 광배근이 다른 근육에 비해 과도하게 발달하고 긴장되어 유연성이 떨어졌고, 이 상태에서 운동을 하니 주로 사용하던 근육만 계속 쓰게 되어 운동을 하면 할수록 근육의 불균형이 심해졌던 것이었죠.

트레이너는 과도하게 긴장된 광배근을 올바르게 스트레칭하는 방법과 함께 그동안 제대로 사용하지 못했던 승모근, 전거근, 능형근을 강화시키는 운동도 알려주었습니다. 그리고 등 근육을 조화롭게 사용하여 올바르게 랫풀다운 운동을 하는 방법을 반복해서 훈련시켰습니다. 이렇게 수업을 지속하자 준호는 바른 자세로 운동하는 감각과 근육의 자극을 경험할 수 있었습니다.

한 달이 지나자 놀라운 변화가 나타났습니다. 운동을 해도 어깨 통증이 재발하지 않을 뿐 아니라, 짧은 시간 운동해도 근육이 단단해지고 체지방률이 감소하는 효과를 체감했습니다. 예전처럼 무작정 오랜 시간 운동하지 않아도, 자세가 바로잡히니 근육이 훨씬 효율적으로 반응했던 것입니다. 무엇보다 중요한 변화는 운동에 재미를 붙였다는 점입니다. 무거운 덤벨의 무게를 올리는 데 급급하지 않고 동작의 원리를 이해하면서 자극을 제대로 느끼며 운동하자, 운동의 동작을 정교하게 만드는 것이 하나의 예술과 같다는 트레이너 선생님의 말씀도 이해가 되었습니다.

운동 효과는 체중보다 체지방과 컨디션 변화, 검사 소견의 호전으로 판정합니다

4장에서 다이어트를 위한 영양 관리를 다룰 때 강조했던 것을 기억하시나요? 체중계 숫자보다 중요한 것은 컨디션의 변화, 체지방의 감소, 그리고 검사 소견의 호전이라고 말씀드렸습니다. 운동의 효과를 평가할 때도 마찬가지입니다. 아니, 오히려 운동의 경우에는 이 원칙이 더욱 중요합니다.

왜 그럴까요? 앞서 설명했듯이 근육은 같은 부피의 지방보다 무겁습니다. 그래서 운동을 열심히 하면 근육이 늘고 지방이 줄어들면서 체중은 그대로이거나 오히려 약간 늘어날 수도 있습니다. 체중계 위에 올라섰는데 숫자가 줄어들지 않았다면, 심지어 조금 늘었다면 어떤 기분이 들까요? 실망하고 좌절하며 '운동해봤자 소용없다'고 생각할 수도 있습니다.

하지만 이것은 완전히 잘못된 판단입니다. 실제로는 체지방률이 개선되고 몸이 훨씬 건강해진 것일 수 있으니까요. 체중계 숫자는 변하지 않는데 바지가 헐렁해지고, 몸매가 탄탄해지는 경험을 하는 이유가 바로 이것입니다. 지방 4kg이 빠지고 근육 3kg이 늘었다면 체중은 겨우 1kg 감소했을 뿐이지만, 실제로는 몸은 크게 달라진 것입니다.

그래서 운동 효과를 판정할 때는 체중과 더불어 여러 가지 건강 지표들에 주목해야 합니다. 첫째, 허리둘레입니다. 허리둘레는 내장지방과 대사 건강을 직접적으로 반영하는 지표로, 허리둘레가 줄어들었다면 이는 건강이 개선되었다는 신호입니다. 둘째, 체지방률입니다. 체중이 그대로라도 근육이 늘고 체지방이 감소하면 체지방률이 감소하게 됩니다. 무엇보다 중요한 것은 컨디션의 변화입니다. 일상생활에서 몸이 더 가볍게 느껴지고, 계단을 오를 때 숨이 덜 차고, 피로감이 줄어들고, 잠을 더 깊이 자게 되고, 기분이 좋아지는 것. 이런 변화들은 숫자로 정확히 측정하기 어렵지만, 몸이 진짜로 건강해지고 있다는 가장 직접적인 증거입니다.

검사 소견의 호전도 중요한 평가 지표입니다. 혈압, 공복 혈당, 콜레스테롤 수치 같은 것들이 개선되는지 확인해야 합니다. 실제로 운동을 꾸준히 하면 많은 경우 체중 변화가 미미하거나 없더라도 이런 대사 지표들이 크게 좋아지는 것을 볼 수 있습니다. 이것이야

말로 운동이 우리 몸을 근본적으로 건강하게 만들고 있다는 확실한
증거입니다.

닥터송의 메시지

○ 유산소 운동은 지방을 태우고 심폐 기능을 강화하며, 근력 운동은 기초대
  사량을 높여 요요 현상을 예방합니다.

○ 유산소 운동과 근력 운동, 저강도 운동과 고강도 운동을 병행하는 것이 효
  과적입니다.

○ 운동은 처음에는 가볍게 시작해 점진적으로 늘려야 하며, 매일 숨이 찰 정
  도의 운동을 1시간 이상 하는 것을 목표로 해야 합니다.

○ 즐겁게 할 수 있는 운동을 선택해야 꾸준히 지속할 수 있습니다.

○ 비만 아동은 관절 부담이 크므로 무리하게 뛰는 운동은 조심해야 합니다.

○ 올바른 자세를 배우고 부상을 예방하기 위해 전문가의 개인 트레이닝을
  받는 것이 좋습니다.

○ 운동의 효과는 체중과 더불어 허리둘레, 체지방률, 컨디션, 검사 소견의 변
  화로 평가해야 합니다.

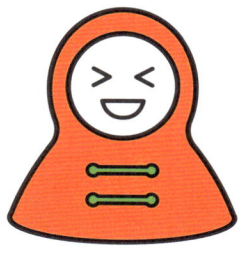

6장

식욕과 싸우는 시간:
마지막 카드와 새로운 시작

무너진 의지,
돌아온 배고픔

봄비가 창문을 적시는 4월 오후, 민석은 미현과 함께 삼촌의 진료실 앞 복도에 앉아 있다. 체중계를 보고 온 직후라 침묵이 무겁게 가라앉는다. 83kg. 작년 여름 시작했던 80kg보다도 높은 숫자다.

"민석아, 괜찮아. 삼촌한테 솔직하게 얘기하면 돼."

미현이 아들의 어깨를 가볍게 두드린다. 하지만 민석의 시선은 여전히 바닥을 향해 있다. 진료실 문이 열리고 한결의 목소리가 들린다.

"민석이, 들어와."

민석은 무거운 발걸음으로 진료실에 들어선다. 한결은 차트를 보다가 조용히 고개를 든다.

"체중이 작년 말에 78kg까지 줄었었는데, 지금은 83kg이네. 키가 162cm니까 체질량지수는 다이어트 전과 똑같은 $31.6kg/m^2$. 현재 민석이 나이인 만 13세 9개월 기준으로는 99백분위 수 이상. 허리둘레도 87cm까지 줄었다가 다시 93cm로 늘었고. 무슨 일 있었어?"

민석은 입술을 깨문다. 한결의 눈빛에는 비난이 아니라 궁금함만 담겨 있다.

"삼촌, 저도… 모르겠어요. 처음엔 정말 잘했거든요. 삼촌 말대로 NEAT도 늘리고 운동도 하고, 빨간불 음식도 줄이고. 그런데 사실 초록불 음식을 충분히 먹어도 그동안 좋아했던 빨간불 음식들을 줄이니까 뭔가 부족한 느낌이 계속 들기는 했어요. 계속 식욕을 참는 것도 힘들었고요. 그러다가 크리스마스 때부터…."

민석의 목소리가 작아진다.

"크리스마스 때 케이크도 먹고, 연말에 초콜릿과 아이스크림도 먹고, 설날엔 떡국이랑 전도 많이 먹었어요. 추워서 운동도 안 하고. 그러다 보니까 체중이 다시 늘더라고요. 그동안 노력했던 게 물거품이 되는 것 같아서 너무 우울했어요. 나중에는 그런 감정마저도 외면하고 거의 포기하게 된 것 같아요."

미현이 말을 잇는다.

"제 잘못도 커요. 연말이랑 명절 때 저도 덩달아 이것저것 사다가 먹었어요. 민석이 아빠도 다시 야식을 자주 시켰고요. 집

안 분위기 자체가 다이어트 모드에서 벗어났달까요."

한결이 고개를 끄덕인다.

"그래서 구정 연휴 뒤에는 어떻게 했어?"

민석이 머뭇거리다 대답한다.

"새 학기 시작 전에 빨리 빼야겠다 싶어서… 아침을 굶었어요. 근데 점심부터 저녁까지 너무 배가 고파서 폭식하게 되더라고요. 그것도 막 라면이랑 떡볶이 같은 거요. 삼촌, 저 의지가 약한 건가요? 처음엔 정말 열심히 했는데…."

민석의 목소리가 떨린다. 한결은 의자를 민석 쪽으로 돌리고 자상한 표정을 지으며 조용히 말한다.

"민석아. 의지 문제가 아니야. 민석이처럼 비만이 심해진 상황에서는 포만감 호르몬이 제대로 작동하지 않아서, 기본적으로 식욕이 높은 상태야. 그리고 요요 현상은 다이어트 하는 사람들 대부분이 겪는 일이야. 마치 즐거운 일도 있지만 일이 잘 안 풀릴 때도 있는 우리 인생사와 같지. 하지만 그런 힘든 일을 겪고 나면 다시 한 단계 성장할 수 있잖아."

"대부분 겪는다고요? 저만 그런 게 아닌 거예요?"

"응, 이건 네 잘못이 아니라 우리 몸이 원래 그렇게 만들어져 있어서 그래. 우리 몸은 체중이 줄면 비상사태로 생각해. 마치 스마트폰 배터리가 조금밖에 안 남았을 때 절전 모드로 들어가는 것처럼. 그래서 에너지를 아끼려고 하지. 게다가 식욕은 더 강해져. 무리한 다이어트를 하면 이런 반응은 더 심하게 나타나고."

"그럼 저는 어떻게 해야 해요?"

한결이 민석의 눈을 똑바로 본다.

"무엇보다 무리한 다이어트를 하면 안 돼. 다이어트는 어느 한 순간까지만 참고 끝내는 일이 아니거든. 지금은 100세 시대 잖아. 100세까지 '평생 할 수 있는 습관'을 만들어야 해. 그리고 가족들이 다시 함께 도와줘야 하고."

미현이 고개를 끄덕인다.

"우선 민석이의 현재 건강 상태가 어떤지 다시 확인해보자. 작년 말에는 검사 소견이 많이 좋아졌었는데, 체중이 다시 늘면서 고혈당이나 이상지질혈증이 다시 생겼을 수도 있거든. 검사 결과부터 보고 앞으로 어떻게 할지 구체적인 계획을 세워보자고."

지금까지 우리는 비만이 왜 위험한지, 비만이 왜 생기는지, 어떻게 진단하고 치료하는지에 대해 살펴봤습니다. 민석이도 삼촌 한결의 도움을 받아 비만의 원인을 이해하고, 진료를 받고, 올바른 식단과 운동 방법을 배웠습니다. 그리고 열심히 노력해서 처음에는 체중을 줄이는 데 성공했죠.

하지만 민석이처럼 다이어트에 성공한 사람들 상당수가 겪는 가장 큰 어려움이 있습니다. 바로 '요요 현상'입니다. 열심히 노력해서 체중을 줄였는데, 시간이 지나면서 다시 비만이 심해지는 현상이죠. 처음에는 의지가 강했지만, 점점 배고픔이 참기 어려워지고 결국 예전의 식습관으로 돌아가게 됩니다.

왜 이런 일이 생기는 걸까요? 많은 사람들이 요요 현상을 단순히 '의지가 약해서' 생긴다고 생각합니다. 하지만 지금까지 배운 내용을 되짚어보면, 비만은 그렇게 단순한 문제가 아니었습니다. 우리 몸의 호르몬 변화, 대사 적응, 인슐린 저항성, 뇌의 보상 회로, 생활 환경, 가족의 식습관 등 수많은 요인들이 복잡하게 얽혀 있었죠. 요요 현상도 마찬가지로 한 가지 이유로 설명되지 않습니다. 유전적 요인이나 질병, 우리 몸의 생리적 변화, 생활습관의 변화, 마음의 변화 등 여러 가지 요인이 서로 얽혀서 만들어내는 결과입니다.

게다가 요요 현상은 비만 관리 과정에서 매우 흔하게 나타나는 현상입니다. 그래서 영국 국립보건 임상연구원에서 발간한 비만 진료 지침에서는 다음과 같이 말하고 있습니다.

"비만 관리 후 체중이 다시 증가하는 현상은 매우 흔한 일이며, 이것은 다이어트의 실패가 아니다."

즉, 소아 비만은 '만성 재발성 질환'으로 볼 수 있습니다. 당뇨병이나 고혈압처럼 한 번 치료하면 끝나는 병이 아니라, 평생 관리해야 하는 질환이라는 뜻입니다.

이번 장에서는 지금까지 배운 내용들을 종합하여, 요요 현상이 왜 생기는지 그 원인을 다시 한번 정리해보고, 이를 어떻게 극복할 수 있는지 구체적으로 알아보겠습니다.

특별한 취약성:
질병·약물 및 생물학적 취약성

2장에서 배운 이차비만, 즉 다른 질병 때문에 생기는 비만을 기억하나요? 일부 질환이나 유전적 요인은 요요 현상의 위험을 크게 높입니다. 이는 개인의 의지로 극복하기 어려운 경우가 많습니다.

예를 들어, 식욕을 조절하는 렙틴이나 그렐린에 결함이 있는 유전 비만이나 그 기능이 선천적으로 떨어져 있는 경우는 다이어트 후 체중이 다시 증가할 위험이 매우 높습니다. 따라서, 영유아기 때부터 고도 비만인 경우나 성장이나 발달에 문제가 있는 경우는 이러한 유전 질환이 있는 것은 아닌지 확인이 꼭 필요합니다.

또한 일부 항정신병약이나 스테로이드 같은 약물은 비만에 악영향을 줍니다. 유지 단계에서 불가피하게 이런 약물을 복용해야 한다면, 의료진과 상의하여 다른 약으로 변경하거나 조절하는 것이 가능할지 모색해봐야 합니다.

무리한 다이어트

다이어트를 시작할 때 많이 하는 실수가 있습니다. 빠른 체중 감량을 위해 무리한 다이어트를 하는 것이지요. 무리한 다이어트는 애초에 지속하기가 어렵습니다. 설령 체중을 감량했다고 해도 그러한 생활습관을 유지하다가 지쳐서 중단하게 되면 요요 현상이 오게 됩니다.

따라서, 단기간에 체중을 감량하는 것을 목표로 하기보다는 평생 지속할 수 있는 생활습관을 만드는 것을 목표로 해야 합니다. 우리의 목표는 100세 시대에 향후 90년 동안 평생 건강하게 사는 것이지, 지금 잠깐 적정 체중이 되는 것이 아니니까요. 따라서, 다이어트를 위한 식단 조절이나 운동 계획을 세울 때 '이 정도는 평생 할 수 있겠다'라고 느껴지는 수준에서 시작해야 합니다. 체중 감량이 빠르게 되지 않더라도 괜찮습니다. 건강한 방향으로 한 걸음씩 나아가기만 하면 됩니다. 작은 생활습관 변화를 꾸준히 실천하며 성취감을 쌓다 보면, 그때는 조금 더 단계를 높여서 식단이나 운동 관리를 할 수 있습니다.

우리 몸의 방어 시스템: 생물학적 적응

4장에서 지나친 다이어트로 인해 에너지가 부족해지면 우리 몸이 자동으로 '절전 모드'에 들어간다고 했던 것, 기억하시나요? 우리 몸은 에너지 균형을 유지하려는 시스템을 가지고 있습니다. 체중이 줄어들면 우리 몸은 일종의 비상사태로 인식합니다. 그래서 활동량과 에너지 소모를 줄이게 됩니다. 더군다나 심한 경우 갑상선 기능도 떨어져서 기운이 없고 활동량이 더 줄고 몸이 붓기도 하지요. 즉, 평소보다 먹는 양이 조금만 늘어도 살이 찌기 쉬운 불리한 조건이 만들어집니다.

더 큰 문제는 식욕 호르몬의 변화입니다. 다이어트를 무리하게 할수록 식욕을 억제하는 호르몬인 렙틴 분비량은 낮아지고, 배고픔을 느끼게 하는 호르몬인 그렐린 분비량은 높아집니다. 이 호르몬 불균형은 오랫동안 지속될 수 있어서, 다이어트 후에도 끊임없이 배고픔을 느끼게 만듭니다. 이것이 바로 민석이가 느낀 '참을 수 없는 배고픔'의 정체입니다.

그런데 이러한 방어 시스템은 말 그대로 우리 몸을 유지하기 위한 장치입니다. 계속 강조했듯이 비만 조절의 최종 목표는 지속적인 체중 감소가 아니라 '건강'입니다. 애초에 체중 감량보다는 비만 합병증을 개선하여 건강해지는 것이 중요하며, 체중 감소는 그 과정에서 동반되는 결과일 뿐입니다.

따라서 어느 정도 이상 체중이 감소하고 난 후에도 계속 똑같은 속도로 체중이 감소하는 것은 오히려 건강에 좋지 않을 수도 있습니다. 그래서 우리 몸의 방어 시스템 작동으로 인해 다이어트의 정체기가 오더라도 너무 조급해하지 않는 것이 좋습니다. 체중이 더 이상 감소하지 않더라도 컨디션과 검사 소견이 좋아지면 다이어트를 올바른 방향으로 진행하고 있는 것입니다. 그런데 단순히 체중만을 감량하기 위해 계속 무리한 다이어트를 하게 되면 컨디션이 오히려 안 좋아질 수 있고, 언젠가는 지쳐서 요요 현상을 경험하게 될 수 있습니다.

운동을 동반하지 않는 다이어트

우리 몸의 방어 시스템, 즉 에너지 절전 모드를 최소화하는 방법이 있습니다. 바로 운동을 통한 '근육 저축'입니다. 근육은 에너지를 많이 소비하는 기관입니다. 즉, 근육이 많아지면 가만히 있어도 에너지를 더 소비하게 되어 살이 잘 안 찌는 체질이 되는 것이지요. 그리고 근육 자체에서 인슐린 저항성을 개선하는 마이오카인이라는 물질을 분비합니다.

문제는 다이어트를 할 때는 일반적으로 우리 몸에서 지방뿐만 아니라 근육도 함께 줄어든다는 점입니다. 그래서 다이어트 과정에서는 근손실을 최소화하는 전략이 반드시 필요합니다. 그러기 위해서는 우리가 섭취하는 영양분이 근육으로 더 잘 전달되도록 만들어야 합니다. 그 방법은 크게 세 가지입니다.

첫 번째는 꾸준한 운동입니다. 운동을 열심히 하면 근육으로 가는 혈액량이 늘어나서 더 많은 영양분을 흡수하게 됩니다.

두 번째는 인슐린 저항성 개선입니다. 인슐린 저항성은 우리 몸의 세포나 조직에서 영양분을 잘 흡수하지 못하게 만드는데, 이 현상은 체지방보다는 근육에서 더 심하게 나타납니다. 따라서, 인슐린 저항성을 개선해야 지방보다 근육이 더 많이 빠지는 것을 막을 수 있습니다. 인슐린 저항성을 개선하기 위해서는 어떻게 해야 한다고 했죠? 4장과 5장에서 설명했던 것처럼 흡수가 빠른 탄수화물 섭취를 피하고 식이섬유가 풍부한 음식을 많이 먹어야 합니다. 운동을 꾸준히 하는 것도 인슐린 저항성 개선에 도움이 됩니다.

마지막으로 단백질을 포함한 좋은 영양분을 충분히 섭취하는 것이 근육 유지와 성장에 중요합니다. 단백질은 근육 조직을 구성하는 가장 기본적인 재료입니다. 단백질뿐만 아니라 질 좋은 탄수화물과 지방, 비타민, 미네랄도 부족하지 않게 섭취해야 합니다. 이러한 영양소들은 단백질이 근육을 만드는 과정을 도와줍니다. 즉, 4장에서 설명했던 신호등 식사법의 초록불 음식들을 충분히 섭취해야 한다는 뜻이지요.

뇌와 마음의 함정: 신경·심리 요인

1장에서 비만이 정신건강에 영향을 준다고 배웠습니다. 반대로 정신건강 문제도 요요 현상의 중요한 원인이 됩니다. 체중 감량 후 우리 뇌의 보상 회로는 맛있는 음식에 더욱 민감하게 반응합니다. 마치 스피커 볼륨을 최대로 올린 것처럼, 음식의 유혹이 이전보다 훨씬 강하게 느껴지는 것이죠. 동시에 충동성이 증가하고 자기 조절 능력이 약해집니다. 특히 우울, 불안, 시험 스트레스 같은 감정적 어려움을 느낄 때, 음식을 통해 기분을 달래려는 '감정적 섭식'이나 '폭식 경향'이 나타나면 체중이 빠르게 다시 증가합니다. 더군다나 청소년기는 감정 조절을 담당하는 뇌 영역이 성인에 비해 아직 미성숙한 시기여서 스트레스에 더욱 취약합니다. 따라서, 유지

단계에서는 이러한 감정 조절 훈련이 매우 중요합니다.

4장에서 가짜 식욕이 생길 때는 잠깐 멈춰서, 지금 내가 진짜로 배고픈지 스스로에게 질문해보라고 했던 것을 기억하나요? 잠깐 멈춰서 배고픔의 정체를 점검하고, 이 음식이 나에게 진짜 즐거움과 이로움을 주는지 생각해보는 연습이 필요합니다. 그리고 다른 즐거운 활동을 하는 것입니다. 가족이나 친구들과 대화를 나누는 것도 좋고, 가볍게 산책을 하는 것도 좋습니다. 처음에는 어렵지만 이러한 훈련을 지속하면 점점 더 식욕을 조절하는 능력이 향상될 수 있습니다.

하지만 때로는 우울증이나 폭식장애와 같은 정신과적 질환 때문에 식욕 조절이나 운동을 지속하기 어려운 경우도 있습니다. 이러한 경우는 개인의 의지만으로 극복하기는 어렵습니다. 따라서, 폭식이 지속되거나 심한 우울증이 있으면 정신건강의학과 전문의의 도움을 받아야 합니다. 실제로 약물 치료로 정신건강이 좋아지면 다이어트가 훨씬 쉬워질 수 있습니다.

일상생활의 균열: 행동 및 환경 요인

2장에서 비만의 주요 원인으로 환경과 생활습관을 언급한 바 있습니다. 요요 현상의 가장 흔한 원인 중 하나가 바로 생활습관의 복귀입니다. 민석이처럼 가족들의 관심이 느슨해질 때, 그리고 연말이나 명절 연휴 때 스마트폰과 컴퓨터 사용 시간이 늘어나면서 활동량이 줄어들고, 야식이나 고칼로리 간식을 다시 먹게 되고, 방학 때 리듬이 흐트러져 불규칙한 생활 패턴으로 돌아가는 것이죠.

이때 가장 중요한 역할을 하는 존재가 바로 가족입니다. 4장에서 식단에 대해 설명할 때, 5장에서 운동에 대해 설명할 때 항상 가족의 참여를 강조했던 이유도 여기에 있습니다. 체중이 어느 정도 줄었다고 해서 비만 관리가 끝나는 것이 아니라, 그 습관이 완전하게 정착할 때까지 가족들이 함께해야 합니다. 더 나아가 가족 전체의 식사, 운동, 수면 습관이 건강하게 정착되는 것이 목표가 되어야 합니다. 비만과의 전쟁은 혼자서는 절대 이길 수 없는 싸움입니다.

요요 현상을 막는 장기 유지 전략

이제 이러한 요요 현상의 원인을 개선하고 방지하는 전략을 알아보도록 하겠습니다. 요요 현상은 '의지 부족'이 아니라, 우리 몸의 생리적 변화와 환경적 요인이 맞물려 나타나는 결과입니다. 따라서 의학적으로도 단기적인 체중 감량이 아닌, 장기적인 유지에 초점을 맞춰 치료 계획을 세워야 합니다.

꾸준하게 지속할 수 있는 생활습관 만들기

다이어트는 처음부터 지속 불가능한 생활습관으로 무리하게 시작하는 것보다는 꾸준하게 지속할 수 있는 생활습관으로 시작하는 것이 좋습니다. 토끼와 거북이 이야기에서, 처음에는 앞서 나갔던 토끼보다 꾸준하게 기어간 거북이가 결국 결승점에 도달한 것처럼 말이죠. 당장 체중을 빠르게 줄이는 것보다는 너무 욕심 부리지 말고 장기적으로 지속할 수 있는 생활습관으로 시작하는 것을 권합니다.

다요인·가족 기반 접근

다이어트와 관련된 모든 요인, 즉 식사 조절, 신체 활동, 생활습관 개선을 동시에 실천해야 합니다. 그리고 가족 모두가 주말과 방학의 생활 계획, 간식 규칙을 함께 정하고 지켜야 합니다. 소아 비만 관리의 핵심은 가족 중심의 다각적 접근입니다.

심리 선별 및 개입

스트레스가 심하거나 우울할 때 음식을 찾는 습관(감정적 섭식)을 인지하고, 감정을 조절할 수 있는 다른 방법을 배워야 합니다. 폭식 경향이 있다면 반드시 전문가의 도움을 받아야 합니다. 정신건강 및 행동 문제에 대한 선별과 관리는 소아 비만 관리에서 매우 중요한 부분입니다.

극단적인 식이 방법 피하기

살을 빨리 빼려고 극단적인 저열량 식사만 하면 요요 현상 위험이 커집니다. 전문가의 도움을 받아 건강한 식단으로 천천히, 그러나 꾸준히 바꾸는 것이 중요합니다. 저열량 식사를 사용할 경우에도 반드시 의사 선생님과 상의하면서 진행하고, 가급적 성장에 필요한 영양분을 충분히 섭취하는 다이어트를 권합니다.

조기 관리의 중요성

선행학습을 통해 조기 교육을 하는 것처럼, 비만 관리도 어릴 때 시작할수록 유리합니다. 나이가 많을수록, 비만이 심할수록 장기적인 다이어트에 실패할 확률이 높아집니다. 비만과 식욕 증가는 악순환의 고리를 형성하며, 나이가 들수록 생활습관을 고치기 어렵기 때문입니다.

비만을 이기는 과정은 마치 내려가는 방향의 에스컬레이터를 거꾸로 올라가는 것과 같습니다. 속도가 더디더라도 꾸준히 올라가면 언젠가는 위에 오를 수 있으나 멈추고 방관하는 순간 다시 아래로 끌려 내려가게 됩니다. 걷잡을 수 없는 상태가 되어서 돌이키기가 어려워지지요. 아이가 어릴 때는 과체중이 되더라도 어른들이 귀엽다고 생각하는 경우들이 있습니다. 하지만 그 시기가 평생의 비만을 예방할 수 있는 가장 좋은 때입니다.

즉, 어릴 때부터 건강한 식단과 충분한 활동을 하는 것이 중요합니다. 그러기 위해서는 역시 부모가 식단 관리를 하고 활동적인 생활을 하는 것이 중요합니다. 아이들은 부모를 따라하게 되어 있습니다. 따라서 요요 현상을 예방하기 위해서는 비만 관리에도 조기 관리를 하는 것이 중요합니다.

  비만과의 싸움은 장기전입니다. 우리가 공부나 일을 어느 한 시기에만 하고 끝내지 않는 것처럼, 건강을 위한 생활습관 관리 역시 평생 지속해야 합니다. 이것은 비만이 없는 사람들에게도 마찬가지입니다. 당뇨병이나 심혈관 질환은 비만이 없어도 발생할 수 있으며, 심지어 어떤 사람들은 건강 관리를 하는데도 유전 질환 때문에 이러한 질병에 걸리기도 합니다. 그에 비해 비만은 눈에 보이는 질병의 요인입니다. 이러한 질병을 예방하기 위해 비만이 없는 사람들도 평생 건강 관리를 하는 것처럼, 비만도 평생 관리를 해야 하는 것입니다.

- 요요 현상은 비만 관리 과정에서 나타나는 매우 흔하게 나타나는 현상입니다.

- 요요 현상은 유전적 요인이나 질병, 우리 몸의 생리적 변화 등 여러 가지 요인이 서로 얽혀서 만들어내는 결과입니다.

- 비만을 유발하는 약물을 복용하고 있는 경우는 다른 방안이 있는지 의료진과 상담을 해야 합니다.

- 무리한 다이어트 뒤에는 요요 현상이 따라오기 쉬우므로 단기간의 빠른 다이어트보다는 평생을 지속할 수 있는 생활습관 형성을 목표로 해야 합니다.

- 체중을 감량할수록 우리 몸은 절전 모드가 되어 점점 더 체중 감소 속도가 줄어들기 때문에 무조건 계속 체중을 줄이기보다는 비만 관리의 본질인 건강을 목표로 해야 합니다.

- 다이어트를 할 때 운동을 함께 해야 요요 현상의 위험을 낮출 수 있습니다.

- 건강한 생활습관을 지속하기 위해서는 가족의 역할이 매우 중요합니다.

마지막 카드,
삼촌의 처방

"공복 혈당이 113mg/dL라서 당뇨병 전단계. 중성지방이 204mg/dL, LDL-콜레스테롤이 137mg/dL로 이상지질혈증이 다시 생겼어. MRI에서 지방간도 다시 생겼고."

민석은 고개를 살짝 숙인다. 작년 말, 그토록 애써서 정상으로 돌려놓았던 수치들이 다시 나빠졌다는 말이 귓가에 맴돈다. 마치 힘들게 쌓아 올린 모래성이 파도 한 번에 무너지는 것 같은 기분이다.

"음… 민석아, 요즘 컨디션은 어때?"

"체력도 다시 떨어졌어요. 공부할 때도 금세 피곤해지고 집중이 잘 안 돼요. 자신감도 없어지고…."

민석의 목소리가 점점 작아진다. 한결은 말없이 고개를 끄덕인다.

"그리고 솔직히… 식욕을 참는 게 너무 힘들어요. 나름 열심히 했는데 또 이렇게 되니까 의욕도 안 생기고…."

한결은 잠시 침묵하다가 뭔가 결심한 듯한 표정으로 입을 연다.

"아무래도 다음 무기를 사용할 때가 된 것 같네."

미현이 살짝 놀란 표정으로 묻는다.

"도련님, 예전에 이야기했던 약물 치료 말인가요? 그런데 약물 치료는 민석이보다 더 심한 상태일 때 해야 하는 것은 아닌가요?"

"제가 전에 이야기했듯이 최근 소아 비만 치료의 트렌드는 'No wait and see', 즉 '지켜보지 말고 적극적으로 치료를 해라'예요. 조금 다른 주제이긴 한데, 제가 전공의 때 이야기를 하나 해볼게요. 제가 처음 소아청소년과 전공의가 되었을 때는 환자 상태가 나빠져도 가급적 중환자실로 옮기지 않고, 치료를 해보다가 최악의 상태가 되었을 때야 비로소 중환자실로 옮겨서 치료를 했어요. 그러다 보니 이미 타이밍이 늦어서 안타까운 일이 벌어질 때가 많았지요. 그래서 중환자실에 가는 것은 곧 죽음의 문턱으로 가는 것과 같았어요. 그러다가 '조기 중환자실 치료'라는 트렌드가 생겼어요. 상태가 나빠지기 전에 미리 중환자실로 보내서 진짜 중환자가 되기 전에 집중 치료하는 거죠. 그러다 보니 오히려 치료도 더 잘 되고, 중환자실에서 살아서 나오는 환자들도 훨씬 많아졌어요. 이러한 트렌드가 이제 소아 비만 치료에도 적용되고 있어요. 한발 앞서서 적극적으로 치료하고 빨리 호전되게 만들자는 거죠."

"늦게 시작하면 결과가 오히려 안 좋으니 빨리 치료하고 빨리 호전되자는 거군요."

"네 맞아요. 더군다나 요즘에는 소아 비만과 싸울 만한 좋은 무기들이 생겼어요. 그중에서 성인 비만 치료제로 사용되어왔던 위고비라는 주사약이 최근 국내 청소년에게도 허가가 났어요. 사실 미국과 유럽에서는 진작 청소년 비만 약으로 허가되어서 사용되던 약이죠. 민석이처럼 체중이 60kg 이상이면서 체질량지수가 고도비만에 해당하고, 비만의 합병증이 있고, 생활습관 교정만으로 관리가 어려운 경우엔 도움을 받을 수 있어요."

"주사요?"

민석이 눈을 동그랗게 뜬다.

"응, 일주일에 한 번 맞는 주사야. 바늘이 아주 짧아서 별로 안 아프니까 너무 걱정하지 않아도 돼. 처음엔 0.25mg로 4주간 시작하고, 식욕과 비만 상태 변화, 부작용 여부를 봐가면서 4주마다 용량을 늘려서 최대 2.4mg까지 올릴 수 있어."

미현이 걱정스러운 표정으로 묻는다.

"약물 치료라니 걱정되긴 하네요…. 부작용은 어떤 것이 있죠?"

"소화불량이 가장 흔한 부작용이에요. 그런데 이게 부작용이면서 동시에 효과이기도 해요. 소화 속도가 느려지니까 적게 먹게 되거든요. 부작용을 줄이려면 음식을 천천히, 소량씩 먹되 끼니는 꼭 챙겨 먹어야 해요."

민석이 고개를 숙인 채 중얼거린다.

"삼촌… 저 진짜 의지박약인가 봐요. 삼촌이 잘 알려줬는데 제가 의지가 부족해서 약까지 쓰게 돼서 죄송해요…."

한결이 민석의 어깨에 손을 올린다.

"민석아, 비만과의 전쟁은 그만큼 어려운 거야. 이길 때도 있지만 때때로 패배할 수도 있어. 하지만 중요한 건 포기하지 않고 다시 도전하면서 비만이라는 녀석에 대해 더 알아가는 거야. 그리고 약물 치료는 그 전쟁을 도와주는 지원군이야. 비만약이 이 전쟁을 도와주는 동안 우리는 스스로를 재정비해서 더 강해지고 전략을 다시 짤 시간도 확보할 수 있어."

민석이 천천히 고개를 든다. 한결의 눈빛은 여전히 차분하지만, 그 안에는 따뜻한 믿음이 담겨 있다.

"네, 삼촌. 이번에는 지원군도 있으니 꼭 승리해볼게요."

민석의 목소리가 진료실에 작게 울린다. 마치 꺼져가던 불씨가 다시 살아나는 것처럼.

비만과의 전쟁에서 무너지지 않으려면 가장 기본이 되는 것은 건강한 생활습관의 정착입니다. 그러나 이 장기전을 하다 보면 때로는 지칠 수도 있습니다. 그리고 비만과의 전투에서 거듭 패하거나, 또는 애초에 비만의 정도가 너무 심해 싸울 의욕이 생기지 않을 수도 있습니다. 이때 비만이라는 강력한 적과 맞서 싸우는 데 도움을 주는 지원군이 있습니다. 바로 비만 약물 치료입니다. 우리 몸에 나쁜 세균이 들어왔을 때 스스로의 면역력으로 이겨내면 가장 좋지만 그렇지 못할 경우에 항생제의 도움을 받는 것처럼, 비만과 식욕이라는 녀석들이 너무 강할 때 이 녀석들과의 전투에 지원군으로 참전해주는 것이 비만 약물인 것입니다.

약물 치료, 누가 받을 수 있나요?

비만 약물 치료가 필요한 경우는 언제일까요? 누구나 살을 빼고 싶다고 해서 약을 사용할 수 있는 것은 아닙니다. 비만 약물은 의사의 처방이 필요한 전문의약품이며, 적절한 대상에게 사용되어야 합니다.

청소년의 경우, 비만 약물 치료는 반드시 생활습관 개선과 병행되어야 합니다. 식단 조절과 운동 등의 기본적인 방법을 충분히 시도했음에도 체중 감량에 실패하고, 비만 관련 합병증을 동반한 경우에 약물 치료를 고려하게 됩니다. 현재까지 12세 미만 소아에게 허가된 비만 약물은 없으며, 12세 이상 청소년에 대해서만 비만 약물 치료를 할 수 있습니다.

중요한 것은 약물 치료가 결코 생활습관 개선을 대체하는 것이 아니라는 점입니다. 약물은 건강한 식습관과 규칙적인 운동을 도와주는 보조 수단일 뿐입니다. 마치 자전거를 배울 때 보조 바퀴가 처음에는 큰 도움을 주지만, 결국 스스로 균형을 잡고 페달을 밟아야 앞으로 나아가는 것과 같습니다.

또한, 약물 치료를 시작할 때는 반드시 경험 많은 의사 선생님의 진료를 받아야 합니다. 의사 선생님이 아이의 비만 정도, 합병증 유무, 동반 질환, 복용 중인 약물 등을 종합적으로 평가하여 약물 치료가 적합한지, 어떤 약물이 가장 좋을지 판단하게 됩니다.

올리스타트: 지방 흡수를 막는 약

올리스타트(Orlistat)는 현재 청소년에게 사용 가능한 비만 약물 중 가장 오래된 약물입니다. 12세 이상의 청소년에서 사용이 승인되었으며, 성인뿐만 아니라 청소년에서도 안전성과 효과가 어느 정도 검증된 약입니다.

어떻게 작용하나요?

올리스타트는 우리가 먹은 음식 중 지방이 소화되고 흡수되는 과정을 방해합니다. 음식 속의 지방은 본래 모습 그대로는 몸에 흡수될 수 없고, 리파아제(Lipase)라는 소화 효소에 의해 작은 조각으로 분해되어야 흡수됩니다. 올리스타트는 위와 췌장에서 나오는 이 리파아제를 억제합니다. 마치 가위질을 하지 못하게 막는 것과 같습니다. 그 결과 우리가 먹은 지방의 약 30%가 소화되지 않고 대변으로 그대로 배설됩니다.

예를 들어, 치킨 한 조각에 지방이 10g 들어 있다고 가정해봅시다. 보통은 이 지방이 거의 다 흡수되어 우리 몸속에서 열량이 되고, 남는 것은 지방으로 저장됩니다. 하지만 올리스타트를 먹으면 이 10g 중 약 3g은 흡수되지 않고 그대로 배출됩니다. 지방 1g은 약 9kcal의 열량을 가지므로, 약 27kcal를 줄이는 효과가 있는 것입니다.

얼마나 효과가 있나요?

청소년을 대상으로 한 여러 연구들을 종합한 메타분석 결과를 보면, 올리스타트는 의미 있는 체중 감량 효과를 보였습니다. 생활 습관 개선만 시행한 그룹에 비해 올리스타트를 함께 사용한 그룹에서 허리둘레가 평균 약 4cm 더 감소했습니다. 체질량지수는 약 $1kg/m^2$ 더 감소했습니다. 또한 올리스타트는 체중만 줄이는 것이 아니라, 비만으로 인한 대사 이상도 개선했습니다.

어떻게 복용하나요?

올리스타트는 경구약, 즉 먹는 약입니다. 120mg짜리 캡슐을 하루 세 번, 식사와 함께 또는 식사 후 1시간 이내에 복용합니다. 아침, 점심, 저녁 식사 때마다 먹는 것이죠. 만약 식사를 거르거나 지방이 거의 없는 식사를 했다면 그 끼니의 약은 건너뛸 수 있습니다.

부작용은 무엇인가요?

올리스타트의 가장 흔한 부작용은 소화기계 증상입니다. 흡수되지 않은 지방이 대변으로 나오기 때문에 변이 기름처럼 미끄러워지고, 배변 횟수가 늘어날 수 있습니다. 심한 경우에는 배에 힘을 살짝 주어도 미끄러운 변이 나도 모르게 밖으로 나와버리는 변실금이 나타날 수 있습니다. 특히 지방이 많은 음식을 먹었을 때 이런 증상이 더 심해집니다. 마치 지방이 미끄럼틀을 타는 것처럼, 몸에서 지방이 빨리 밖으로 나가려는 것과 같습니다.

이런 부작용 때문에 많은 청소년들이 이 약을 오래 복용하지 못합니다. 연구에 따르면 올리스타트를 처방받은 청소년 중 약 50%가 1개월 이내에 복용을 중단하고, 75%가 3개월 이내에 중단하며, 6개월 후에도 계속 복용하는 비율은 약 10%에 불과합니다.

또한 올리스타트는 우리 몸에서 지방과 함께 흡수되는 지용성 비타민(비타민 A, D, E, K)의 흡수도 방해할 수 있습니다. 따라서 올리스타트를 복용하는 경우에는 종합비타민제를 함께 복용하는 것이 좋습니다. 드물지만 간 손상이 보고된 경우도 있으므로, 복용 중에 피부나 눈이 노래지거나, 심한 피로감이 생기는 등의 증상이 나타나면 즉시 진료를 받아보아야 합니다.

삭센다와 위고비:
GLP-1 수용체 작용제의 진화

삭센다와 위고비는 모두 GLP-1 수용체 작용제라는 같은 계열의 약물입니다. 사실 삭센다와 위고비는 상품명이고, 의학적 명칭(성분명)은 리라글루타이드(Liraglutide)와 세마글루타이드(Semaglutide)입니다. 코카콜라가 상품명이고, 일반 명칭이 코크(Coke)인 것과 비슷합니다. 삭센다와 위고비라는 이름이 대중들에게 워낙 잘 알려져 있고 리라글루타이드나 세마글루타이드라고 표기하면 언뜻 다른 약이라고 오인할 수도 있기에, 여기서는 익숙한 이름인 '삭센다'와 '위고비'를 사용하기로 하겠습니다. 아세트아미노펜(성분명)이라고 얘기할 때보다 타이레놀(상품명)이라고 할 때, 더 즉각적으로 이해하기 쉬운 것처럼요.

삭센다와 위고비는 둘 다 기본적인 작용 원리가 동일하지만, 위고비가 더 최근에 개발되어 효과와 편의성 면에서 개선된 약물입니다. 미국 식품의약국(FDA)은 삭센다를 2020년 12월에, 위고비를 2022년 12월에 12세 이상 청소년의 비만 치료제로 승인했습니다. 이후 유럽에서도 청소년 비만 치료제로 승인되었습니다. 한국에서는 삭센다가 2021년에, 위고비가 2025년 10월에 청소년 비만 치료제로 승인되었습니다.

삭센다는 반감기(약물 농도가 절반으로 줄어드는 데 걸리는 시간)가 약 13시간으로 하루에 한 번 주사하면 되고, 위고비는 반감기가

168시간(약 1주일)로 늘어나 1주일에 한 번만 투약해도 충분합니다.

GLP-1이란 무엇인가요?

두 약물의 작용 원리를 이해하려면 먼저 GLP-1이 무엇인지 알아야 합니다. GLP-1(Glucagon-like peptide-1)은 우리 몸의 소장과 대장의 L세포라는 곳에서 주로 만들어집니다. 우리가 음식을 먹으면 음식이 소장에 도달하고, 이때 L세포가 자극을 받아 GLP-1을 분비합니다. 즉, GLP-1은 '식사 신호 호르몬'인 것입니다.

GLP-1이 분비되면 혈액을 타고 온몸을 돌아다니면서 여러 장기의 GLP-1 수용체라는 특별한 자물쇠에 열쇠처럼 딱 맞게 결합합니다. GLP-1 수용체는 췌장, 위와 장, 심장, 그리고 뇌의 여러 부위에 분포되어 있습니다.

이렇게 각 장기에 도달한 GLP-1은 크게 세 가지 중요한 역할을 합니다. (그림 6-1)

첫째, 배고픔 브레이크 역할을 합니다. GLP-1은 뇌의 식욕 조절 중추인 시상하부에 작용합니다. 시상하부에는 식욕을 억제하는 신경세포와 식욕을 촉진하는 신경세포가 있는데, GLP-1은 식욕 억제 신경세포를 활성화시키고 식욕 촉진 신경세포는 억제합니다. 마치 음악을 들을 때 좋아하는 노래는 볼륨을 높이고 싫어하는 노래는 볼륨을 낮추는 것과 비슷합니다.

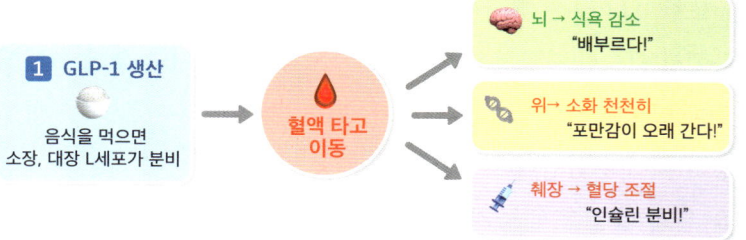

그림 6-1　GLP-1이 하는 일

　또한 GLP-1은 뇌의 보상 회로에도 작용하여 음식, 특히 고칼로리 음식을 먹었을 때 느끼는 즐거움과 만족감을 줄여줍니다. 따라서 군것질이나 폭식을 줄이는 데 도움이 됩니다.

　둘째, 음식 소화를 느리게 만듭니다. GLP-1은 위에서 음식이 소장으로 천천히 내려가게 만듭니다. 이를 '위 배출 지연'이라고 합니다. 위에 음식이 오래 머물수록 포만감이 오래 지속됩니다. 같은 양을 먹어도 더 빨리 배부르고, 더 오래 배부른 상태가 유지되는 것입니다.

　셋째, 혈당을 안전 범위로 조절하는 역할을 합니다. GLP-1은 췌장의 베타세포에 작용하여 혈당이 높을 때만 인슐린 분비를 늘립니다. 동시에 알파세포에서 나오는 글루카곤(혈당을 올리는 호르몬)의 분비는 억제합니다. 중요한 것은 이 작용이 '포도당 의존적'이라는 점입니다. 즉, 혈당이 높을 때만 작동하고 혈당이 낮을 때는 과도하게 작동하지 않기 때문에 저혈당 위험이 적습니다.

또한 GLP-1은 간에서 포도당을 만들어내는 속도를 낮추고, 근육에서 인슐린 저항성이 점차 좋아지도록 도와줍니다. 앞서 설명했듯이 인슐린 저항성은 식욕 증가, 복부 비만, 여러 가지 비만 합병증의 핵심 원인입니다. GLP-1은 체중 감소와 인슐린 저항성 개선을 통해 혈당 조절 능력을 개선하고, 지방간이나 이상지질혈증 같은 비만 합병증 위험도 줄입니다.

누가 치료를 받게 되나요?

앞서 설명했듯이 비만 약물 치료는 생활습관 개선을 충분히 시도했음에도 다이어트에 실패한 12세 이상 청소년에게 시행할 수 있습니다. 이때, 체중뿐만 아니라 실제로 비만에 의한 합병증이 발생했는지도 치료 시작의 중요한 기준이 됩니다. 삭센다와 위고비는 체중이 60kg 이상이면서 체질량지수가 연령별로 다음 표에 나오는 값보다 높을 때 고려하게 됩니다. (표 6-1)

민석이는 현재 14세인데, 체중이 83kg라서 60kg보다 높고, 체질량지수는 31.6kg/m²라서 민석이 나이인 14세의 치료 기준에 해당하는 27.63kg/m²보다 높습니다. 6개월 이상 생활습관 관리를 했는데, 다이어트에 실패했고, 비만 합병증도 다시 생겼으니 약물 치료를 고려해야 하는 상황인 것이죠.

나이(세)	남자	여자
12	26.02	26.67
12.5	26.43	27.24
13	26.84	27.76
13.5	27.25	28.20
14	27.63	28.57
14.5	27.98	28.87
15	28.30	29.11
15.5	28.60	29.29
16	28.88	29.43
16.5	29.14	29.56
17	29.41	29.69
17.5	29.70	29.84
18	30.00	30.00

표 6-1　삭센다, 위고비 치료를 고려하는 체질량지수(kg/m²) 기준

얼마나 효과가 있나요?

삭센다의 효과는 국제 임상 연구인 SCALE Teens 연구에서 약 1년간 치료했을 때 체질량지수가 평균 4.6kg/m² 감소할 정도로 탁월하지만, 위고비의 효과가 더 우월합니다. 위고비의 효과는 2022년 발표된 STEP Teens 연구에서 확인되었습니다. 이 임상시험 연구는 12세에서 18세 사이의 비만 청소년 201명을 대상으로

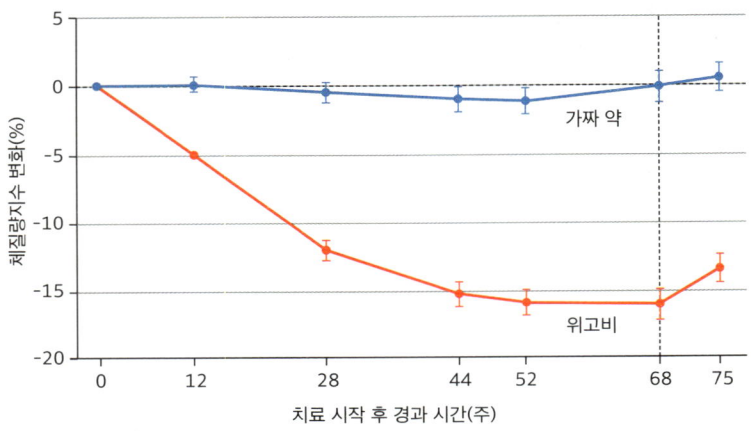

그림 6-2 위고비의 체질량지수 감량 효과

Weghuber D, Barrett T, Barrientos-Pérez M, et al. Once-Weekly Semaglutide in Adolescents with Obesity. *The New England Journal of Medicine*. 2022;387(24):2245-2257.

진행되었습니다. (그림 6-2)

68주(약 16개월) 동안 위고비 2.4mg 치료 그룹에서는 체질량지수가 평균 16.1% 감소했습니다. 반면 가짜 약을 투여한 그룹에서는 체질량지수가 0.6% 증가했습니다. 두 그룹 간 차이는 무려 16.7%에 달합니다. 이는 청소년 비만 치료에서 지금까지 보고된 것 중 가장 큰 효과입니다. 다만, 치료를 종료한 68주 이후, 즉 약을 중단한 이후에는 다시 체질량지수가 증가하는 경향도 관찰되었습니다.

체중 감량의 성공률을 제시한 데이터도 있습니다. (그림 6-3)

위고비 그룹에서는 73%의 청소년이 기존 체중의 5% 이상을 감

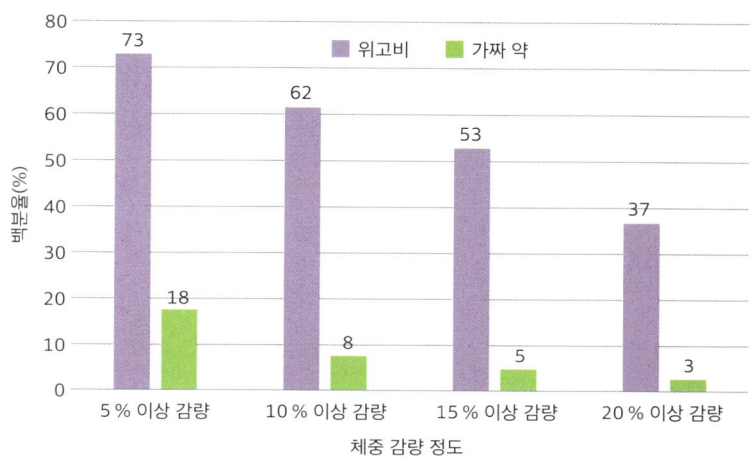

그림 6-3 위고비의 체중 감량 효과

Weghuber D, Barrett T, Barrientos-Pérez M, et al. Once-Weekly Semaglutide in Adolescents with Obesity. *The New England Journal of Medicine.* 2022;387(24):2245-2257.

량했습니다. 가짜 약 그룹에서는 18%만이 5% 이상 감량했으니, 약 4배의 차이가 나는 것입니다. 더 인상적인 것은 위고비 그룹의 53%가 15% 이상의 체중 감량을 달성했고, 37%는 20% 이상의 체중 감량을 달성했다는 점입니다. 허리둘레도 가짜 약 그룹에서는 0.6cm가 줄었는데, 위고비 그룹에서는 12.7cm가 줄었습니다.

청소년 비만의 약물 치료 연구들을 종합적으로 분석한 한 최신 연구 결과를 보면, 위고비는 평균 약 13kg 정도 체중 감소를 보인 반면, 삭센다는 약 2kg 감량에 그치는 등 위고비의 효과가 약 6배 가량 높은 것으로 나타났습니다.

대사 지표의 개선

위고비는 체중 감소뿐 아니라 대사 지표의 개선에도 탁월한 효과를 보였습니다. 가짜 약 그룹에 비해서 위고비 그룹은 당화혈색소가 0.2% 더 감소했고, LDL-콜레스테롤은 7.0%, 중성지방은 30.2% 감소했습니다. 간 효소인 ALT도 가짜 약 그룹에 비해서 14.1% 더 감소하여 지방간 개선 효과도 있는 것으로 나타났습니다.

어떻게 사용하나요?

삭센다와 위고비는 펜 형태의 주사기입니다. 인슐린 주사와 비슷하게 생겼으며, 인슐린처럼 배, 허벅지, 위팔 뒤쪽 등에 하루 한 번 피하주사로 투여합니다. '피하주사'란 피부 바로 아래 지방층에 주사하는 것을 말합니다. (그림 6-4)

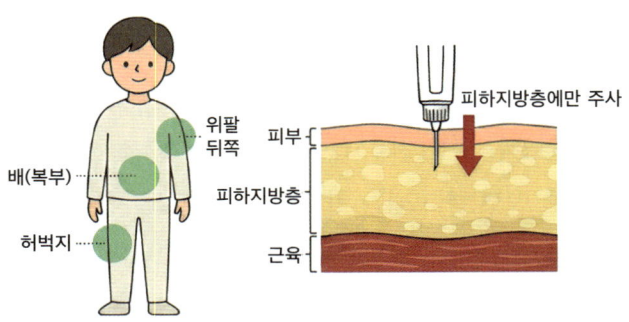

그림 6-4 삭센다와 위고비 주사 방법

일반적인 주사와는 달리 바늘이 깊은 근육이나 혈관까지 들어가지 않고 피부 바로 아래에 주사하므로 바늘 길이는 매우 짧은 편입니다. 따라서 통증이 심하지는 않습니다.

삭센다는 매일 주사해야 하므로 병원에서 매번 맞는 것이 아니라 주사 교육을 받은 후 집에서 스스로 주사하게 됩니다. 용량은 효과와 부작용에 따라 주치의 선생님과 상의하여 천천히 증량합니다. 용량은 펜의 다이얼을 돌려서 조절하며, 부작용이 없는 경우는 1주마다 0.6mg씩 증량하여 5주 만에 최대 용량인 3.0mg에 도달하게 됩니다.

부작용이 심한 경우는 투약을 쉬어야 할 수도 있고, 이러한 경우가 반복되면 용량을 증량하지 않고 유지하거나 감량해야 할 수도 있습니다. 최대 용량은 3.0mg이지만 그 전에도 효과가 나타날 수 있습니다.

위고비는 삭센다와 달리 일주일에 한 번 투여합니다. 따라서 주사하는 요일을 정해두고 매주 같은 요일에 맞는 것이 좋습니다 (예: 매주 토요일 아침).

위고비도 효과와 부작용에 따라 주치의 선생님과 상의하면서 용량을 4주마다 늘립니다. 위고비는 삭센다와 달리 펜의 다이얼을 돌려서 용량을 조절하는 것이 아니라 용량에 따라 펜의 종류가 다릅니다. 즉, 용량을 올릴 때마다 새로운 펜을 처방받아야 한다는 뜻입니다. 펜의 종류는 0.25mg, 0.5mg, 1.0mg, 1.7mg, 2.4mg으로 총 5가지이며, 주사 스케줄은 다음과 같습니다.

1~4주: 주 1회 0.25mg

5~8주: 주 1회 0.5mg

9~12주: 주 1회 1.0mg

13~16주: 주 1회 1.7mg

17주부터: 주 1회 2.4mg(유지)

부작용이 없는 경우 17주 만에 최대 용량인 2.4mg에 도달하지만, 부작용이 심한 경우 용량을 유지하거나 오히려 줄여야 할 수도 있습니다. 필요하다면 투약하는 요일을 바꿀 수는 있지만, 직전 투약 시점으로부터 최소 3일(72시간)이 지난 후에 투약해야 합니다. 예를 들어, 월요일에 투약했는데, 2일 뒤인 수요일에 다시 투약하면 안 된다는 뜻입니다.

만약 투약하는 것을 깜빡하여 잊었다면, 잊은 날로부터 5일 이내라면 가능한 빨리 투약합니다. 다만 5일이 이미 지났다면, 아예 건너뛰고 본래 투약하던 요일에 투약합니다. 예를 들어, 원래 매주 월요일에 투약했었는데, 깜빡 잊어서 월요일에 주사를 맞지 못하고 수요일에 생각이 났다면 수요일에 바로 주사를 투약하면 됩니다. 하지만, 토요일에 생각났다면 원래 주사하던 월요일로부터 5일 이상이 지났으므로 그냥 그 주는 건너뛰고 그 다음주 월요일에 투약해야 합니다. 만약 2주 이상 투약을 잊었다면 용량을 이전보다 줄여서 투약할지 주치의 선생님과 상의해야 합니다.

위고비와 삭센다 주사는 둘 다 2~8℃에서 냉장보관합니다. 개봉

후에는 30℃ 이하에서 상온 보관하거나 계속 냉장보관을 할 수 있습니다. 펜의 뚜껑을 꼭 닫아서 보관해야 하며, 만약 온도가 낮아서 얼어버린 적이 있다면 약을 사용하지 말고 폐기해야 합니다.

부작용은 무엇인가요?

소화기계 부작용

가장 흔한 부작용은 소화기계 증상입니다. 메스꺼움, 구토, 설사, 변비, 복통 등이 나타날 수 있습니다.

SCALE Teens 연구(삭센다)와 STEP Teens 연구(위고비) 모두에서 약 3분의 2에 달하는 청소년이 이런 증상을 경험했습니다. 다만 가짜 약 그룹에서도 약 40%가 경험했으니, 실제로 약 때문에 추가로 나타난 증상은 20~30% 정도로 추정할 수 있습니다. 대부분의 증상은 심하지 않았고, 주로 약을 처음 시작하거나 용량을 늘릴 때 나타났습니다. 실제로 치료를 해보면 이러한 부작용은 시간이 지나면서 점차 좋아지는 경우가 많습니다. 하지만 전체 치료 환자 중 약 5%는 이러한 부작용이 심해서 약물 치료를 중단하게 됩니다. 용량을 천천히 늘리는 것이 이런 부작용을 줄이는 데 도움이 됩니다. 증상이 너무 심하면 항구토제나 변비약을 병행할 수도 있습니다.

저혈당

저혈당(혈당이 너무 낮아지는 현상)도 나타날 수 있지만, 대부분 심하지 않습니다. SCALE Teens 연구에서는 약 20%의 청소년에게서 저혈당이 보고되었지만, 이 중 심한 저혈당은 한 건도 없고 증상이 뚜렷한 부작용은 15% 정도였습니다. 저혈당을 예방하기 위해서는 끼니를 굶지 않고 규칙적으로 식사하는 것이 도움이 됩니다.

담석증

드물지만 담석증(쓸개에 돌이 생기는 질환)이나 담낭염(쓸개에 염증이 생기는 질환)이 생길 수 있습니다. GLP-1 약물이 쓸개의 움직임을 억제하여 쓸개즙이 정체되기 때문입니다. STEP Teens 연구에서도 4%의 청소년이 담석증을 경험했습니다. 하지만 사실 담석증은 위고비 주사를 맞지 않아도 빠른 체중 감량 과정에서 나타날 수 있는 현상이기는 합니다.

췌장염

혈액 속 췌장 효소 수치가 올라가는 것도 드물게 보고되었습니다. 췌장 효소 수치가 올라가는 경우 췌장염 발생을 의심할 수 있습니다. 대부분 실제로 췌장염까지 진행하지는 않고 췌장 효소 수치가 다시 떨어지나, SCALE Teens 연구에서 삭센다 치료를 받은 125명 중 1명이 췌장염을 경험했습니다. STEP Teens 연구에서는 췌장염이 보고되지 않았지만, 췌장 효소 수치가 약간 증가했습니다. 췌장염의 대표 증상은 심한 복통이고, 이러한 복통은 허리를 굽히면 약간 줄어드는 것이 특징입니다. 약을 사용하는 중 이러한 양상의 심한 복통이 생기면 즉시 의사 선생님께 알려야 합니다.

갑상선 종양 위험

쥐 실험에서 GLP-1 약물이 갑상선에 종양을 유발했다는 보고가 있습니다. 사람에게서는 아직 명확하게 확인되지 않았지만, 조심하는 차원에서 갑상선수질암이나 2형다발내분비샘신생물이라는 특별한 질환의 개인력이나 가족력이 있는 경우에는 사용하지 않는 것을 권합니다.

약물 치료 시 주의사항

비만 약물 치료를 받을 때는 다음과 같은 점들을 주의해야 합니다.

첫째, 효과 판정 기준을 알아두어야 합니다. 일반적으로 약물 치료를 시작한 후 3개월 이내에 기존 체중 혹은 체질량지수의 5% 이상 감량이 없다면, 해당 약물이 충분한 효과를 보이지 않는 것으로 판단하여 약물을 변경하거나 중단을 고려해야 합니다. 예를 들어 체질량지수가 $36kg/m^2$이던 사람이 3개월 후에도 $34kg/m^2$ 이하로 감량되지 않는다면, 그 약물은 그 사람에게 맞지 않는 약물일 가능성이 높습니다.

둘째, 규칙적인 진료와 검사가 필요합니다. 약물 치료가 효과가 있는지, 부작용은 없는지 확인해야 하기 때문입니다. 따라서, 약물 치료 중에는 정기적으로 병원을 방문하여 체중, 혈압 등을 확인하고, 필요한 경우 혈액 검사를 통해 간 기능, 췌장 효소, 혈당, 지질 수치 등을 모니터링해야 합니다.

셋째, 약물 치료는 반드시 생활습관 개선과 함께해야 합니다. 약만 사용하고 운동도 안 하고 음식 조절도 안 하면 효과가 제한적일 수밖에 없습니다. 약물은 어디까지나 생활습관 개선을 보조하는 역할을 합니다. 실제로 청소년을 대상으로 한 삭센다 연구와 위고비 연구 둘다 약을 중단하면 체중이 다시 증가하는 양상이 관찰되었습니다. 성인 연구에서도 위고비를 중단한 1년 후에는 감량했던 체중의 약 3분의 2가 다시 증가했다는 보고가 있습니다. 이는 약물 치료가 중단되면 효과가 사라질 수 있다는 것을 보여줍니다.

비유하자면, 비만과의 싸움은 여러 전선에서 동시에 벌어지는 전쟁과 같습니다. 한쪽에서는 늘어나는 식욕과 싸우고, 다른 쪽에서는 인슐린 저항성과 맞서며, 또 다른 전선에서는 줄어드는 활동량을 극복해야 합니다. 체중이 늘면 적군(인슐린 저항성, 식욕, 체력 저하)의 군사력이 계속 커져 점점 불리해지는 악순환에 빠지게 됩니다.

이때 약물은 전쟁에 투입되는 강력한 지원군과 같습니다. 지원군이 도착하면 전세가 유리해지고, 그동안 밀리던 전선을 다시 되찾을 수 있습니다. 식욕이라는 적을 억제하고, 인슐린 저항성이라는 방어막을 허물며, 체중 감량과 건강이라는 성과를 얻도록 도와줍니다.

하지만 지원군이 철수하면(약물 중단) 그 뒤에 이어지는 전투에서는 다시 전세가 불리해질 수도 있습니다. 그래서 진짜 중요한 것은 지원군의 도움을 받는 동안 우리 편의 군사력을 키우는 것입니다. 건강한 식습관이라는 방어 진지를 구축하고, 규칙적인 운동이라는 병력을 훈련시켜야 합니다. 그래야 약물이 사라진 뒤에도 스스로 전선을 지킬 수 있습니다. 약물은 악순환의 고리를 끊어주는 강력한 지원군이지만, 영구적으로 함께할 수는 없습니다. 최종 승리는 결국 우리 스스로의 힘으로 쟁취해야 합니다.

식탁에 앉은 대우가 민석의 밥그릇을 힐끔 본다.

"엥, 벌써 다 먹었어? 밥 한 공기를 다 못 먹네. 와, 약 효과가 좋긴 좋구나. 민석이 체중이 이제 몇이라고 했지?"

"두 달 전에는 83kg였는데 이제 81kg! 아빠, 체중만 중요한 게 아니야. 삼촌이 체중보다는 건강해지는 게 더 중요하댔어. 다이어트하면서 몸이 가벼워지니까 컨디션도 좋아지고 공부도 더 잘되는 것 같아!"

대우의 물음에 민석이 자신 있게 대답한다.

"한 달에 1kg씩 꾸준히 빠지고 있네. 나도 한번 해볼까? 그거 용량도 조절해야 한다고 했지?"

"응, 아빠. 4주마다 진료를 받으며 용량 조절하고 있어. 처음에는 0.25mg였는데 지난달에 0.5mg로 올렸고, 이번 달부터는 1.0mg 맞고 있어. 다음은 1.7mg이고 최대 용량은 2.4mg인데 최대 용량이 아니어도 효과가 나타날 수 있대."

미현이 민석에게 물어본다.

"요즘 속은 괜찮아?"

"처음엔 좀 메스껍고 힘들었는데, 이제는 괜찮아. 전보다 음식 생각도 확실히 덜 나고 금방 배불러서 좋아."

민석이 말을 잇는다.

"그래도 계속 약에만 의존하고 싶지는 않아. 운동도 다시 해 볼게."

지호가 눈을 반짝이며 말한다.

"오! 형, 그럼 오늘 같이 산책 가자!"

미현이 대우를 바라본다.

"여보, 우리도 함께 가자."

대우가 소파를 아쉽게 쳐다보다가 한숨을 내쉰다.

"아, 귀찮긴 한데… 안 가면 한결이가 또 전화로 '아이 다이어트에는 가족의 역할이 중요하다'고 잔소리를 하겠지. 에휴, 알았어. 같이 가자."

초여름 밤의 공기가 창문 너머로 부드럽게 흘러든다.

닥터송의 메시지

- 삭센다와 위고비는 모두 GLP-1 수용체 작용제로 같은 계열의 약물이지만, 위고비가 더 최근에 개발되어 효과와 편의성이 개선되었습니다.

- GLP-1은 우리 몸에서 자연적으로 만들어지는 '식사 신호 호르몬'으로, 식욕을 억제하고, 위 배출을 지연시키며, 혈당을 조절하고 인슐린 저항성을 개선하는 역할을 합니다.

- 삭센다는 하루 한 번 주사하며, 위고비는 일주일에 한 번 주사합니다.

- 삭센다와 위고비의 가장 흔한 부작용은 메스꺼움, 구토, 설사 등 소화기계 증상이며, 시간이 지나면서 호전되는 경향이 있습니다.

- 약물은 비만 관리의 강력한 무기이지만, 최종 승리는 결국 건강한 생활습관이라는 튼튼한 기반 위에서 이루어집니다.

비만 수술,
그 무거운 선택

진료실에 들어서는 민석의 표정이 전보다 한결 밝아 보인다. 턱선이 조금씩 드러나고, 교복 바지가 헐렁해진 것이 눈에 띈다. 작년 여름, 처음 이 진료실에 왔던 날이 떠오른다. 어느새 1년이 지났다.

한결이 모니터를 보며 미소 짓는다.

"민석아, 정말 잘했어. 4개월 동안 키가 2cm 컸는데, 체중은 5kg 줄었네. 체질량지수도 31.6kg/m²에서 29kg/m²로 떨어졌고, 허리둘레도 6cm가 줄어서 87cm야. 이 정도면 아주 좋은 속도로 가고 있어. 그리고 혈당과 콜레스테롤도 이제 다시 정상 수준이 됐네!"

민석이 어깨를 으쓱하며 말한다.

"삼촌 덕분이죠 뭐. 주사 치료하면서 처음에는 조금 힘들었는데, 시간이 지나니까 익숙해지고 무엇보다 신기하게 배가 덜 고프더라고요. 그동안 식욕 참느라 너무 힘들었는데 약 덕분에 훨씬 수월해졌어요. 그런데…."

민석이 손가락으로 책상을 톡톡 두드린다.

"삼촌, 저 이 주사 언제까지 맞아야 돼요? 이제 좀 괜찮아진 것 같은데, 그만 맞으면 안 될까요?"

한결이 의자를 앞으로 당기며 민석을 바라본다.

"민석아, 스스로 해보려는 의지는 아주 좋지만 아직은 약의 도움을 받는 것이 더 안전할 것 같아. 약물 치료는 정상 체중이 되고, 비만 합병증이 모두 사라지고, 무엇보다 건강한 생활습관이 완전히 몸에 밸 때까지 계속하는 것이 안전해. 지금 멈추면 다시 원점으로 돌아갈 수 있거든."

민석의 어깨가 축 처진다.

"에휴… 아직도 한참 남았네요."

옆에 앉아 있던 미현이 조심스럽게 입을 연다.

"도련님, 그럼… 혹시 약물 치료도 실패하면 어떻게 되나요?"

한결이 잠시 생각하다가 천천히 말한다.

"그럴 경우에는 마지막 선택으로 비만 대사 수술을 고려할 수 있어요. 위를 일부 절제해서 작게 만들거나 소화 경로를 변경하는 수술이죠."

미현이 눈을 크게 뜬다.

"수술이요? 그건 너무 위험한 것 아닌가요?"

"모든 수술은 위험이 있죠. 하지만 위험이 있는 것을 알면서도 어쩔 수 없이 하는 거예요. 고도비만을 방치하는 것이 더 위험하기 때문에. 마치 항암제가 몸에 해로운 것을 알면서도 더 위험한 암과 싸우기 위해 어쩔 수 없이 사용하는 것처럼요. 실제로 여러 연구에서 고도비만이 심해질수록 사망 위험이 높아지지만 비만 대사 수술은 이러한 사망 위험을 낮춘다고 보고했어요."

"삼촌, 저 수술까지는 안 해도 되는 거죠?"

민석의 걱정스러운 물음에 한결이 고개를 끄덕인다.

"지금은 수술이 필요한 단계가 아니야. 청소년의 경우 체질량지수가 $35kg/m^2$ 이상이면서 심각한 비만 합병증이 있을 때, 또는 체질량지수가 $40kg/m^2$ 이상일 때 수술을 고려하게 돼. 하지만 민석아, 방심은 금물이야. 약물 치료 중에도 실패하는 경우가 있고, 약을 중단한 후에 요요 현상이 오는 경우도 많거든. 그러니까 지금처럼 꾸준히, 열심히 해야 해."

한결이 민석의 어깨에 손을 올린다.

"민석아, 그리고 사실 약을 더 빨리 끊을 수 있는 방법이 있어. 식단 관리와 운동에 재미를 붙이고, 건강한 생활습관이 자연스럽게 몸에 배면, 약 없이도 체중을 유지할 수 있게 돼. 그럼 더 일찍 약물 치료를 마칠 수 있지."

민석이 고개를 든다. 한결의 눈빛이 따뜻하다.

"삼촌이 보기엔, 우리 민석이는 충분히 할 수 있어. 작년 여름부터 지금까지 1년 동안 이렇게 잘 버텨왔잖아. 중간에 힘들 때도 있었지만, 포기하지 않고 결국 다시 일어섰고. 조금만 더 힘내보자. 응?"

민석이 천천히 고개를 끄덕인다. 창밖으로 여름 매미 소리가 들려온다. 작년 이맘때 팥빙수를 먹으며 유튜브만 보던 자신이 떠오른다. 그때와 지금은 많이 달라졌다. 민석의 얼굴에 희미한 미소가 번진다.

"네, 삼촌. 할 수 있을 것 같아요. 아니, 할 거예요."

미현이 민석의 손을 꼭 잡는다. 한결이 미소 지으며 다음 진료 날짜를 알려준다.

진료실 문이 열리고, 민석과 미현이 복도로 나선다. 복도 끝 창문 너머로 뜨거운 여름 햇살이 쏟아진다. 민석은 그 빛을 향해 예전보다 더 가벼운 발걸음으로 걸어간다.

다행히도 민석이는 약물 치료로 비만을 개선하고 있지만, 모든 비만 환자가 민석이처럼 약물 치료에 좋은 반응을 보이는 것은 아닙니다. 일부 청소년들은 생활습관 개선과 약물 치료에도 불구하고 체중 감량에 실패하거나, 너무 심한 비만으로 인해 당장 건강에 심각한 위협을 받는 경우가 있습니다. 이럴 때 비만 대사 수술이 '마지막 선택'이자 '희망의 카드'가 될 수 있습니다.

비만 대사 수술은 고도비만으로 인해 건강이 심각하게 위협받는 상황에서, 생활습관 개선이나 약물 치료만으로는 충분한 효과를 얻기 어려울 때 선택하는 의학적 치료 방법입니다. 비만 대사 수술은 위의 크기를 줄이거나 소화관의 길이를 변경하여 음식 섭취량을 제한하고, 동시에 우리 몸의 호르몬 변화를 일으킵니다. 그 결과 식욕이 감소하고, 포만감이 더 오래 유지되며, 인슐린 저항성과 비만 합병증도 개선됩니다. 즉, 비만 대사 수술은 단순히 위를 작게 만드는 것을 넘어서, 몸 전체의 대사 상태를 개선하는 치료입니다.

소아청소년 비만 대사 수술의 대상

비만 대사 수술은 아무나 받을 수 있는 것이 아닙니다. 비만이 심하면서 약물 치료로 조절되지 않는 고도비만에 한해서만 신중하게 고려됩니다. 미국 소아청소년과학회에서 발표한 지침에서는 아래와 같은 경우에 비만 대사 수술을 하도록 권하고 있습니다.

1) 체질량지수 35kg/m² 이상 또는 95백분위수의 120% 이상이면서 비만 합병증(2형 당뇨병, 대사 이상 지방간 질환, 고혈압, 수면무호흡증, 위식도역류 질환 등)을 동반한 경우
2) 체질량지수 40kg/m² 이상 또는 95백분위수의 140% 이상
단, 폭식증 등의 정신과적인 식이장애가 있거나 수술 후 생활습

관 교정이 어려운 경우, 알코올이나 마약 중독이 있는 경우, 임신 중인 경우, 약물 치료만으로 충분히 비만이 조절되는 경우는 수술을 권하지 않습니다.

대한비만대사외과학회에서도 비만 대사 수술 진료지침을 발표하였으며, 아래와 같이 미국과 비슷한 기준을 제시합니다.

1) 체질량지수 $35kg/m^2$ 이상이면서 비만의 주요 합병증(2형 당뇨병, 중증 대사 이상 지방간 질환, 중등도 이상의 수면무호흡증)을 동반한 경우
2) 체질량지수 $40kg/m^2$ 이상이면서 비만의 기타 합병증을 동반한 경우

국내 지침에서는 성장판이 닫힌 후, 즉 성장이 종료된 후에 수술을 하는 것을 권하며, 이 시기는 대략 남자의 경우 만 16세, 여자의 경우 만 15세 전후입니다. 미국 지침에서는 소아청소년의 수술 대상에 있어서 연령 제한을 특별히 두지는 않되 가급적 청소년이 된 이후에 수술을 시행하라고 권합니다.

실제로 연령이 어린 소아청소년의 비만 대사 수술 성공 사례가 발표되고, 비만을 생활습관만으로 교정하기가 어렵다는 의학적 근거가 점점 더 늘어나면서 이러한 연령 제한은 점점 더 완화되고 있으며, 수술적 치료를 조금 더 적극적으로 권하는 추세입니다. 최근

발표된 연구에서 평균 연령 11세의 소아청소년 116명의 비만 대사 수술 데이터를 모아서 발표했는데, 이 연구에서 비만 대사 수술이 성장에 악영향을 주지는 않았다고 보고하였습니다. 더군다나 이 연구에서는 9세 미만의 어린이도 19명이 포함되었으며, 비만에 대한 개선 효과는 청소년뿐만 아니라 소아에서도 탁월했습니다.

비만 대사 수술의 종류

청소년에게 주로 시행되는 수술은 위소매절제술과 루와이 위우회술, 두 가지가 있습니다. (그림 6-5)

1) 위소매절제술(Sleeve gastrectomy)

위소매절제술은 위의 약 85%를 잘라내고, 남은 위를 길쭉한 소

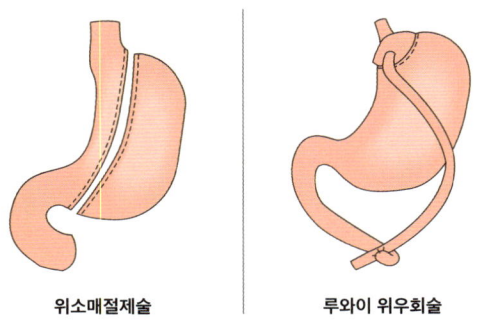

위소매절제술   루와이 위우회술

그림 6-5 비만 대사 수술의 종류

매 모양으로 만드는 수술입니다. 남는 위의 용적은 약 150cc 정도로, 작은 컵 한 개 크기라고 생각하면 됩니다. 이 수술은 위를 작게 만들어 음식 섭취량을 줄이고, 동시에 위에서 분비되는 '그렐린'이라는 배고픔 호르몬의 분비를 감소시켜 배고픔을 덜 느끼게 합니다.

위소매절제술은 수술 방법이 비교적 간단한 편입니다. 수술 후 위내시경 검사를 하는 데 문제가 없어서 위암의 유병률이 비교적으로 높은 우리나라에서 많이 시행되는 수술 방법이며, 전세계적으로 청소년에게 가장 많이 시행되는 수술 방법입니다. 다만, 위식도 역류가 악화될 수 있어 식도암의 전단계인 바렛 식도라는 질환을 가진 경우는 이 수술을 하지 않는 것이 원칙입니다.

2) 루와이 위우회술(Roux-en-Y gastric bypass)

루와이 위우회술은 위를 10~20cc 정도의 작은 주머니로 만든 후, 위 주머니로부터 100~150cm의 샛길을 만들어 소장의 중간 부분에 직접 연결하는 수술입니다. 위에서 십이지장으로 내려가는 원래 길을 가지 않고 샛길로 통과하게 되는 것이죠. 그 결과 음식이 닿는 장의 길이가 짧아져 영양분 흡수가 줄어듭니다. 물론, 위를 작은 주머니로 만들어주므로 섭취량을 줄이는 효과도 있지요. 여기에 더해 장에서 분비되는 GLP-1 같은 호르몬이 증가해 식욕 조절이 더 쉬워집니다.

효과는 매우 뛰어나지만, 덤핑 증후군이라는 합병증이 발생할 수 있습니다. 덤핑 증후군은 루와이 위우회술 시행 후 탄수화물이 소장으로 지나치게 빠르게 이동하면서 혈당의 변화가 급격하게 일어나고, 혈액이나 체액이 소장으로 쏠리게 되는 현상입니다. 덤핑 증후군이 발생하면 어지러움이나 복통, 구토가 발생할 수 있습니다. 이를 예방하기 위해서는 음식을 소량씩 천천히 섭취하고, 특히 당분 섭취를 제한해야 합니다.

그리고 루와이 위우회술 시행 후 철분 및 각종 비타민의 흡수가 줄어들 수 있으므로 이에 대한 보충이 필요합니다. 또한 수술 후 장기적으로 위궤양이 발생할 가능성이 높아지는데, 우회된 위 부분의 내시경 검사가 어려워지기 때문에, 위암 가족력이 있는 경우에는 신중하게 결정해야 합니다.

수술 과정과 회복

두 수술 모두 복강경으로 시행됩니다. 즉, 복강경 수술은 배를 크게 여는 개복 수술과 달리, 작은 구멍 여러 개를 통해 수술 기구를 배 속에 넣어 수술을 시행하는 방법입니다. 최소한의 작은 구멍을 통해 수술하므로 수술 후 통증이 적고 회복 속도도 빠르며, 흉터가 적습니다.

실제 수술 시간은 대략 1시간~2시간입니다. 다만, 수술 전후 마취나 회복 과정에 시간이 더 걸릴 수 있습니다. 수술 후 통증은 진통제를 통해 조절하며, 위 봉합이 잘 되고 누출이 없는 것을 확인하면 미음이나 죽부터 식사를 시작하게 됩니다. 2023년에 발표된 국내 보험공단 보고서 기준으로 입원 기간은 평균 6일이나, 최근에는 이보다 입원 기간이 더 짧습니다. 수술 후에는 단계적으로 식사를 진행합니다. 첫 1~2주일은 물과 미음만 먹고, 이후 죽을 거쳐 단계적으로 일반식까지 올라가게 됩니다. 일상적인 활동은 보통 2~4주 후부터 시작할 수 있습니다.

수술의 효과

앞서 설명했듯이 비만 대사 수술은 단순히 위 용적을 줄이는 것 이상의 효과가 있습니다. 특별히 루와이 위우회술은 음식물이 소장의 일부를 돌아서 통과하므로 영양분 흡수량이 줄어들게 됩니다. 그리고 위장에서 분비되는 식욕 관련 호르몬의 변화로 인해 뇌에서 조절하는 식욕이 줄어드는 효과도 있습니다.

비만 대사 수술의 효과는 많은 연구에서 입증되었으며, 체중이 평균 30% 가량 감량되는 것으로 알려져 있습니다. 한 대규모 연구에서는 비만 대사 수술을 받은 약 1,900명의 청소년을 5년 이상 추적 관찰했는데, 체질량지수가 수술 전에 비해 평균 $13kg/m^2$ 감소했습니다. 이는 체질량지수가 $35kg/m^2$로 심한 비만 상태였던 청소년이, 평균적으로 체질량지수가 $22kg/m^2$ 수준의 정상 체중 범위로 이동했다는 뜻입니다. 뿐만 아니라 2형 당뇨병은 90%, 이상지질혈증은 77%, 고혈압은 81%에서 정상이 되었습니다.

미국에서 비만 대사 수술을 받은 260명의 청소년을 10년간 추적한 연구에서도 유사한 결과가 보고되었습니다. 이 연구에서 수술을 받은 청소년들의 체질량지수는 수술 전에 비해 20% 감소했고, 특히 비만이 심할수록 감량 효과가 더 컸습니다. 또한, 2형 당뇨병과 이상지질혈증, 고혈압은 거의 절반의 환자들이 호전되어 10년간 정상 상태를 유지하였습니다.

정신건강 측면에서도 긍정적인 변화가 나타납니다. 여러 대규모 연구에서 비만 대사 수술 후 청소년들의 우울감이 감소하고 자존감이 향상되었으며, 또래 관계나 학업 성적도 개선되는 것으로 나타났습니다.

수술의 안전성과 합병증

비만 대사 수술은 수술인 만큼 위험이 전혀 없다고 할 수는 없습니다. 수술 후 30일 이내에 나타날 수 있는 단기 합병증으로는 출혈, 수술 부위 감염, 폐렴, 탈수, 장폐색, 탈장 등이 있으며, 수술 부위 봉합이 제대로 되지 않아 위액 등이 누출되는 경우도 있습니다. 국내에서는 매년 약 2,000건의 비만 대사 수술이 시행되고 있습니다. 이 중에서 2019년부터 2021년까지 수술받은 7,360명의 환자 데이터를 분석한 결과, 단기 합병증의 발생률은 2.6%로 보고되었습니다.

장기적인 부작용으로는 미량 영양소 흡수 장애가 있습니다. 특히 이러한 흡수 장애는 위소매절제술보다는 루와이 위우회술에서 더 많이 나타납니다. 위의 용적이 줄어들고 소장에 샛길이 생기면서 철분, 비타민 B_{12}, 비타민 D 등의 흡수가 줄어들기 때문입니다. 따라서, 이러한 영양소의 상태를 검사를 통해 확인하고 보충을 해야합니다. 또한, 앞서 설명했듯이 위소매절제술에서는 위식도역류 질환이, 루와이 위우회술에서는 위궤양이나 덤핑 증후군 같은 합병증이 발생할 수 있습니다.

비만 대사 수술의 사망률은 전 세계적으로 약 0.3%, 국내에서는 0.01%로 보고되고 있습니다. 이러한 비만 대사 수술의 사망률은 고도비만을 방치했을 때의 사망률보다는 낮은 수치입니다. 실제로 영국에서 약 18만 7,000명의 고도비만 환자를 장기 추적한 연구에서는, 체질량지수 증가나 비만 합병증이 각각 사망률을 높이지만, 비만 대사 수술을 받은 경우는 사망률이 절반으로 줄어든다고 보고했습니다.

체중 재증가와 장기 관리

완벽한 치료는 없듯이, 비만 수술도 예외는 아닙니다. 수술 후 일부 환자에서는 체중이 다시 증가하며, 최대 감량 체중에서

10~30% 정도는 다시 증가할 수 있는 것으로 알려져 있습니다.

체중이 다시 증가하는 이유는 여러 가지입니다. 시간이 지나면서 남은 위가 조금씩 늘어날 수 있고, 식욕 호르몬이 변화하며, 비만을 유발하는 나쁜 생활습관이 다시 생길 수 있습니다. 가족이나 환경, 그리고 스트레스나 불안 같은 심리적 요인도 영향을 줍니다.

비만 대사 수술은 단순히 살을 빼는 수술이 아니라, 몸의 건강을 되찾기 위한 의학적 치료입니다. 생활습관 개선과 약물 치료로 충분히 해결되지 않을 때, 청소년에서도 안전하고 효과적인 방법으로 인정받고 있습니다. 하지만 수술이 모든 문제를 완벽하게 해결해주는 마법의 해결책은 아닙니다. 수술 후의 생활습관이 장기적인 성공을 결정합니다. 규칙적인 식사, 적절한 운동, 정기적인 진료는 수술 이후에도 평생 지속되어야 합니다.

무엇보다 중요한 것은, 비만 대사 수술이 '마지막 선택'이라는 무거운 의미를 가진다는 것입니다. 이 선택을 하기 전에 가족 모두가 함께 생활습관을 개선하고, 약물 치료를 충분히 시도해봐야 합니다. 그럼에도 불구하고 건강이 심각하게 위협받는 상황이라면, 비만 대사 수술은 새로운 삶을 시작할 수 있는 희망의 기회가 될 수 있습니다.

- 청소년 비만 대사 수술은 생활습관 개선과 약물 치료로 효과가 충분하지 않을 때 고려합니다.

- 체질량지수 35kg/m² 이상이면서 비만 합병증을 동반하거나, 체질량지수 40kg/m² 이상인 경우에 수술을 고려합니다.

- 청소년에서는 위소매절제술과 루와이 위우회술을 주로 시행합니다.

- 수술 후 체중의 30%가 감량되며, 비만 합병증이 크게 개선되고, 정신건강도 긍정적으로 변화합니다.

- 국내에서 단기 합병증 발생률은 약 2.6%이며, 사망률은 0.01% 이하로 보고되었습니다.

- 수술 후 체중 재증가가 있을 수 있습니다.

- 수술 후에도 규칙적인 식사와 운동을 포함한 평생에 걸친 관리가 필수적입니다.

에필로그

한가을의 남산은 여름의 열기를 완전히 벗어 던졌다. 단풍이 본격적으로 물들기 전, 나뭇잎들은 초록과 노란색 사이 어딘가의 색깔로 햇빛을 받아낸다. 민석은 등산로 입구에서 운동화 끈을 다시 한번 고쳐 묶는다. 2년 전, 지금과 같은 멤버로 이곳에 섰을 때와 똑같은 자세다. 하지만 지금의 민석은 그때와는 다르다.

"형, 오늘은 나보다 빨리 올라갈 수 있을 것 같아?"

지호가 민석의 어깨를 툭 친다.

"당연하지. 너보다 먼저 정상 찍고 인증샷 올릴 거야."

민석이 자신 있게 대답한다. 그 목소리에는 2년 전의 불안함 대신 단단함이 자리 잡고 있다.

"자, 그럼 출발할까?"

한결이 물병을 배낭에 넣으며 말한다. 편안한 등산복 차림의 한결은 여전히 차분한 인상이지만, 조카를 바라보는 눈빛에는 따뜻함이 가득하다.

첫 번째 쉼터까지 오르는 길. 여전히 숨이 차지만, 2년 전처럼 다리가 후들거리거나 심장이 터질 것 같지는 않다. 무엇보다 산을 오르는 시간이 이상하게도 더 짧게 느껴진다.

"2년 전에도 여기서 쉬었죠?"

"그랬지. 그때는 여기까지 오는 것도 힘들어했는데."

"맞아요. 그때는 정말… 힘들었어요. 그런데 지금은 견딜 만해요. 오히려 이제는 그 힘든 느낌이 나쁘지만은 않아요. 몸은 힘든데, 묘하게 마음은 더 편해지는 느낌도 들고요."

한결이 민석의 어깨에 손을 올린다.

"오, 운동의 재미를 조금씩 느끼고 있구나. 삼촌 환자들 중에서 이 정도까지 꾸준하게 다이어트를 이어가는 친구들이 많지 않은데… 대견하다, 민석아!"

"아직 목표 체중까지 못 갔는걸요. 지난달에도 참다가 치킨도 결국 먹어버렸고, 그 다음 주에는 체중이 다시 1kg 늘었어요."

"민석아, 다이어트의 성공은 특정 숫자에 도달하는 게 아니야. 그보다 더 중요한 건 지속 가능한 생활습관을 만드는 거야."

"지속 가능한 생활습관… 이제 그 의미를 조금 알 것 같아요. 그런데 삼촌, 이게 언제 끝나는 건가요?"

"민석아, 솔직히 말하면 비만과의 전쟁은 한 번의 승리로 끝나는 게 아니야. 계속 이어지는 싸움이지. 하지만 그게 나쁜 것만은 아니야. 건강한 생활습관을 유지하는 건 비만이 있든 없든 모두에게 필요한 일이거든. 우리는 지금 100세 시대에 살고 있어. 단순히 오래 사는 게 아니라, 건강하게 오래 살아야 하는 시대야. 규칙적인 운동, 건강한 식단… 이런 것들은 결국 누구나 건강한 삶을 누리고 행복하게 살기 위해 필요한 거야."

"그럼 저는 그냥 다른 사람들보다 조금 일찍 이런 생활습관을 배운 거네요?"

"정확해. 그리고 너는 이미 그걸 해내고 있어. 2년 전의 너를 생각해봐. 지금은 어때?"

"확실히 달라진 것 같아요."

"그게 바로 네가 이룬 성과야. 네 몸이 더 건강해졌고, 더 많은 걸 할 수 있게 됐어. 그게 진짜 승리야."

다시 오르기 시작한다. 경사가 점점 가팔라진다. 민석의 이마에 땀이 맺히고, 숨소리가 거칠어진다. 하지만 발걸음은 멈추지 않는다. 한 걸음, 또 한 걸음.

마침내 정상이 보이기 시작한다. N서울타워가 푸른 하늘을 배경으로 우뚝 서 있다.

"도착!"

지호가 먼저 벤치 위에 드러누우며 말한다.

"나도!"

민석이 조금 늦게 정상에 도착한다. 하지만 얼굴에는 환한 미소가 번진다.

"민석아, 2년 전보다 20분이나 빨라졌어."

한결이 시계를 보며 말한다.

민석이 서울을 내려다본다. 도시가 발 아래 펼쳐진다. 2년 전 이곳에서 본 풍경과 똑같지만, 지금 민석의 눈에는 다르게 보인다. 더 선명하고, 더 밝다.

한결이 민석의 어깨에 손을 올린다.

"민석아, 지금까지 다이어트를 잘 이어왔지만 앞으로도 힘든 순간이 올 거야. 그럴 때 이 순간을 기억해. 네가 남산 정상에 올랐던 이 순간을. 그리고 네가 여기까지 걸어온 그 모든 걸음을."

"삼촌… 고마워요."

대우가 핸드폰을 꺼낸다.

"자, 가족사진 찍자!"

네 남자가 모여 선다. 셔터가 눌린다. 서울이 배경으로 펼쳐진 가운데, 네 명의 환한 미소가 담긴다.

바람이 분다. 가을의 시원한 바람이 민석의 머리카락을 흔든다.

"민석아, 목 마르지? 저기 편의점에 가서 뭐라도 마실까?"

"네! 콜라 말고 탄산수!"

민석이 말한다. 그 목소리에는 자신감이 담겨 있다.

다 같이 편의점을 향해 걷기 시작한다.

민석은 생각한다. 2년 전 이 산에 올랐을 때, 자신은 무게로 가득 차 있었다. 80kg의 몸무게뿐만 아니라, 두려움의 무게, 포기하고 싶은 마음의 무게. 하지만 지금은 다르다. 물론 아직 완벽하지는 않다. 하지만 그 무게들을 조금씩 내려놓는 방법을 배웠다.

"형, 뭐해? 빨리 안 와?"

지호가 손을 흔든다.

"가고 있어!"

민석이 달려간다. 남산의 나뭇잎들이 바람에 흔들린다. 한가을의 햇살이 나뭇잎 사이로 스며든다. 해를 등진 민석 앞으로 그림자가 늘어진다. 그 그림자는 예전보다 조금 더 날씬하지만, 무엇보다 더 당당해 보인다.

민석은 안다. 이것이 끝이 아니라는 것을. 새로운 시작이라는 것을.

80kg에서 시작된 여정은 숫자 하나의 변화가 아니었다. 그것은 삶 전체의 변화였고, 마음의 변화였고, 가족의 변화였다. 그리고 그 변화는 지금도 계속되고 있다.

민석은 걷는다. 한 걸음씩. 천천히. 포기하지 않고.

그렇게, 민석의 이야기는 계속된다.

감사의 말

인간은 성인이 된 이후부터 서서히, 그러나 분명하게 노화를 향해 걸어갑니다. 노년기에 이르면 몸은 급격히 쇠약해지고, 각종 질병이 하나둘 모습을 드러냅니다. 우리는 의학의 힘으로 그 진행을 늦추고 고통을 줄이려 하지만, 시간이 흐를수록 질병의 힘은 더 강해지고 결국 죽음이라는 종착지에 이르게 됩니다.

소아는 성인과 반대의 길을 걷습니다. 아주 작은 생명체로 시작하여, 성장과 발달을 거치며 점점 더 단단해지고, 점점 더 성숙해집니다. 그러나 그 과정이 결코 견고하기만 한 것은 아닙니다. 아직 완전히 타오르지 않은 불꽃은 바람에 쉽게 흔들리고, 작은 병에도 크게 아플 수 있습니다.

저는 오래전부터 이 불꽃을 지켜주는 사람이 되고 싶었습니다. 점점 피어나는 불씨가 꺼지지 않도록, 오히려 더 환하게 타오르도록 돕는 일. 그 불꽃이 성인이 되어서도 더 오래, 더 강하게, 더 밝게 세상을 비출 수 있도록 곁에서 지켜주는 일. 그것이 소아청소년과

의사의 사명이라고 믿었습니다. 그래서 이 길을 선택하였습니다.

또한 소아청소년과 수련을 받으면서 심혈관 질환과 같은 이른바 '성인병'은 성인기에 갑자기 시작되는 병이 아니라는 사실을 알게 되었습니다. 이미 소아청소년 시기부터 그 씨앗은 뿌려지고, 조용히 자라기 시작합니다. 그 미세한 변화를 미리 발견하고, 되돌릴 수 있을 때 개입하는 학문. 그 점이 저를 소아내분비학으로 이끌었습니다. 그렇게 세부전공을 선택하고, 오늘에 이르렀습니다.

글을 마치며 이 책이 세상에 나올 수 있도록 도움을 주신 분들께 감사의 인사를 전합니다. 먼저 비만 아동을 위한 도서에 관심을 가져주시고, 대중의 눈높이에 맞추어 건강 도서를 집필할 수 있도록 도움을 주신 북하우스 출판사에 깊이 감사드립니다.

다음으로 소아내분비과 의사의 길로 저를 이끌어주시고 정도를 걸을 수 있도록 지도해주신 김호성 교수님께 깊이 감사드립니다. 학문뿐만 아니라 임상의로서의 자세와 삶을 대하는 태도까지 몸소 보여주신 채현욱 교수님께도 진심으로 감사드립니다. 어려운 의료 환경 속에서도 소아청소년과를 묵묵히 지키고 있는 동료 여러분께도 존경과 감사를 전합니다.

이 길을 걸어오는 동안 언제나 곁에서 힘이 되어준 가족에게도 감사드립니다. 특히 훌륭한 소아청소년과 의사가 되기를 늘 기도해주신 어머님과 근면성실의 중요성을 삶으로 가르쳐주신 아버님께 감사드립니다. 그리고 제 삶의 원동력이자 쉼터가 되어주며, 제가 가는 길을 믿고 응원해주는 아내에게도 깊은 고마움을 전합니다.

돌이켜보면, 제가 소아내분비학을 전공하며 비만 진료를 하게 된데에는 환자들의 영향이 컸습니다. 학생 시절, 인턴 시절, 전공의 시절 만났던 아이들. 아직 미숙한 의사였던 저의 치료에도 놀라울 만큼 잘 회복해주던 병동의 아이들. 그리고 전공의 시절 치료했던 아이가 몇 년 뒤 성인이 되어 건강한 모습으로 인사를 건네던 순간들. 소아내분비 진료를 지속할 수 있는 가장 큰 원동력은 언제나 환자들이었습니다. 그들에게 깊이 감사드립니다.

이 책을 통해 소아 비만으로 고민하는 아이들과 가족들이 작은 희망의 실마리를 찾기를 소망합니다. 체중이라는 숫자를 넘어, 건강한 삶을 되찾고 자신을 사랑할 수 있기를 바랍니다.

참고 문헌

공통

대한소아내분비학회.『소아내분비학』. 4판. 군자출판사; 2023.

대한내분비학회.『내분비대사학』. 3판. 군자출판사; 2022.

대한비만학회.『비만병학』. 군자출판사; 2024.

대한비만학회 소아청소년 비만위원회.『소아 청소년 비만』. 대한비만학회; 2019.

1장 조용히 타 들어가는 폭탄, 소아 비만

나지훈.『우리 아이 두통은 꾀병이 아니에요』. 북하우스; 2024.

대한비만학회. 2025 Obesity Fact Sheet. 대한비만학회; 2025.

응용경제. 2014;16(1):35-64.

한국청소년연구. 2015; 26(1):79-109.

Acta Physiologica Sinica. 2017;69:541 – 556.

Biomedicines. 2022; 10(3):584.

BMC Public Health. 2009 Mar 25;9:88.

Brain, Behavior, and Immunity. 2020;84:173-179.

Cereb Cortex. 2023;33(10):6335-6344.

Children (Basel, Switzerland), 9(8), 1244.

Clinics in Liver Disease. 2016 May;20(2):325-38.

Diabetes & Metabolism Journal. 2025;49(1):24-33.

Diabetic Medicine. 2012;29:453-463.

Economics of Education Review. 2023;95:102408.

Frontiers in Pediatrics. 2022;10:795596.

Frontiers in Psychology. 2017;8:611.

Frontiers in Psychology. 2021;12:640474.

Hormone Research in Paediatrics. 2017;88:237 – 243.

International Journal of Environmental Research and Public Health. 2017;14(10): 1266.

International Journal of Obesity (2005). 2023;47(7):644-650.

ISRN Preventive Medicine. 2013;2013:680536.

Journal of Clinical Sleep Medicine. 2009;5(6):506-511.

Journal of Korean Medical Science. 2020 Dec;35(49):e406.

Korean Journal of Adult Nursing. 2022;34(1):39-50.

Lancet. 2002;360(9331):473-482.

Metabolites. 2025; 15(5):299.

Nature Communications. 2023;14(1):4296.

Obesity Reviews. 2016;17(2):95-107.

Pediatric Gastroenterology, Hepatology & Nutrition. 2012 Sep;15(3):151-159.

Pediatrics. 2015;136(4):e934-e946.

PLOS Medicine. 2020;17(3):e1003078.

PLOS ONE. 2023;18(3): e0283510.

QJM : Monthly Journal of the Association of Physicians. 2018;111(7):437-443.

The Journal of Pediatrics. 2021;237:71-78.e5.

The Lancet. 2025;405(10481):813-838.

The Lancet. Child & Adolescent Health. 2022;6(10):713-724.

The Lancet. Diabetes & Endocrinology. 2026;14(1):41-49.

The New England Journal of Medicine. 2017;377(22):2145-2153.

World Obesity Atlas 2025. London: World Obesity Federation; 2025.

Yonsei Medical Journal. 2023 Apr;64(4):269-277.

2장 체중 증가에는 이유가 있다

대한통합의학회지. 2020;8(3):83-91.

Advances in Nutrition (Bethesda, Md.). 2025;16(2):100362.

BMC Public Health. 2024;24(1):3130. Published 2024 Nov 12.

British Medical Bulletin. 2017;123(1):159-173.

Cell Mtabolism. 2013;17(2):185-196.

Cell. 2025;188(16):4178-4212.

European Journal of Endocrinology. 2024;191(4):S15-S27.

Growth Hormone & IGF Research. 2023;69-70:101531.

HGG Advances. 2025;6(2):100411.

JAMA Pediatrics. 2018;172(12):1153-1160.

Jornal de Pediatria. 2024;100 Suppl 1(Suppl 1):S48-S56.

Korean Journal of Pediatrics. 2005;48(8), 799-805.

Korean Journal of Pediatrics. 2011;54(1):29-35.

Nature Reviews. Disease Primers. 2023;9(1):24.

Pediatric Obesity. 2023;18(4):e12999.

Preventive Cardiology. 2006;9(1):21-24.

Sleep Medicine Reviews. 2010;14(3):179-189.

The American Journal of Clinical Nutrition. 2021;114(6):1873-1885.

3장 진료실, 변화의 출발선

대한비만학회. 비만 진료지침. 8판. 대한비만학회; 2022.

대한의사협회지. 2021;64(6), 410-415.

Annals of Pediatric Endocrinology & Metabolism. 2020;25(4):199-207.

Clinical and Experimental Pediatrics. 2023;66(12):512-519.

Hepatology (Baltimore, Md.). 2025;82(5):1352-1394.

International Journal of Obesity (2005). 2026;50(2):319-328.

Journal of Obesity & Metabolic Syndrome. 2022;31(3):263-271.

Journal of Pediatric Gastroenterology and Nutrition. 2017;64(2):319-334.

Journal of the Korean Medical Association. 2021;64(6):401-409.

Korean Circulation Journal. 2019 Dec;49(12):1167-1180.

Korean Journal of Pediatrics. 2018;61(5):135-149.

Pediatrics. 2023;151(2):e2022060640.

The Journal of Clinical Endocrinology and Metabolism. 2017;102(3):709-757.

The Lancet. Diabetes & Endocrinology. 2025;13(3):221-262.

4장 식탁 위의 비밀, 식단 위의 진실

서광희 외. 『Essence 고급영양학』. 지구문화사; 2021.

저드슨 브루어. 『식탐 해방』. 푸른숲; 2025.

조나단 베일러. 『칼로리의 거짓말』. 홍익출판사; 2014.

정희원. 『느리게 나이 드는 습관』. 한빛라이프; 2023.

이단비. 『습관 하나로 평생 가벼워졌다』. 비타북스; 2025.

연세의대 강남세브란스병원, CJ프레시웨이. 『이영목, 나지훈 교수의 소아청소년 신경 질환을 위한 저당지수 식사 가이드』. 싸이프레스; 2025.

보건복지부, 한국영양학회. 2020 한국인 영양소 섭취기준. 보건복지부; 2020.

식품안전나라. https://www.foodsafetykorea.go.kr.

Advances in Nutrition (Bethesda, Md.). 2023;14(4):858-869.

Circulation Research. 2019;124(5):779-798.

Diabetes Research and Clinical Practice. 2017;127:1-9.

European Journal of Endocrinology. 2013;168(3):429-436.

European Journal of Nutrition. 2016;55(2):815-819.

International Journal for Vitamin and Nutrition Research. Supplement. 1989;30: 103-108.

Italian Journal of Pediatrics. 2023;49(1):69.

JAMA Network Open. 2023;6(9):e2333515.

JAMA. 2006;296(15):1885-1899.

Journal of Obesity & Metabolic Syndrome. 2024;33(1):11-19.

Nelson Textbook of Pediatrics. 22nd ed. Elsevier; 2024.

Nutrients. 2010;2(7):652-682.

Nutrition Reviews. 2007;65(10):439-450.

Nutrition Reviews. 2026;84(2):267-303.

Nutrition Today. 2021;56(6):287-295.

Obesity (Silver Spring, Md.). 2010;18(2):300-307.

Obesity Reviews. 2022;23 Suppl 1:e13387.

Pediatric Critical Care Medicine. 2017;18(7):675-715.

Pediatrics. 2023;151(2):e2022060640.

Public Health Nutrition. 2011;14(1):5-13.

The American Journal of Clinical Nutrition. 2003;78(3 Suppl):517S-520S.

The Journal of Clinical Endocrinology and Metabolism. 2017;102(3):709-757.

The New England Journal of Medicine. 2018;379(16):1540-1550.

The New England Journal of Medicine. 2019;380(1):23-32.

World Health Organization. Use of non-sugar sweeteners: WHO guideline. Geneva: WHO; 2023.

World Nutrition. 2016;7(1-3):28-38.

5장 남산 트레킹 클럽: 닥터송과 세 남자

조나단 베일러. 『칼로리의 거짓말』. 홍익출판사; 2014.

정희원. 『느리게 나이 드는 습관』. 한빛라이프; 2023.

Biomedical Journal. 2022;45(2):265-270.

BMC Public Health. 2025;25(1):3321.

Brain Sciences. 2021;11(7):829.

British Journal of Sports Medicine. 2021;55(21):1224-1232.

Children (Basel, Switzerland). 2020;7(11):241.

Current Obesity Reports. 2020;9(2):63-80.

Diabetes & Metabolism Journal. 2013;37(1):1-21.

Diabetologia. 2014;57(6):1087-1099.

Endocrine Reviews. 2025;46(6):763-789.

Endocrinology and Metabolism. 2004;286(5):E675-E685.

Endotext. MDText.com, Inc., South Dartmouth (MA); 2000. PMID: 25905303.

European Review for Medical & Pharmacological Sciences. 2015;19(10):1779-1784.

Exercise and Sport Sciences Reviews. 2015;43(3):110-116.

Frontiers in Endocrinology. 2023;14:1178376.

Frontiers in Public Health. 2024;12:1409660. Published 2024 Aug 9.

International Journal of Obesity (2005). 2008;32(11):1611-1617.

International Journal of Sports Physical Therapy. 2024;19(4):490-501. Published 2024 Apr 1.

Italian Journal of Pediatrics. 2023;49(1):69. Published 2023 Jun 8.

Jones S. *Pocket Anatomy & Physiology.* 3rd ed. Philadelphia, PA: F.A. Davis; 2017.

Journal of Endocrinological Investigation. 2012;35(7):699-707.

Journal of Obesity & Metabolic Syndrome. 2024;33(1):11-19.

Journal of Strength and Conditioning Research. 2007;21(3):973-978.

Knee Surgery, Sports Traumatology, Arthroscopy : Official Journal of the ESSKA. 2014;22(10):2264-2274.

Kohl HW III, Cook HD, eds. *Educating the Student Body: Taking Physical Activity and Physical Education to School*. Washington, DC: National Academies Press; 2013. Available from: https://www.ncbi.nlm.nih.gov/books/NBK201501/

Manual Therapy. 2011;16(1):33-39.

Mayo Clinic Proceedings. 2015;90(4):509-519.

Mechanisms of Ageing and Development. 2005;126(9):976-981.

Nature Reviews Endocrinology. 2012;8(8):457-465.

Nature. 2012;481(7382):463-468.

Naunyn-Schmiedeberg's Archives of Pharmacology. 2025;398(9):11463-11491.

Patellofemoral pain syndrome diagram : https://goholistiq.com/wp-content/uploads/2025/10/patellofemoral-pain-syndrome-diagram.jpeg

Pediatrics. 2023;151(2):e2022060640.

PLoS Biology. 2023;21(9):e3002311.

PLoS One. 2023;18(8):e0289732.

Scandinavian Journal of Medicine & Science in Sports. 2007;17(1):25-33.

Science (New York, N.Y.). 1999;283(5399):212-214.

The Yale Journal of Biology and Medicine. 2014;87(2):99-112.

6장 식욕과 싸우는 시간: 마지막 카드와 새로운 시작

대한비만대사외과학회. 2018 대한비만대사외과학회 비만대사수술 진료지침. 대한비만대사외과학회; 2018.

최서희. 비만대사수술의 급여화 후 수술 현황 및 수술 후 장단기 합병증 분석. 2023.

식품의약품안전처. 의약품안전나라 의약품상세정보. https://nedrug.mfds.go.kr

Annals of Surgery. 2016;263(2):312-319.

Annals of Surgery. 2019;269(6):1087-1091.

BMC Endocrine Disorders. 2023;23(1):142.

BMC Medicine. 2025;23(1):398.

Current Issues in Molecular Biology. 2024;46(12):14514-14541.

European Journal of Pediatrics. 2023;182(11):5095-5108.

Frontiers in Endocrinology. 2023;14:1085799.

Frontiers in Endocrinology. 2024;15:1431292.

Frontiers in Nutrition. 2024;11:1398059.

International Journal of Molecular Sciences. 2024;25(15):8214.

International Journal of Obesity (2005). 2025;49(3):388-396.

JAMA. 2005;293(23):2873-2883.

JAMA. 2022;327(2):138-150.

Journal of Obesity & Metabolic Syndrome. 2024;33(1):11-19.

Journal of the American College of Surgeons. 2022;235(4):592-602.

Journal of the Korean Medical Association. 2025;68(5):321-332.

New England Journal of Medicine. 2025;392(6):555-565.

Nutrients. 2025;17(10):1662. Published 2025 May 13.

Obesity (Silver Spring, Md.). 2020;28(1):122-131.

Obesity Pillars. 2024;11:100113.

Obesity Reviews. 2025;26(10):e13946.

Obesity Surgery. 2023;33(1):32-37.

Obesity Surgery. 2023;33(6):1730-1745.

Overweight and Obesity Management. London, England: National Institute for Health and Care Excellence; 2026.

Pediatrics. 2019;144(6):e20193223.

PLoS Medicine. 2020;17(7):e1003206.

PLoS One. 2025;20(2):e0314787.

Precision and Future Medicine. 2024;8(2):38-49.

Surgery for Obesity and Related Diseases. 2018;14(3):413-422.

Surgery for Obesity and Related Diseases. 2018;14(7):882-901.

The American Journal of Clinical Nutrition. 2020;112(5):1170-1179.

The New England Journal of Medicine. 2016;374(2):113-123.

The New England Journal of Medicine. 2020;382(22):2117-2128.

The New England Journal of Medicine. 2022;387(24):2245-2257.

The New England Journal of Medicine. 2024;391(17):1656-1658.

World Journal of Clinical Cases. 2023;11(18):4241-4250.

추천의 말

저는 연세대학교 의과대학 소아과학교실에서 오랜 시간 아이들을 진료하고 연구해온 사람으로서, 우리 아이들의 건강한 성장은 개인의 의지만으로 이루어질 수 없다는 사실을 늘 절감해왔습니다. 그런 점에서 이 책은 임상 현장의 경험과 최신 의학적 근거를 바탕으로, 가정에서 실제로 실천할 수 있는 구체적인 해법을 제시한다는 점에서 큰 의미를 지닙니다.

송경철 교수는 진료실에서 수많은 아이들과 부모를 만나며 축적한 통찰을 따뜻한 언어로 풀어냈습니다. 비만을 질책이나 교정의 대상으로 바라보지 않고, 아이의 자존감과 가족의 관계를 함께 돌보아야 할 문제로 이해하도록 이끕니다. 또한 성장기 특성을 고려한 영양, 신체 활동, 생활습관 관리의 원칙을 균형 있게 설명하여 독자들이 과학적이면서도 현실적인 지침을 얻을 수 있도록 돕습니다.

무엇보다 이 책은 '아이 혼자'가 아닌 '가족이 함께' 변화의 주체가 되어야 함을 강조합니다. 부모의 작은 선택과 일상의 습관이 아이의 평생 건강을 좌우할 수 있다는 메시지는 깊은 울림을 줍니다. 진료실 밖에서도 지속 가능한 변화를 만들고자 하는 송 교수의 진심이 고스란히 담겨 있습니다.

송 교수는 아직 젊은 교수이지만, 진료와 연구, 병원과 학회 활동 등 여러 면에서 이미 두각을 나타내며 괄목할 정도로 성장하고 있습니다. 그러한 한 면이 이 책으로까지 이어지게 되어 더욱 기대가 큽니다. 앞으로 소아청소년 비만 분야에서 진정한 대가로 성장해나가리라 믿어 의심치 않습니다.

소아청소년 비만으로 고민하는 가정은 물론, 아이들의 건강한 미래를 바라는 모든 분들께 이 책을 기쁜 마음으로 추천합니다. 이 책이 각 가정에 건강한 혁명의 출발점이 되리라 믿습니다.

＿ 채현욱(연세대학교 의과대학 소아과학교실 교수)

질환을 분류하는 임상 의사의 관점에서 볼 때, 어떤 질환은 발생한 시점에 치료하고 끝이 나지만 어떤 질환은 그 사람의 전 생애를 관통하며 삶의 질과 궤적에 영향을 줍니다. 소아청소년 비만은 명백히 후자에 속하는, 우리 사회가 가장 엄중하게 다루어야 할 '현재진행형의 미래 질환'입니다. 어린 시절의 비만은 단순히 일시적인 과체중 상태를 의미하지 않습니다. 그것은 성인이 되었을 때 마주할 대사 증후군, 심혈관 질환, 그리고 보이지 않는 심리적 위축의 씨앗이 되기도 합니다.

비만 치료의 성공은 결코 아이 혼자만의 의지에 달려 있지 않습니다. 아이의 식습관과 활동량은 그 아이를 둘러싼 '가족'이라는 생태계 안에서 형성되기 때문입니다. 가족 모두가 함께 식탁의 변화를 수용하고, 함께 움직이며, 서로를 비난하기보다 지지하는 '공동의 관심'이 선행될 때 비로소 비만 치료는 지속 가능한 힘을 얻습니다. 이 책은 비만 치료가 가족 구성원 모두의 삶을 더 건강하고 활기차게 변화시키는 기분 좋은 '가족 프로젝트'가 될 수 있음을 과학적으로 증명해 보입니다. 더 나아가 비만은 이제 개인과 가족의 울타리를 넘어 사회적 책임으로 확장되어야 합니다. 아이들이 건강하게 뛰어놀 수 있는 환경, 올바른 먹거리를 선택할 수 있는 사회적 시스템이 뒷받침될 때 비로소 우리 아이들의 미래는 밝아질 수 있습니다.

이 책의 저자인 송경철 교수는 소아내분비학 진료와 연구의 탁월성을 인정받는 전문가이며, 소아청소년 건강의 최전선에서 사명감을 가지고 매진하는 자랑스러운 제자입니다. 특히 저자가 가진 환자와 가족에 대한 무한한 애정은 자칫 딱딱할 수 있는 의학 정보를 '가장 쉬운 언어'와 '실천 가능한 지침'으로 탈바꿈시켰습니다. 이 책은 비만이라는 거대한 산 앞에서 길을 잃은 가족들에게 가장 정교하고도 따뜻한 지도가 되어줄 것입니다. 정확한 지식과 과학적 근거에 목말랐던 모든 부모님과, 아이들의 건강한 내일을 고민하는 우리 사회의 모든 구성원에게 이 책을 추천합니다.

  _ 이영목(연세대학교 의과대학 소아과학교실 교수)

   진료실에서 환자들을 만나다 보면 어린 시절 비만 때문에 힘들었던 기억을 이야기하는 분들을 종종 만나게 됩니다. 학교에서 놀림을 받았던 경험, 체육 시간이 두려웠던 기억, 다이어트를 반복하며 실패했던 이야기들이 마음의 상처로 남아 있는 경우도 있습니다. 체중이 쉽게 조절되지 않아 지금까지도 음식과 몸에 대한 고민을 이어가는 분들도 적지 않습니다.

   이런 이야기를 들을 때마다 한 가지 아쉬움이 남습니다. 만약 어린 시절에 생활습관과 체중 문제를 조금 더 일찍 바로잡을 수 있었다면, 지금 겪는 어려움이 훨씬 덜했을지도 모른다는 것이지요.

   이 책의 저자인 송경철 교수는 제 의대 동기이기도 하고, 무엇보다 두 딸의 주치의이기도 합니다. 두 딸이 모두 먹는 것을 워낙 좋아하다 보니 체중이 많이 나가고 키 성장도 또래보다 느린 편이라 성조숙증과 소아 비만이 걱정되어 진료를 시작했고 지금도 진료를 받고 있습니다. 같은 의사이지만 막상 내 아이의 문제 앞에서는 걱정이 앞설 수밖에 없었고, 그래서 더 믿고 맡길 수 있는 의사를 찾게 되었습니다.

   진료를 받으며 가장 인상 깊었던 점은 단순한 의학적인 지식만이 아니라 부모가 이해할 수 있도록 차근차근 설명해주는 그의 태도였습니다. 검사 결과 앞에서 불필요한 걱정을 덜고 아이의 성장 과정을 더 편안한 마음으로 바라볼 수 있었던 것은 송경철 교수가 수치 너머의 의미와 맥락을 함께 짚어준 덕분이었습니다.

   이 책을 읽으며 그때 진료실에서 느꼈던 설명의 자세함과 따뜻함이 느껴졌습니다. 진료실에서 미처 다 설명하기 어려운 내용들을 부모와 아이가 집에서 차분히 이해할 수 있도록 풀어낸 책이라는 생각이 들었습니다. 특히 소설 형식으로 이야기가 전개되어 전문적인 내용이지만 쉽게 읽힙니다. 부모가 읽기에도 좋지만, 무엇보다 소아청소년들이 직접 읽어도 부담이 없을 만큼 친근하게 구성되어 있다는 점이 인상적이었습니다.

진료실에서 만나는 성인 환자들이 어린 시절에 이런 책을 곁에 두었더라면 어땠을까 하는 생각이 듭니다. 아이의 체중이나 성장 문제로 고민하는 부모들에게, 그리고 자신의 몸과 건강에 대해 조금씩 이해해가고 싶은 아이들에게 부모와 아이가 함께 읽으며 건강한 변화를 시작할 수 있는 책으로 이 책을 권합니다. 저 역시 이 책을 두 딸에게도 꼭 읽어보게 할 생각입니다.

_ 허규형(정신건강의학과 전문의, 유튜브 채널 '뇌부자들' 진행자, 『나는 왜 자꾸 내 탓을 할까』 저자)

송경철 교수는 소아내분비 전문의로서 누구보다 비만 치료에 뜨거운 열정을 쏟는 전문가이며 그의 풍부한 임상 경험과 최신 의학 지식이 이 책에 고스란히 담겼습니다. 소아청소년 비만 환자들과 부모들이 실천할 수 있는 구체적인 해법들이 실제 진료의 흐름대로 한 가족의 이야기로 쉽고 명쾌하게 펼쳐집니다. 비만을 의지만의 문제가 아닌 '치료해야 할 질환'으로 바라보게 하고, 결정적 시기를 놓치지 않도록 조기 개입의 이유와 방법을 분명히 제시합니다. 이 책이 비만으로 고민하는 우리 아이들의 건강한 미래를 위한 훌륭한 길잡이가 될 것이라 확신하며 기쁜 마음으로 추천합니다.

_ 김지홍(강남세브란스병원 소아청소년과 교수, 강남세브란스병원 소아청소년센터 센터장)

소아청소년 비만은 아이의 의지만으로는 절대 해결되지 않습니다. 송경철 교수님의 책은 한 가족의 변화 과정을 따라가며 진단과 식단, 운동, 생활습관, 그리고 필요한 치료까지 현실적으로 안내합니다. 쉽게 읽히지만 근거와 기준이 학술적으로도 단단하여, 부모와 의료진 모두에게 신뢰할 수 있는 실질적인 길잡이가 될 것입니다.

_ 나지훈(연세대학교 의과대학 강남세브란스병원 소아신경과 교수, 『우리 아이 두통은 꾀병이 아니에요』 저자)

우리나라의 소아청소년과 전문의들의 화두는 바로 '비만'입니다. 환자 수가 점차 증가하는 소아청소년 비만은 소아와 청소년 시기부터 평생의 건강에도 악영향을 끼치는 매우 심각한 문제이지만, 대부분의 가정에서는 아이들의 비만 문제를 '별것 아닌 문제'로 잘못 알고 있거나, '우리 가족의 문제가 아니다'라는 인식을 가지고 있습니다. 소아 비만을 해결하기 위해서는 '정확한 의학 지식'과 가족이 함께 해나가야 한다는 '공감대'가 필수적입니다. 이 책은 주인공인 민석이의 비만 극복 여정을 함께하는 스토리와 전문가가 제공하는 정확한 정보가 더해진 독특한 구조로, '정확한 의학 지식'과 '공감대'라는 비만 극복을 위한 두 마리 토끼뿐 아니라 재미까지 모두 잡았습니다. 아이들의 건강을 위해 고민하는 부모님들과 소아청소년 비만 치료에 고심이 많은 의료진 분들에게 이 책은 매우 현명한 지침서이자 힘들고 긴 여정의 동반자가 되어줄 것입니다.

_ 이재현(용인세브란스병원 진료교수, 유튜브 채널 '산소형제TV' 운영자

소아청소년 비만 가족 혁명

© 송경철 2026

초판 발행 2026년 4월 20일

지은이 송경철

책임편집 허영수
디자인 이강효 ┃ **일러스트** 전수교
마케팅 이보민 손아영

펴낸곳 (주)북하우스 퍼블리셔스 ┃ **펴낸이** 김정순
출판등록 1997년 9월 23일 제406-2003-055호
주소 04043 서울시 마포구 양화로 12길 16-9(서교동 북앤빌딩)
전화 02-3144-3123 ┃ **팩스** 02-3144-3121
전자우편 editor@bookhouse.co.kr ┃ **홈페이지** www.bookhouse.co.kr
인스타그램 @bookhouse_official

ISBN 979-11-6405-356-8 03510